Zwölfte Österreichische Ärztetagung Wien

Van Swieten-Kongreß

22. bis 27. September 1958

Tagungsbericht

Herausgegeben für die

Van Swieten-Gesellschaft

von

Prof. Dr. E. Domanig

Salzburg

Mit 56 Textabbildungen

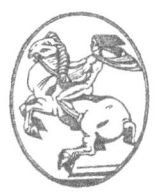

Springer-Verlag Wien GmbH 1959

ISBN 978-3-7091-4537-1   ISBN 978-3-7091-4683-5 (eBook)
DOI 10.1007/978-3-7091-4683-5

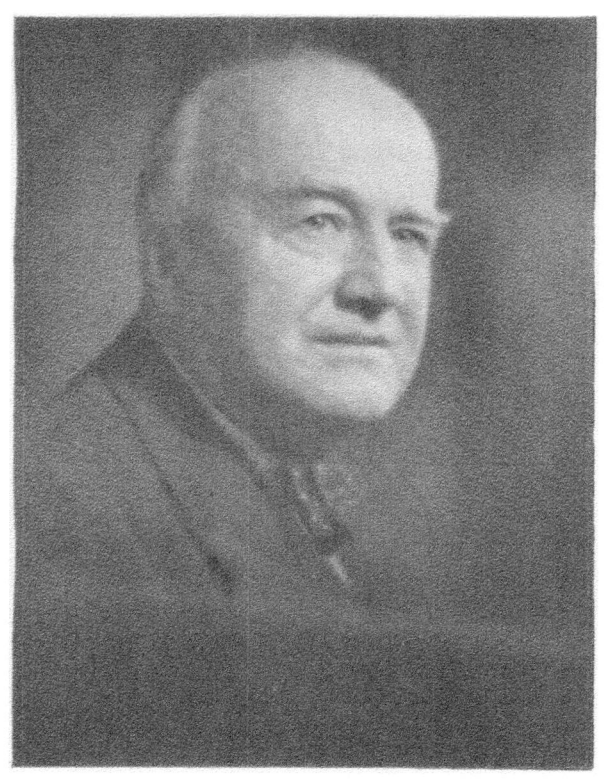

Wilhelm Neumann

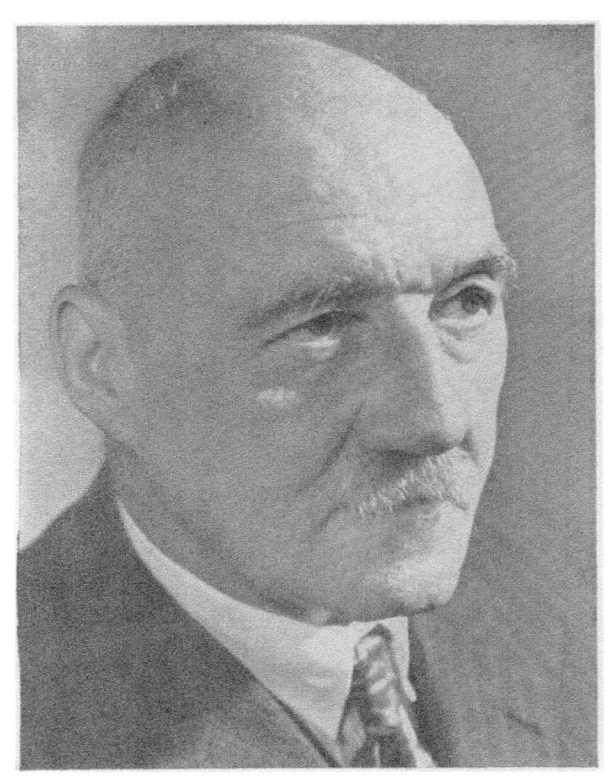

Josef Sorgo

Vorwort

Aus organisatorischen und finanziellen Gründen war es leider nicht möglich, den Kongreßbericht 1957 erscheinen zu lassen. Im vorliegenden Bericht der Tagung der Van Swieten-Gesellschaft im Jahre 1958 werden daher die 1957 erstatteten Referate und Vorträge angeführt, soweit sie veröffentlicht worden sind.

Die Zusammenarbeit Van Swieten-Gesellschaft — Oesterreichische Aerztekammer hat sich als fruchtbar erwiesen. Der Van Swieten-Gesellschaft fällt darin die Pflege der medizinischen Wissenschaft unter Betonung der allen Fachgebieten gemeinsamen, also universellen Fragen zu. Die Oestererichische Aerztekammer trägt Sorge für den der allgemeinen Fortbildung gewidmeten Teil der Tagung.

Die Hauptthemen des Kongresses von 1957

I. Die malazischen, pseudomalazischen und porotischen Erkrankungen des Skelettsystems,

II. Die chronische Obstipation,

III. Das Zervikalsyndrom,

IV. Aktuelle diagnostische und therapeutische Probleme wurden durch hervorragende Kenner erschöpfend dargestellt. Ebenso bieten die Referate des Kongresses 1958 den modernen Stand unseres Wissens.

E. Domanig, Salzburg

11. Österreichischer Ärztekongreß 1957
26., 27., 28., 29. September, Wien, Universität

26. September 1957

9 Uhr: Eröffnung und Begrüßung des Kongresses durch Se. Magnifizenz, Rektor der Universität Innsbruck, Herrn Prof. Anton Hittmair, Präsident der Van Swieten Gesellschaft. Begrüßung der Teilnehmer des Kongresses durch: Univ.-Prof. Dr. E. Schenk, Rektor der Universität Wien. Prof. Dr. R. Bieling, Prodekan. Bürgermeister der Stadt Wien, Jonas. Bundesminister A. Proksch, Wien, Sozialministerium. Bundesminister Dr. Heinrich Drimmel, Wien, Unterrichtsministerium.

Festvortrag

Prof. C. Korth, Erlangen: Das ärztliche Gewissen in der modernen Medizin. (Wien. klin. Wschr. Heft 11, 1958, S. 181.)

I. Hauptthema
Die malazischen, pseudomalazischen und porotischen Erkrankungen des Skeletsystems

Haslhofer, L. Wien: Pathologisch-anatomisches Referat (nicht im Druck erschienen).

Fanconi, G., Zürich: Die osteoporotischen, osteomalazischen und fibroosteoklastischen Erkrankungen des Skeletsystems. (Wien. klin. Wschr. Heft 10, 1958, S. 165.)

Ellegast, H., Wien: Die malazischen, pseudomalazischen und porotischen Erkrankungen des Skeletsystems. (Wien. klin. Wschr. Heft 8, 1958, S. 136.)

Jesserer, H., Wien: Die Klinik der malazischen, pseudomalazischen und porotischen Erkrankungen des Skeletsystems beim Erwachsenen. (Wien. klin. Waschr. Heft 2, 1958, S. 21.)

Chiari, K., Wien: Die aseptischen Knochennekrosen (nicht im Druck erschienen).

27. September 1957

II. Hauptthema

Die chronische Obstipation

Fellinger K., Wien: Klinisches Referat (nicht im Druck erschienen).

Scholz, R., Linz: Die chronische Obstipation. (Wien. klin. Wschr. Heft 27, 1958, S. 500)

Wolf, H. G., Wien: Zur Differentialdiagnose und Therapie der chronischen Obstipation im Kindesalter (mit besonderer Berücksichtigung der Röntgenologie). (Dtsch. med. Wschr. 83, 1958, S. 110—112/115).

Winkelbauer, A., Klagenfurt: Die Chirurgie der Obstipation (Wien. klin. Wschr. Heft 27, 1958, S. 502.)

Brücke, F., Wien: Die Pharmakologie der chronischen Obstipation (nicht im Druck erschienen).

Generalversammlung der Van Swieten-Gesellschaft

Das Cervical-Syndrom

Hoff, H., Wien: Diagnostik und konservative Therapie. Wien. klin. Wschr. Heft 33, 1958, S. 601.)

Kraus, H., Wien: Die operative Therapie beim Cervicalsyndrom. (Wien. klin. Wschr. Heft 27, 1958, S. 506.)

Kratochvil, K., Graz: Über die Behandlung der cervicalen Osteochondrose. (Wien. klin. Wschr. Heft 27, 1958, S. 509.)

Freie Vorträge:

Strobl, J., Bad Ischl: Chirurgische Gesichtspunkte im Zusammenhang mit der chronischen Appendicitis. (Wien. klin. Wschr. Heft 28, 1958, S. 529.)

Gisinger, E., Wien: Die diagnostische und prognostische Bedeutung von Kupfer- und Eisenuntersuchungen. (Wien. klin. Wschr., Heft 27, 1958, S. 507.)

Láng, A., Budapest: Ueber die Nervenelemente der kleinen Gefäße des Kniegelenkes und die Neuro-Vaso-Kollageneigenheit (nicht im Druck erschienen).

Kolonja, S., Klagenfurt: Bedeutet der vorzeitige Blasensprung eine erhöhte Gefahr für Mutter und Kind ? (Wien. klin. Wschr. Heft 15, 1958, S. 264.)

Stolowsky, R. B., Berlin: Die orthostatische Kreislaufdysregulation im Kindesalter — elektrocardiographische und elektroencephalographische Untersuchungen. (Wien. klin. Wschr. Heft 41, 1958, S. 785.)

Inhaltsverzeichnis

Tagungsbericht

22. September 1958
I. Hauptthema
Die Insuffizienz der Niere

23. September 1958

Von der Entstehung menschlicher Mißbildungen und Mißbildungskrankheiten

Von **Franz Büchner**, Freiburg i. Br.

Bei einem Teil der Wirbeltiere, besonders bei den Fischen und Amphibien, vollzieht sich die Entwicklung vor unseren beobachtenden Augen. Bei diesen Organismen können wir in einem Zeitrafferfilm die physiologischen Entwicklungsschritte der äußeren Gestalt vor uns ablaufen lassen. Auch die Entwicklungsschritte im Inneren dieser Keime sind uns durch die Embryologie dieser Organismen so bekannt, daß wir über ein in sich geschlossenes Bild ihrer äußeren und inneren Gestaltbewegungen und Gestaltentfaltungen verfügen (vgl. Spemann 1936, A. Kühn 1955). Ebenso überblicken wir bei den Säugern sowie beim Menschen heute die Morphogenese fast lückenlos.

Hinter den sichtbaren Entwicklungsschritten laufen in intensiver Folge unsichtbare Vorgänge des Aufbaues und des Abbaues organischer Stoffe im Keime ab. Durch die Biochemie der Entwicklung, einen der modernsten Zweige der Biochemie, lernen wir allmählich die wichtigeren Schritte dieses embryonalen Stoffwechsels kennen. So wissen wir durch Untersuchungen von Needham, Boell, Brachet, Duspiva u. a. heute schon einiges Grundlegende über die Zunahme der Fermente, über die Intensität der Oxydationen und der anaeroben Spaltungen, über die Synthese der Nukleinsäuren und den Aufbau der Eiweißkörper während der Frühentwicklung des Wirbeltierkeimes. Wir können, wie es Duspiva an unserem Institut getan hat, einem Molchkeim Kohlensäure mit radioaktivem Kohlenstoff, also mit

C_{14}, anbieten: er baut diesen Kohlenstoff reichlich in seine Nukleinsäuren ein und verrät uns dies im Radioautogramm auf der photographischen Platte oder akustisch mit der Geiger-Apparatur.

So haben wir heute eine erste klarere Vorstellung von dem intensiven, aber streng geordneten Stoffwechselfluß, der hinter den weit langsameren Gestaltbewegungen des Keimes in Bewegung ist und diese erst ermöglicht. Und wir können feststellen: nur ein intensiver, geordneter Stoffwechsel des Keimes ermöglicht die geordnete Bewegung seiner Gestalt und die normale Herausformung seiner Struktur.

Das heißt aber zugleich: Wenn dieser normale Stoffwechselfluß in der Keimesentwicklung an dieser oder jener Stelle unterbrochen, verlangsamt oder fehlgeleitet wird, können bestimmte Strukturen nicht verwirklicht werden. Wird dabei der Stoffwechsel nicht schnell genug wieder normalisiert und seine vorübergehende Insuffizienz wieder ausgeglichen, so müssen an dieser oder jener Struktur, an dieser oder jener Organanlage mehr oder minder schwere Fehler unterlaufen. Sind diese Strukturfehler grob und betreffen sie die äußere Gestalt, so kann jede Hebamme sie als Mißbildung diagnostizieren. Sind sie fein und im Inneren der Organe versteckt, so erkennt sie erst der Arzt, häufig erst im Laufe des späteren Lebens, vielleicht der Kardiologe am Herzen oder der Neurologe am Zentralnervensystem, als die Ursache dieser oder jener Mißbildungskrankheit.

Es ist eine der großen bewundernswerten Leistungen der modernen Medizin, daß sie in der Kardiologie imstande ist, heute die meisten derjenigen angeborenen Herzfehler zu diagnostizieren, die Karl von Rokitansky schon 1875 in seinem klassischen Werke über die angeborenen Mißbildungen des Herzens beschrieben und systematisiert hat. Und es gehört zu den Gipfelleistungen der modernen Chirurgie, daß sie, freilich zum Teil unter Aufwand ganzer Stäbe hochspezialisierter Mitarbeiter, einen Teil dieser angeborenen Mißbildungen des Herzens operativ zu korrigieren vermag.

Aber dringlicher erscheint dem Arzte doch die Frage: Lassen sich solche Mißbildungen verhüten? Lassen sie sich durch eine prophylaktische Medizin großen Stiles so ausrotten oder auf eine kleine Zahl einschränken, daß die Herzchirurgie eines Tages auf diesem Felde nahezu überflüssig wäre?

Vor etwa 30 Jahren hätten wahrscheinlich die meisten Aerzte auf diese Frage geantwortet: Das ist unmöglich, weil die Mißbildungen durch Erbschäden entstehen. Biochemisch würde das besagen: In der befruchteten Eizelle sind an dieser oder jener Stelle Chromosomenstücke fehlerhaft oder sie fehlen. Die Stoffwechselvorgänge, die von diesen Chromosomenstücken in der Norm gesteuert werden, können also

nicht normgerecht ablaufen, der Stoffwechselfluß der Entwicklung wird dadurch an dieser oder jener Organanlage
unterbrochen, verlangsamt oder fehlgeleitet, in der Morphogenese des Keimes resultiert daraus, bald gröber, bald feiner,
ein Strukturfehler, eine Mißbildung.

In der Tat kennen wir bei Mensch und Tier solche e r b-
b e d i n g t e n M i ß b i l d u n g e n: Bei bestimmten Mäusesippen
die Einäugigkeit, die Zyklopie, bei Hühnern die Verkürzung
der Flügel und Beine, das Krüperhuhn, beim Schwein das
Fehlen der Extremitäten, das Stromlinienschwein, und beim
Menschen z. B. die Polydaktylie, die Syndaktylie, die Chon-
drodystrophie, die Lippen-, Kiefer-, Gaumenspaltung.

Wären alle menschlichen Mißbildungen erbbedingt, so
hätten wir es mit Gesundheitsschäden zu tun, die wir als un
abwendbares Menschenschicksal, als eine Mitgift unseres Bios
hinnehmen müßten. Aber das Dasein des Menschen und überhaupt das Leben eines jeden Organismus ist ja gar nicht so
geordnet, daß die Entwicklung ausschließlich vom Erbgefüge
her bestimmt und gesteuert wird. Zu jedem Organismus gehört ein Umweltfeld, d. h. ein variables System peristatischer
Faktoren, die bei jeder Entwicklung mit ins Spiel treten.
Diese den Keim umgebenden Faktoren fördern, hemmen oder
modifizieren die Wirkungen des Erbgefüges in der Entwicklung. So liegt die Entwicklung eines Embryo immer in der
Resultante zwischen den Einflüssen des Erbgefüges und denen
der Umwelt des Keimes. Für die Entwicklung eines Menschen-
kindes bedeutet dies, daß das mütterliche Eibett neben dem
von Vater und Mutter mitgegebenen Erbgefüge des Keimes
von entscheidender Bedeutung ist, daß also die Frau in der
Entwicklung des jungen Lebens doppelt soviel bedeutet wie
der Mann.

Ueber die f r ü h e s t e E n t w i c k l u n g d e s m e n s c h-
l i c h e n K e i m e s wissen wir heute, besonders durch die
Arbeiten von H e r t i g und R o c k am Carnegie-Institut und
ihrer Mitarbeiter, seit 1941 das Folgende: Die in der Tube
befruchtete Eizelle vollzieht während ihrer Wanderung durch
den Eileiter die ersten Furchungsteilungen. Aus der Morula
wird dann in der Uterushöhle bis zum 5. Entwicklungstag
eine zentral ausgehöhlte Blastozyste. Am 6. oder 7. Tag nistet
sich diese Blastozyste in der Gebärmutterschleimhaut ein.
Der Embryonalpol der Blastozyste wird zum Embryo, der
Gegenpol bildet den Trophoblasten, also die Ernährungs-
strukturen des Keimes (vgl. auch S t a r c k 1958). So tritt also
für das Gedeihen des menschlichen Keimes von seinen ersten
Entwicklungstagen an die Tube und vom 6. oder 7. Tage an
die mütterliche Gebärmutterschleimhaut entscheidend mit ins
Spiel. Alles was der Norm der Uterusschleimhaut, ihres Aufbaues, ihres Stoffwechsels und ihrer Durchblutung entspricht,

fördert die Entwicklung des Keimes. Störungen der mütterlichen Gebärmutterschleimhaut müssen dagegen die Entwicklung des Keimes erschweren, unter Umständen fehlleiten. Wir
erwarten daher, daß die Störungen des mütterlichen Ei-
bettes bei genügender Intensität als abnorme peristatische
Faktoren trotz normalen Erbgefüges Mißbildungen des
Embryo verursachen können.

In der Tat kennen wir heute — wenn wir von den
ionisierenden Strahlen absehen, die eine ausführliche besondere Behandlung nötig machten — vier peristatische
Faktorengruppen, deren Einwirkung auf den sich
entwickelnden Keim zu Mißbildungen führen kann:
Akute Viruskrankheiten der Schwangeren, Störungen der
Vitaminversorgung des Keimes, Störungen der Sauerstoff-
und Glukoseversorgung des Keimes sowie andere Faktoren,
welche den oxydativen Stoffwechsel des Keimes hemmen.

Die Schädigung des Embryo durch eine akute Virusinfektion der Mutter ist seit 1941 durch die Beobachtungen von Gregg bekannt: Bei den Keimen rötelnkranker
Mütter führte die Infektion mit dem Virus der Röteln zu
angeborenen Trübungen der Augenlinsen, zu Schädigungen
der Zahnanlagen und des Innenohres sowie zu Septumdefek-
ten des Herzens, wenn die Mütter im 2. bis 3. Schwanger-
schaftsmonat an Röteln erkrankten. Die Befunde wurden in
der ganzen Welt bestätigt. An Keimen rötelnkranker Mütter
konnten Töndury und sein Mitarbeiter Nick die zugeord-
neten Zerstörungen und Hemmungen der embryonalen Organ-
anlagen histologisch nachweisen. Am Hühnchenkeim führten
Infektionen mit dem Influenza-A-Virus oder mit dem New
Castle-disease-Virus zu Mißbildungen (Hamburger und
Habel 1947, Robertson, Williamson und Blattner
1955).

Neben der spezifischen Wirkung des Virus muß bei den
menschlichen Viruserkrankungen als unspezifischer Faktor das
Fieber der Mutter und die dadurch bedingte Temperaturerhöhung
beim Embryo berücksichtigt werden. Wissen wir doch durch
ältere und an Säugern durch neuere Experimente von Chi-
Yun-Hsu 1948 an der Ratte sowie an Brinsmade und
Rübsaamen 1957 am Kaninchen, daß künstlich gesetztes
Fieber des Muttertieres zu mißbildeten Föten führen kann.

In einer zweiten Gruppe von Untersuchungen konnten
an Säugerembryonen Mißbildungen dadurch experimentell verursacht werden, daß dem Muttertier dieses oder jenes
Vitamin vorenthalten wurde, also durch Avitaminosen.
Diese Untersuchungen wurden vor allem von Warkany
und seinen Mitarbeitern in Cincinnati, von Giroud und
seinem Arbeitskreis in Paris und von Hilde Pfalz in Basel
durchgeführt: Der Mangel an Vitamin A, B_2, Pantothensäure

oder Folsäure verursachte nach wochenlanger Einwirkung
Mißbildungen. Die Bedeutung solcher Avitaminosen für die
Entstehung menschlicher Mißbildungen wurde zwar oft behauptet, von K l e b a n o w besonders für die Häufung von
Mißbildungen bei Frauen, die längere Zeit im Konzentrations-
lager zugebracht hatten. Auch hat man die statistisch signifikante Zunahme von Mißbildungen in dem Nachkriegsjahr-
zehnt in Berlin und Mitteldeutschland auf Vitaminmangel
der Schwangeren zurückzuführen versucht. Betrachtet man
aber die soeben von W i n t e r und P ä t z (1958) aus der
Charité-Frauenklinik in Berlin mitgeteilte Statistik über rund
200 000 Geburten der Jahre 1950 bis 1956, so stellt man fest,
daß gegenüber der Vorkriegszeit die Mißbildungen weiter
erhöht bleiben, vor allem auch die schweren Mißbildungen
des Zentralnervensystems, und daß gegenüber der großen
Berliner Statistik von E i c h m a n n und G e s e n i u s (1952)
über fast ¹/₂ Million Geburten die Zahlen nur mäßig abge-
sunken sind.

Um so mehr beanspruchen andere neuere Beobachtungen
aus der experimentellen und menschlichen Pathologie unsere
Aufmerksamkeit. Nach älteren Vorversuchen haben neuere
Experimente die B e d e u t u n g s c h w e r e r H e m m u n g e n
d e r O x y d a t i o n e n im Stoffwechsel des Keimes f ü r d i e
E n t s t e h u n g v o n M i ß b i l d u n g e n herausgearbeitet. Diese
Untersuchungen wurden in Freiburg seit 1946 durchgeführt,
in Boston unter I n g a l l s und in Basel unter W e r t h e m a n n
seit 1950, in Bonn unter D e g e n h a r d t und in Nagoya unter
M u r a k a m i seit 1954. Ueber unsere ersten Freiburger Experimente konnte ich 1946 mit M a u r a t h und R e h n jr. berichten*. Seit 1948 ist R ü b s a a m e n in unserem Arbeitskreis
mit seinen experimentellen Untersuchungen an meine Seite
getreten, seit 1957 außerdem D u s p i v a durch die mikro-
chemische Analyse des Keimstoffwechsels unter und nach
Oxydationshemmung. Ein ganzer Kreis weiterer Mitarbeiter
hat an den Untersuchungen teilgenommen (R o t h w e i l e r
1952, N a u j o k s 1953, M u s h e t t 1953, S c h e l l o n g 1954,
L e d e r 1954, 1955, F. M. B ü c h n e r jr. 1955, D i e t s c h e 1955,
R o s e r 1955, C h o m e t t e 1955, B r i n s m a d e 1956, 1957,
S h i m a m i n e 1957). Setzten wir Triton-Keime, also Amphi-
bienkeime, im Unterdruck oder in Gemisch von Sauerstoff
und Stickstoff von der Eiablage bis zur Gastrulation unter
starken Sauerstoffmangel, so erhielten wir bei dem größten
Teil der nichtabgestorbenen Keime vor allem schwere Fehlbildungen des Gehirns bis zur Anencephalie, schwere Fehl-

---

* Die Veröffentlichung der ausführlichen Arbeit wurde uns
zunächst von der Zensur verboten, so daß sie erst 1949 erscheinen
konnte (M a u r a t h und R e h n 1946/1949).

entwicklungen des Auges im Sinne der Zyklopie und Synophthalmie, bei einem Teil der Keime sogar eine Akephalie (Büchner, Maurath und Rehn 1946, Maurath und Rehn 1946/1949, Rübsaamen 1948).

Diese Mißbildungen gehen, wie wir schon 1946 betont haben, in erster Linie auf eine Störung der Gastrulation und auf eine mangelhafte Unterlagerung des Entomesoderms unter das dorsale Ektoderm zurück. Dadurch ist die notwendige und zeitgerechte Induktionswirkung des Spemannschen Organisators stark beeinträchtigt oder kranial völlig aufgehoben.

Wurden Triton-Keime dagegen erst nach der Gastrulation einem starken Sauerstoffmangel ausgesetzt, so zeigten sie nichts mehr von fundamentalen Mißbildungen, sondern feinere Störungen vor allem der Gehirn-, Augen- und Rückenmarksentwicklung (Rübsaamen 1950).

Noch aufschlußreicher waren unsere Befunde am Hühnchenkeim. Hier gelang es Rübsaamen (zum Teil gleichzeitig mit den Züricher Beobachtungen von Gallera 1951) zunächst durch 24stündigen Sauerstoffmangel am ersten Bebrütungstag Anencephalie, Rhachischisis und Zyklopie, am 2. bis 4. Tag das Fehlen oder die Stummelbildung von Extremitäten, Stummelschwänze und Mikrophthalmie hervorzurufen (Büchner, Rübsaamen und Rothweiler 1951, Rübsaamen 1952). In späteren Versuchen von Naujoks genügten 3 bis 5 Stunden eines Sauerstoffmangels von 3 bis 5⁰/o Sauerstoff, um am ersten Bebrütungstag die klassischen Dysraphien des Zentralnervensystems oder Herzektopien, am 2. bis 4. Bebrütungstag dagegen Stummelextremitäten zu erzeugen (Büchner, Rübsaamen und Naujoks 1953, Naujoks 1953). Bei äußerlich normalen Kücken fand G. Schellong nach Sauerstoffmangel von 3 bis 5 Stunden am 2., 3. oder 4. Tag Septumdefekte der Vorhöfe oder der Kammern des Herzens, so daß die Hühnchen mit angeborener Herzinsuffizienz und Ascites zur Welt kamen (Büchner, Rübsaamen und Schellong 1953, G. Schellong 1954).

Inzwischen wurden in Experimenten an Säugern durch kurzfristigen Sauerstoffmangel des schwangeren Muttertieres weitere wichtige Beobachtungen gemacht. So fand Werthemann mit seinen Mitarbeitern an der Ratte Mikrophthalmien (Werthemann, Reiniger und Thoelen 1950, Werthemann und Reiniger 1951). An der Maus erzielte Ingalls mit seinen Mitarbeitern (1950, 1952) nach Sauerstoffmangel von 5 Stunden am 8. Tag der Entwicklung das Bild der Anencephalie, am 14. Tag das der Gaumenspaltung.

In den 1952 mitgeteilten Experimenten konnte die Arbeitsgruppe von Ingalls außerdem bei einem Drittel der Tiere Blockwirbelbildungen und Wirbelspaltungen nach-

weisen. Dieser Befund an der Wirbelsäule wurde von D e g e n-
h a r d t (1954 bis 1957) am Kaninchen sowie von I n g a l l s und
C u r l e y (1957) an der Maus systematisch durchuntersucht.
Hatten schon die Experimente unseres Arbeitskreises eine eindeutige Zuordnung der Mißbildungen zu bestimmten Entwick-
lungsphasen je nach dem Zeitpunkt des durchgemachten
Sauerstoffmangels ergeben, so zeigten diese Experimente noch
befristeter die Abhängigkeit der Mißbildungsart und der Miß-
bildungslokalisation vom Zeitpunkt der kurzfristigen Oxydationshemmung. Die Wirbelsäulenanlage erwies sich beim
Kaninchen wie bei der weißen Maus durch Sauerstoffmangel
nur am 8. bis 10. Tag anfällig, mit einem Gipfel am 9. Tag
(D e g e n h a r d t und C l a d e t z k y 1955, I n g a l l s und C u r-
l e y 1957). Dabei hatte der Wirbelsäulenschaden zeitlich ein
Gefälle von kranial nach kaudal: Nach Sauerstoffmangel am
8. Tag überwogen die Schäden an der kranialen Wirbelsäule,
am 10. Tag an der kaudalen (D e g e n h a r d t 1957). Die Zahl
der geschädigten Tiere nahm exakt mit der Dauer des Sauerstoffmangels ($1/_4$ bis 5 Stunden) und mit seiner Intensität zu
(I n g a l l s und C u r l e y 1957). Tiere mit verkrümmter Wirbelsäule nach Sauerstoffmangel hatten normale Nachkommen,
der Schaden war also nicht erblich (D e g e n h a r d t 1957).
Diese Wirbelsäulendeformitäten stimmen in allem mit den
Befunden überein, die K ü h n e (1931, 1934), T ö n d u r y (1944,
1952) sowie T h e i l e r (1950) für die menschliche Wirbelsäule
nachweisen konnten. I n d i e s e n V e r s u c h s g r u p p e n i s t e s
a l s o g e l u n g e n, e i n e g a n z e F ü l l e k l a s s i s c h e r M i ß-
b i l d u n g e n d e s M e n s c h e n g e z i e l t d u r c h S a u e r-
s t o f f m a n g e l z u r e p r o d u z i e r e n.
Die Experimente über die teratogenetische Wirkung des
Sauerstoffmangels werden entscheidend ergänzt durch entsprechende Befunde nach Oxydationshemmungen, die auf
andere Weise herbeigeführt werden. Hier sind zunächst die
Befunde bei Oxydationshemmung durch G l u k o s e m a n g e l
zu nennen, wie sie am Hühnchen von L a n d a u e r und seinen
Mitarbeitern 1945 bis 1954 durch Einträufelung von Insulin
in den Dottersack erzeugt wurden. Nach Insulineinwirkung
am 4., 5., 6. oder 7. Bebrütungstage beobachtete er starke Ver-
kürzungen der Extremitäten nach Art des erblich vorkommenden Krüperhuhnes. Z w i l l i n g (1948 bis 1951) ergänzte diese
Untersuchungen durch den Nachweis, daß die Embryonen
nach der Insulininjektion eine Hypoglykämie hatten. Wir
selbst untersuchten die Wirkung des Glukosemangels durch
Insulin bei trächtigen Kaninchen (B ü c h n e r, B r i n s m a d e
und R ü b s a a m e n 1956, B r i n s m a d e 1957). Wurde der
Glukosegehalt des Blutes ein oder mehrmals unter 40 mg%
gesenkt, so sahen wir bei den Embryonen Mißbildungen der
verschiedenen Art, darunter in den histologischen Serien be-

sonders auch jene Linsenveränderungen, wie sie Töndury an menschlichen Embryonen nach Röteln der Mutter beobachtet und als die Folge des Virusbefalles der Linsenepithelien und ihrer Fasern gedeutet hat (vgl. auch Töndury 1956).

Lähmt man bei jungen Amphibienkeimen die Cytochromoxydase durch Blausäure, wie es H. und H. Tiedemann 1955 sowie Duspiva 1957 getan haben, so kommt es auch durch diese Oxydationshemmung zu fundamentalen Mißbildungen. Wendet man Urethan als oxydationshemmende Substanz an (Stroink 1951) oder Lithionkarmin bzw. Trypanblau (Murakami 1952, 1955), so entstehen gleichsinnige Fehlbildungen.

Fragen wir nach der Wirkungsweise der erörterten peristatischen Faktoren, so übersehen wir die Verhältnisse am besten bei den Oxydationshemmungen. Nach neuesten Versuchen von Duspiva und Hagens an der Abteilung für Chemische Pathologie unseres Instituts wissen wir darüber das Folgende: Wird dem sich entwickelnden Molchkeim Kohlensäure mit radioaktivem C_{14} angeboten, so wird unter Hemmung der Oxydationen der Einbau von C_{14} in die Nukleinsäuren hochgradig eingeschränkt. Die Oxydationshemmung führt also bevorzugt zum ungenügenden Aufbau der Nukleoproteide in den Kernen und im Zytoplasma, dadurch aber indirekt zu einer mangelhaften Eiweißsynthese. Die Störung in der Strukturbildung ist also bei den Oxydationshemmungen Folge einer Insuffizienz der Nukleoproteid- und der Eiweißsynthese.

Ganz ähnlich wirkt die Virusinfektion des Embryo bei Viruskrankheiten der Mutter. Zu seiner Vermehrung verbraucht das Virus die Bausteine der Nukleoproteide des Keimes: So kommt es auf einem ganz anderen Wege auch hier zu einer Insuffizienz der Nukleoproteid- und der Eiweißsynthese im Keim.

Einige der Vitaminmangelzustände wirken durch Oxydationshemmung. Wird durch einen Mangel an Pantothensäure der Aufbau von Coenzym A gestört, so stocken die Acetylierungen, damit aber zugleich die Ueberführung von Intermediärstufen in den Zitronensäurezyklus. Der oxydative Abbau in diesem zentralen Zyklus des intermediären Stoffwechsels ist dadurch gehemmt. Fehlt es an B_2, so können die gelben Atmungsfermente nicht genügend gebildet werden. Liegt ein Vitamin A-Mangel vor, so fehlt ein Faktor, der wahrscheinlich in der Norm die Oxydationen anregt.

Für die menschlichen Mißbildungen, soweit sie peristatisch, nicht erbbedingt verursacht werden, scheinen Hemmungen der oxydativen Prozesse vor allem von Bedeutung zu sein.

Die Diabetologen — ich nenne vor allem J o s l i n und Mitarbeiter, M a y e r, K a t s c h — haben seit längerem darauf aufmerksam gemacht. daß K i n d e r d i a b e t i s c h e r M ü t t e r weit häufiger mißgebildet sind als solche von nichtdiabetischen Frauen. Diese Beobachtung wird als Folge von Ueberdosierungen bei der Insulintherapie gedeutet, also als Folge therapeutisch gesetzter vorübergehender Hypoglykämien und Zustände des Glukosemangels im Embryo. Die oben dargestellten Experimente stützen diese Auffassung.

Seit Beginn des Jahrhunderts wurde in größeren Studien nachgewiesen, daß bei T u b a r g r a v i d i t ä t 90% der Früchte mißbildet sind (v. W i n c k e l 1902, M a l l 1908, 1915, D o l f f 1944, u. a.). Das ist verständlich, da bei der Tubargravidität die Implantationsbedingungen für den Keim so abnorm sind, daß sie in der Regel eine normale Sauerstoff- und Glukoseversorgung des jungen Keimes nicht ermöglichen.

Im Uterus ist die normale I m p l a n t a t i o n d e r B l a s t o-z y s t e u n d i h r e S t o f f v e r s o r g u n g p r i m ä r v o r a l l e m d a n n g e s t ö r t, wenn A b o r t e, A b r a s i o n e n oder G e-b u r t e n der Konzeption kurz vorausgegangen sind. Die in ihrem Aufbau gestörte Schleimhaut des Uterus bietet in solchen Fällen nicht die normalen optimalen Austauschbedingungen zwischen Mutter und Embryo. Dadurch kommt es zu gehäuften Mißbildungen. Darauf haben R ü b s a a m e n und L e d e r 1955 sowie R ü b s a a m e n 1957 an unserem Institut besonders aufmerksam gemacht. Daß s e k u n d ä r e S t ö r u n-g e n d e s E i b e t t e s durch s p o t a n e B l u t u n g e n oder durch A b t r e i b u n g s v e r s u c h e im gleichen Sinne wirken können, ist von einer Reihe von Untersuchern betont, unter anderem wiederum von R ü b s a a m e n. Soeben hat K r o n e mitgeteilt, daß bei 274 Mißbildungen der Münchener Frauenklinik aus den letzten 10 Jahren in über 60% der Fälle ein Abort oder eine Abrasio der Schwangerschaft kurz vorausging oder ein Abtreibungsversuch durchgeführt worden war.

Störungen in der Uterusschleimhaut können sich in einer unregelmäßigen Ausbreitung der Plazenta manifestieren. Dadurch inseriert die Nabelschnur nicht wie normal in der Mitte, sondern am Rande der Plazenta oder im Amniom. Solche R a n d i n s e r t i o n e n d e r N a b e l s c h n u r sind nach den Untersuchungen von R ü b s a a m e n an unserem Institut und nach der neuesten Arbeit von K r o n e bei Mißbildungen 3- bis 4mal so häufig als bei normalen Neugeborenen. Sie beweisen, daß vorübergehend das Eibett nicht normal war.

Bei Frauen jenseits 40 Jahren setzt an der Uterusschleimhaut allmählich der klimakterische Alterungsprozeß ein. der schließlich zu einem Erlöschen des Zyklus führt. Auch durch diesen Vorgang ist der normale Austausch von Sauerstoff und Glukose im Eibett bedroht. So verstehen wir die Feststellung

aller großen Statistiken, daß der prozentuale Anteil
von Mißbildungen bei Müttern jenseits 40 Jahren
auf das Zwei- bis Dreifache ansteigt (Klebanow
1949, Hegnauer 1951, Büchi 1950, Ingalls und Mitarbeiter
1952, 1954). Das haben soeben Winter und Pätz 1958 sowie
Krone 1958 erneut mit größeren Statistiken belegt.

Es wäre falsch, wollten wir unter dem Eindruck dieser
neueren Untersuchungen die Entstehung menschlicher Mißbildungen ausschließlich auf Eibettstörungen und dadurch
verursachte vorübergehende Zustände des Sauerstoff- und
Glukosemangels zurückführen. Die erbbedingten Mißbildungen sind in der menschlichen Pathologie eine Tatsache, an der
wir ebensowenig vorübergehen dürfen wie an den virus-
bedingten Fehlentwicklungen. Wir müssen aber zum Schluß
betonen, daß die häufigeren erbbedingten Mißbildungen des
Menschen, also z. B. die Polydaktylie und die Syndaktylie,
auch peristatisch verursacht sein können, und daß jede erb-
bedingte Mißbildung von einer peristatisch verursachten
kopiert werden kann, daß peristatische Mißbildungen
also grundsätzlich Phänokopien auch genetisch
möglicher Mißbildungen sind. Die weitere Forschung
wird die Bedeutung der einen und der anderen Gruppe weiter
herausarbeiten müssen. Schon jetzt können wir feststellen, daß
den primären und den sekundären Eibettstörun-
gen in der Entstehung menschlicher Mißbildungen
eine große Bedeutung zukommt, und daß unter den
Mißbildungen des Menschen viele vermeidbar wären, wenn
der Arzt und auf Grund ärztlicher Beratung die Schwangere
aus den vorliegenden Tatsachen die notwendigen Folgerungen
ziehen.

Daß hier zugleich überindividuelle Einflüsse der
modernen Arbeitswelt zu bedenken sind, und daß die Frage
aufgeworfen ist, ob wir es noch lange verantworten können,
die Frau in der Frühschwangerschaft den gleichen beruflichen
Belastungen auszusetzen wie den Mann, wird keinem nach-
denklichen Arzt entgehen.

Aus dem Pathologischen Institut des Kantonspitals St. Gallen

Die pathologische Anatomie der Niereninsuffizienz

Von H. U. Zollinger

Mit 12 Abbildungen

Es entspricht einer alten und für uns immer noch ungemein wichtigen, wegweisenden Wiener Tradition, die pathologische Anatomie nicht als Selbstzweck, als reine Morphologie zu betreiben, sondern sie als Mittel zur Erfassung der funktionellen Störungen zu betrachten. Das Thema, das Sie mir gestellt haben, betrifft denn auch die reine funktionelle Sphäre. Ich fasse den Auftrag so auf, daß Sie von mir eine Schilderung der Folgen der Niereninsuffizienz auf dem morphologischen Gebiet sowie eine Behandlung der verschiedenen Ursachen und der pathogenetischen Zusammenhänge zwischen Ursache und Wirkung erwarten.

Leider wird der Begriff der Niereninsuffizienz meistens mit demjenigen der Urämie gedankenmäßig fest verkoppelt, was wohl zahlenmäßig richtig sein mag, jedoch keineswegs immer zutrifft. Wie weiter unten noch geschildert werden soll, kennen wir auch partielle Niereninsuffizienzen, die keinerlei Urämiesymptome hervorrufen. Umgekehrt haben die bekannten Untersuchungen von Nonnenbruch[24], kürzlich ergänzt durch eine Bearbeitung von Heintz[16] und durch experimentelle Untersuchungen von Fajers[18] gezeigt, daß das Vollbild einer Urämie ohne Nierenfunktionsstörungen (extrarenale Azotämie) oder mit Funktionsstörungen aber ohne morphologisches Bild (extrarenales Nierensyndrom) gar nicht selten vorkommt. Praktisch spielen diese Erkenntnisse in unserem laboratoriumsfreudigen Zeitalter eine große Rolle. Fälle, welche uns von

jungen klinischen Assistenten als Urämie überwiesen werden,
ohne daß morphologische Nierenveränderungen gefunden
werden können, werden immer häufiger. Meist besteht allerdings nicht das Vollbild einer Urämie, sondern nur eine
Rest-N-Steigerung. Als Ursache stellen wir u. a. folgende
Hauptfaktoren fest: Ungenügender Filtrationsdruck der
Niere bei Herzinsuffizienz oder bei Schock, Exsikkation
durch Diarrhoe mit Kaliumverlust oder durch Erbrechen
mit Natriumverlust, ausgedehnte Magen-Darmblutungen,
lang dauernde massive Ascitespunktionen sowie über-
triebene Abgabe von Quecksilberdiuretika[7]. Oft beobachten
wir ferner das extrarenale Nierensyndrom mit hochgradiger
Oligurie oder Anurie bei akuter Pankreatitis[20]. Die Kenntnis
der Bedeutung dieser extrarenal bedingten Rest-N-Steige-
rungen ist deshalb praktisch wichtig, weil dieselben häufig
reversibel sind, allerdings nur unter der Bedingung, daß sie
rechtzeitig erkannt und behandelt werden. E p s t e i n[7] hat
kürzlich wieder auf die große Bedeutung dieses Syndroms
hingewiesen. Eine weitere Möglichkeit der extrarenalen
Rest-N-Steigerung erblicken wir im Eiweißzerfall des Körpers, wobei die primär nur leicht geschädigte Niere den
stark vermehrten Schlackenanfall nicht mehr bewältigen
kann, wie dies z. B. bei Verbrennung, Leberinsuffizienz,
Herzinfarkt usw. beobachtet wird[40]. Schließlich muß auch
auf die noch weitgehend ungeklärte Azotämie bei Hirn-
läsionen hingewiesen werden[13, 19].

Nach diesem etwas unvollständigen Exkurs in das Gebiet der Pseudoniereninsuffizienz wende ich mich der echten
Niereninsuffizienz zu und möchte zuerst das T o t a l v e r -
s a g e n mit Urämie betrachten. Auf das klinisch-chemische
Gebiet wage ich mich nicht hinaus, sondern weise nur auf
eine ausgezeichnete Zusammenfassung von B u l l[4] hin. Anatomisch ist der zuverlässigste Beweis für eine Urämie der
Nachweis von Tripelphosphatkristallen im Rachenschleim[30].
Die meist geübte Nesslerprobe an der Magenschleimhaut
ist dagegen nur ein grober und wenig zuverlässiger Urämie-
beweis. Auch die Rest-N- und Harnstoffbestimmung an der
Leiche ist nur sehr bedingt zuverlässig. Am Hirn, dem
klinisch in den Endphasen im Vordergrund stehende Organ,
finden wir nur ein ausgeprägtes Oedem. Für die schweren klinischen Hirnsymptome ist die ischämisch-hypertone Schädigung viel wichtiger als die Azotämie[3]. Die Amerikaner beschreiben ferner eine „urämische Pneumonie“, die jedoch nach
unseren eigenen Befunden sowie denjenigen von D e P a s s
und Mitarbeitern[26] nur in einer Kombination von Oedem
und hypostatischer Pneumonie besteht. Die bekannte fibrinöse Perikarditis finden wir in zirka einem Fünftel der chronischen Urämiefälle; bei der akuten Urämie wird sie

dagegen auffällig selten beobachtet. Die meist auftretende
Hyperkaliämie führt zu schwerem Myokardschaden mit
Mikronekrosen. Häufig sind Veränderungen des Magen-
Darmkanals im Sinne einer katarrhalischen Entzündung;
nekrotisierende und ulzeröse Prozesse mit großen Membran-
belägen kommen dagegen bei der banalen Urämie nur ganz
vereinzelt zur Beobachtung. Zur chronischen Urämie gehört
ferner eine ausgesprochene Anämie, und bei speziellen
Fällen (chronisch interstitielle Nephritis, chronische Pyelonephritis) eine eigenartige Hautpigmentierung. Urämische
Augenhintergrundsveränderungen können nicht festgestellt
werden; kommen solche vor, so sind sie auf eine begleitende Hypertonie mit entsprechender Arteriolopathie zurückzuführen.

Neben der Totalinsuffizienz der Niere, bei welcher
eine globale Ausscheidungsstörung besteht, kennen wir noch
eine große Zahl von Partialinsuffizienzen. Ich
erwähne hier die tubulären Syndrome: Das Fanconi-
Syndrom mit seinen Spielformen (siehe R e u b i [27]), die renale
Glucosurie, die renale Azidose, die Salzverlustniere, die
Kaliverlustniere, den nephrogenen Diabetes insipidus usw.
Werden der Kalzium- und der Phosphatstoffwechsel wesentlich gestört, so kann das Bild des renalen Zwergwuchses
bzw. der renalen Rachitis bei Jugendlichen und der renalen
Osteopathie bei Erwachsenen auch schon lange vor Eintritt
der Urämie beobachtet werden.

Weiter hat die Niere vermutlich auch eine bestimmte
Funktion im Lipoidstoffwechsel, jedenfalls besitzen die
Tubuluszellen alle die dazu notwendigen Fermente wie
Lipase, Esterase, Phosphatasen, Cholesterolase usw. Bei be-
stimmten Störungen der Tubuli und der Glomerula beob-
achten wir demzufolge als Partialinsuffizienzzeichen der
Niere eine Hypercholesterinämie. Ich erwähne hier die
Nierenvenenthrombose (experimentell durch L a g r u e und
Mitarbeiter [17] behandelt) und die Lipoidnephrose bei alten
Herzpatienten nach lange dauernder Quecksilbermedi-
kation [54, 6, 29].

Auch die Albuminurie kann als Partialinsuffizienz der
Niere betrachtet werden. Sie beruht entweder auf einem
Membranschaden der Glomerula [48], welcher die Filterfunk-
tion beeinträchtigt, einer Nierenvenenstauung bei abnormer
Lordose (sogenannte orthostatische Albuminurie) oder einer
extrarenalen Eiweißstoffwechselstörung, wobei pathologisch
kleine Eiweißmoleküle im Blut kreisen und ohne weiteres
durch die Schlingenwände der Glomerula passieren können.
Es muß hier eingeflochten werden, daß eine der besten
Methoden zur Differentialdiagnose der verschiedenen zur
Albuminurie führenden Leiden die Nierenpunktion dar-

stellt[2, 57]. Insbesondere können dabei die progressiven, meist entzündlichen Nierenleiden ohne weiteres von den harmloseren degenerativen abgetrennt werden.

Ferner kann auch die renale Hypertonie als Partialinsuffizienz aufgefaßt werden. Jedenfalls handelt es sich um eine ungenügende Regelung des normalen Blutdruckes[13a]. Dabei scheinen pressorische Substanzen. wenigstens in der akuten Phase von der geschädigten Niere produziert zu werden. Wo diese Substanzen aber entstehen, ist noch nicht abgeklärt. Die einen nehmen die Polkissen der Glomerula als Ursprungsort an, die andern die Mittelstücksprosse der Tubuli[13a]. Diese renale Blutdrucksteigerung hat nun eine außergewöhnliche praktische Bedeutung, denn sie führt fast ohne Ausnahme zu einem Gefäßschaden (Arteriolosklerose, Arteriolonekrose, Arteriosklerose). Dieser ist um so schwerer, je jünger das Individuum ist[50]. Obschon primär keine Globalinsuffizienz besteht, kann deshalb ein einseitiges Nierenleiden sekundär durch Schädigung der renalen Arteriolen schließlich doch eine totale Niereninsuffizienz hervorrufen (maligne Nephrosklerose F a h r).

Bei erworbenem Defekt der Rückresorption sprechen wir von „Wasserverlustniere". Dieses Krankheitsbild tritt vor allem bei Kindern mit chronischer Pyelonephritis in Erscheinung[39]. Die dabei bestehende Hyposthenurie ist weder durch Durst, noch durch antidiuretisches Hormon beeinflußbar. Kausal wird die Zerstörung der Sammelröhren angeschuldigt[39].

Schließlich muß noch auf eine sehr wichtige Erscheinung hingewiesen werden, nämlich die „Urämie ohne Anurie"[52], welche häufig übersehen wird. Es handelt sich um akute interstitielle Nephritiden oder um Chromoproteinnieren, welche nicht in das Stadium der völligen Anurie kommen. Die Patienten scheiden dann reines Glomerulumfiltrat aus, welches im Tag 2 bis 3 Liter erreichen kann, doch fehlt jegliche Rückresorption, welche normalerweise 100 bis 200 Liter tägliches Glomerulumfiltrat auf die gewohnte Urinmenge durch Wasserrückresorption reduziert. Daß mit der erwähnten geringen Menge von 2 bis 3 Liter Glomerulumfiltrat nur ganz ungenügend Schlacken ausgeschieden werden, liegt auf der Hand. Die Urämie entwickelt sich und steigt weiter an. Die Bestimmung des spezifischen Harngewichtes läßt die Natur der Störung ohne weiteres erkennen[52].

Damit wollen wir das Gebiet der Folgen der Niereninsuffizienz verlassen und uns ihren Ursachen zuwenden. Grundsätzlich kann die Störung perirenal, vaskulär, glomerulär, tubulär, interstitiell oder nervös sein. Diese Trennung ist jedoch nur didaktisch wichtig, biologisch findet man in der Mehrzahl der Fälle eine Kombination der verschiedenen Ursachen.

Als einzige p e r i r e n a l e S t ö r u n g, welche zur Niereninsuffizienz führen kann, erwähne ich die subkapsuläre Blutung[1] und das perirenale Hygrom, welches vermutlich aus einer subkapsulären Nierenblutung durch dauernde Exsudation seröser Flüssigkeit entsteht. Die Niere

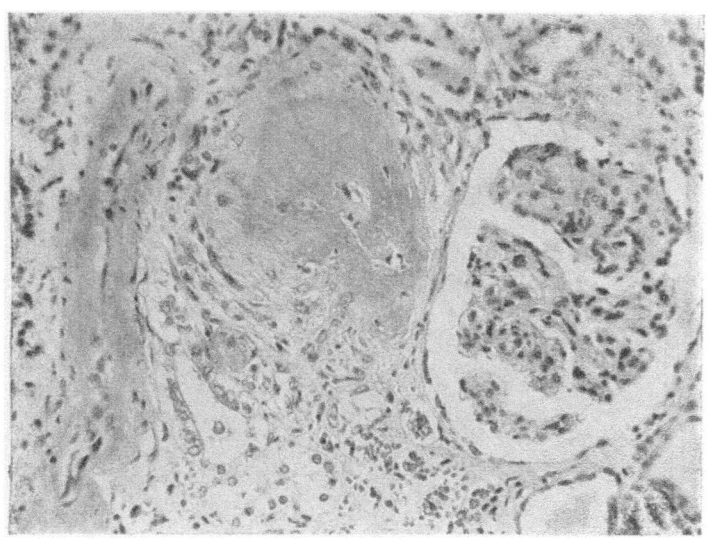

Abb. 1. Arteriolonekrose der Niere (maligne Nephrosklerose
F a h r)

wird dadurch zusammengedrückt und ungenügend durchblutet.

Unter den v a s k u l ä r e n S t ö r u n g e n stehen zahlenmäßig diejenigen der Arteriolen weitaus im Vordergrund. Während die banale Arteriolosklerose zur roten Granularatrophie und nur in 2% der Fälle zur Urämie führt, ist die Arteriolonekrose sehr viel gefährlicher, da sie die Ursache der malignen Nephrosklerose F a h r darstellt (Abb. 1) und in 60 bis 80% der Fälle in Urämie ausgeht. Beide Affektionen sind nicht als genuine Nierenleiden zu betrachten, sondern als Folgen einer primären Hypertonie, sei diese nun essentieller Natur oder durch Phäochromozytom, Nebennierenrindentumor oder ähnliche Veränderungen hervorgerufen. Neben der Globalinsuffizienz wird bei diesen Nephrosklerosen ferner eine zusätzliche renale Hypertonie beobachtet, welche die primäre Hypertonie noch weiter erschwert (sogenannte renale Fixation der Hypertonie).

Die diabetische Glomerulosklerose Kimmelstiel-Wilson, welche für den Diabetes mellitus pathognomonisch ist[36, 41], stellt eine Abart der Arteriolosklerose dar,

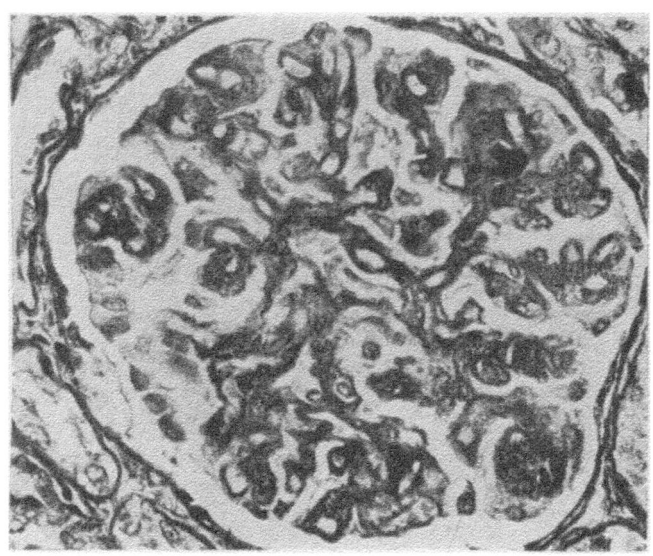

Abb. 2. Drahtschlingen-Glomerulum bei Lupus erythematosus. PAS-Färbung

wobei der Prozeß auch auf die Glomerula übergreift und mit einer Glomerulonephrose kombiniert ist. Aus diesem Grunde geht die Albuminurie der terminalen Globalinsuffizienz zeitlich voran.

Ein sehr eigenartiges Leiden stellt die doppelseitige Nierenrindennekrose dar, wie sie in graviditate und bei Infekten beobachtet wird[33]. Wir vermuten, daß eine perakute hypertonische bzw. infektiöse Arteriolenschädigung mit starker Thromboseneigung ihre Ursache darstellt.

Schließlich müssen wir auch die Nierenveränderung bei Sklerodermie und Lupus erythematosus erwähnen, denn bei diesen Leiden findet man nicht selten eine schwere Arteriolen- und Arterienläsion, welche in einer mukoiden

Verquellung der Gefäßwände besteht. Die Glomerula können dabei neben den Veränderungen, die einer Glomerulonephrose entsprechen (Drahtschlingen Abb. 2) auch eine echte, proliferative Entzündung (Herdnephritis) zeigen[23]. Ob die Gesamtheit dieser Veränderungen nur Hypertoniefolgen darstellen[10, 31], scheint uns doch sehr fraglich. Wahr-

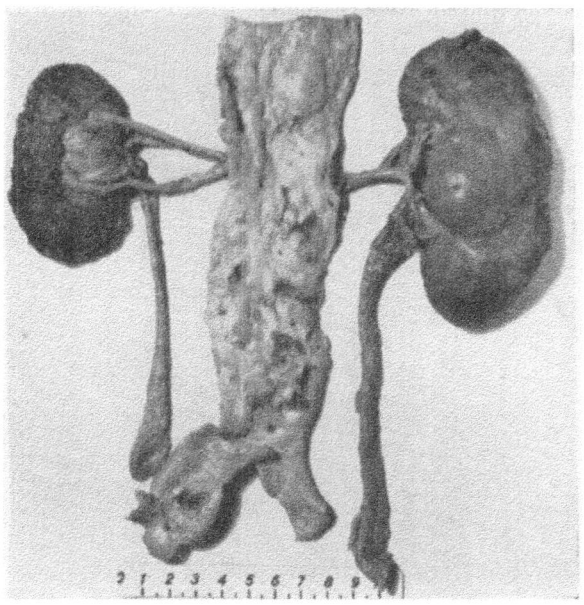

Abb. 3. Einseitige Schrumpfniere links bei schwerer Arteriosklerose in Art. renalis duplex

scheinlicher handelt es sich dabei um eine direkte Gefäß- und Kapillarläsion, welche diesen Krankheitsbildern eigen ist.

Unter den A r t e r i e n v e r ä n d e r u n g e n stehen bezüglich ihrer Wichtigkeit die Thrombose und die reine Arteriosklerose der Arteria renalis an erster Stelle. Besonders am Abgang der Arterie aus der Aorta findet man schwere arteriosklerotische Stenosen, auf denen sich sehr leicht Thromben bilden können. Besonders schwer und relativ häufig sind diese Veränderungen, wenn Doppelarterien bestehen[15]. Selten sind beide Nieren befallen, so daß eine Globalinsuffizienz eintritt, meist ist nur eine Niere betroffen (Abb. 3). Da sich der Prozeß anscheinend lang-

sam entwickelt, kommt es nicht zum Totalinfarkt, sondern
nur zu einer hochgradigen Ischämie dieser Niere. Die
Nierendurchblutungsdrosselung führt aber in der Regel
zu einer renalen Hypertonie. Tatsächlich finden wir im
Sektionsgut solche einseitige vaskuläre Schrumpfnieren
bei älteren Leuten fast stets mit einer Hypertonie kombiniert. Diese kann übrigens in einzelnen Fällen klinisch
erfaßt und durch Nephrektomie geheilt werden[19]. Dem-

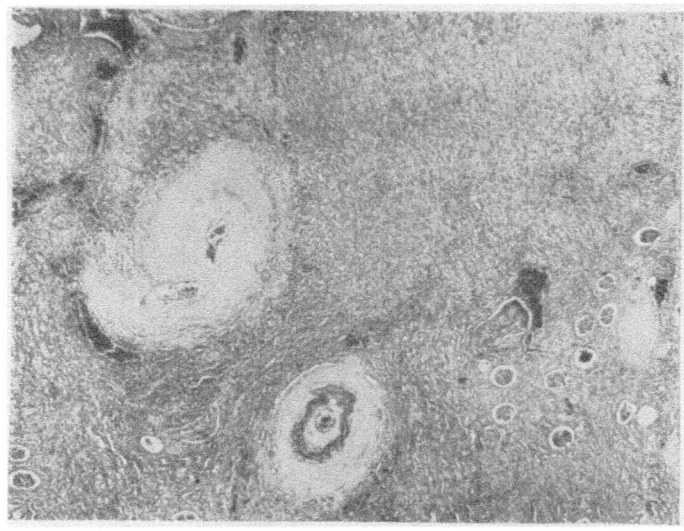

Abb. 4. Narbig-stenosierende Veränderung der mittelgroßen
Nierenarterien bei Thrombangiitis Buerger

gegenüber spielt die intrarenale Arteriosklerose beim
Problem der Niereninsuffizienz eine ganz untergeordnete
Rolle. Selten führt diese Veränderung zu Globalinsuffizienz; wie häufig sie eine renale Hypertonie hervorruft,
ist nicht zu entscheiden.

Die Thrombangitis obliterans B u e r g e r ist eine seltene
vaskuläre Erkrankung der Niere (Abb. 4). Sie kann zur
renalen Hypertonie führen[9]. Etwas häufiger ist die Peri
arteriitis nodosa. Bei dieser Erkrankung handelt es sich
bekanntlich um eine meist segmentäre Nekrose der Wand
kleiner Arterien mit umgebendem Granulom. Die Lumina
der Gefäße werden hochgradig eingeengt, und es kann in
den Finalstadien zur Globalinsuffizienz kommen. Unter der

Therapie mit Nebenieren- und Hypophysenhormon heilt
die Erkrankung aus, jedoch entstehen dabei Narbenringe,
welche die Gefäßlumina stark einengen (Abb. 5). Die Folge
dieser Veränderung ist wiederum eine Nierendurchblutungsdrosselung und eine renale Hypertonie[34].

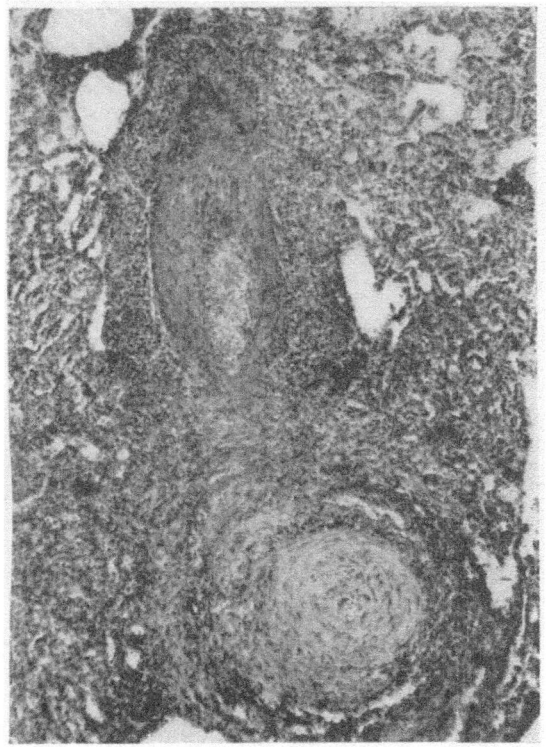

Abb. 5. Periarteriitis nodosa der Niere, massiv Cortison-
behandelt. Oben frischer Schub, unten subtotal narbig verschlossenes Gefäß

Die einzige bekannte Venenerkrankung der Niere stellt
die Nierenvenenthrombose dar. Sie ist insofern sehr interessant, als sich dabei häufig das Bild einer sekundären
Lipoidnephrose einstellt. Sie wird vor allem bei Säuglingen
beobachtet, ferner auch bei Amyoloidose. Sind beide Venen
thrombosiert, was relativ häufig der Fall ist, so tritt eine
akute Globalinsuffizienz mit schwerer Hämaturie ein.

Unter den glomerulären Leiden steht zahlenmäßig die Glomerulonephritis an erster Stelle. Bei der akuten Form besteht eine entzündliche Schwellung und Proliferation der endothelialen Elemente in den Schlingen, sowie eine schwere Leukozytose, die mit der Peroxydasereaktion leicht nachzuweisen ist. Es kann dabei eine Globalinsuffizienz bestehen, häufig aber steht die renale Hypertonie im Vordergrund. Es ist, wie wenn der Körper die Filtration der Schlacken

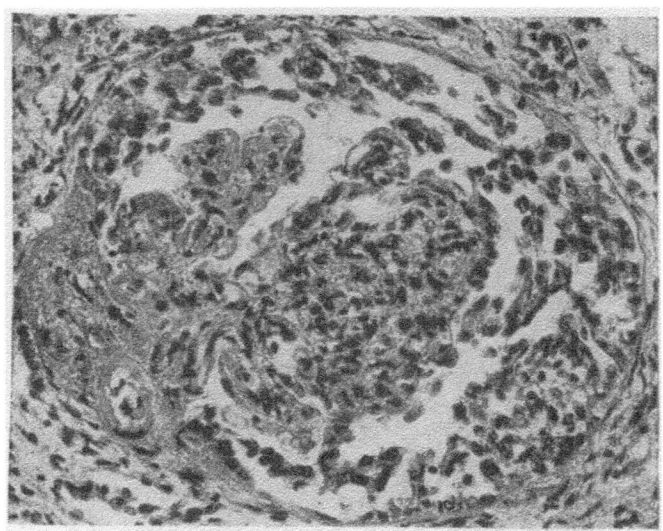

Abb. 6. Subakute Glomerulonephritis, Halbmondbildung und intrakapilläre Zellproliferation

durch die schwer verdickten Schlingen erzwingen wollte. In dieser Phase erliegen die Patienten häufig den Hypertoniefolgen, sei es, indem das Herz versagt, sei es, indem die periphere Vasokonstriktion zu schweren hirnbedingten Krämpfen führt. Die moderne Medizin ist jedoch in der Lage, diese Fälle zweckmäßig zu behandeln, so daß der Pathologe nur noch selten eine akute Glomerulonephritis zu Gesicht bekommt, wobei es sich nach meinen eigenen Erfahrungen eigentlich stets um nicht diagnostizierte Fälle handelt. — Bei der subakuten Form werden die Glomerula durch die oben erwähnten entzündlichen Veränderungen, sowie die proliferative Halbmondbildung der Kapselepithelien (Abb. 6) allmählich dermaßen komprimiert, daß eine Globalinsuffizienz die unvermeidbare Folge ist. Spielt sich der Prozeß langsam ab, dann kommt es zur Vernarbung und schließlich zur glomerulonephritischen Schrumpfniere ebenfalls mit Globalinsuffizienz. Eine spezielle Form der chronischen Glomerulonephritis zeigt dagegen lange Zeit nur eine Partialinsuffizienz, d. h. eine schwere Albuminurie mit nephrotischem Syndrom, welch letzteres wir ja als klinischen Begriff von der anatomischen Nephrose unbedingt

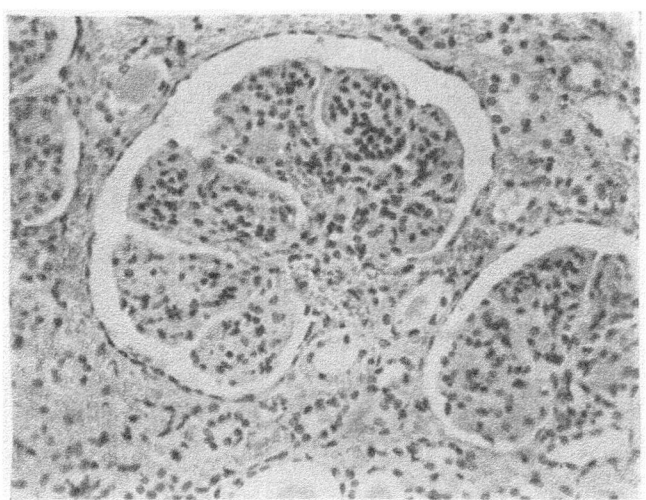

Abb. 7.   Chronische Glomerulonephritis, intrakapilläre Form.
Halbmonde fehlen

trennen müssen[50]. Ich denke dabei an die sogenannte intrakapilläre Glomerulonephritis[49] (Abb. 7), bei welcher der entzündliche Prozeß auf die Schlingen beschränkt bleibt, so daß Halbmonde ausbleiben. Die schwere Kompression der Schlingen mit konsekutiver Durchblutungsdrosselung fehlt lange Zeit; damit fällt auch meist die Hypertonie aus. oder kommt erst in den Endstadien zur Beobachtung; dasselbe gilt von der Azotämie. Klinisch entspricht diese Veränderung meist der chronischen Glomerulonephritis mit nephrotischem Einschlag. — Sind auch die intrakapillären entzündlichen Veränderungen minimal, so können klinisch alle Entzündungszeichen fehlen, so daß eine Lipoidnephrose diagnostiziert wird. Auch pathologisch-anatomisch kann nur mit feinsten Methoden die entzündliche Glomerulaschädi-

12

gung nachgewiesen werden. In diesen Fällen sprechen wir
von einer Lipoidnephrose, bedingt durch unterschwellige
Glomerulonephritis. Sie wird vor allem bei reduzierter
Fähigkeit zur Antikörperbildung beobachtet, also bei Säug-
lingen[11], bei Masugi-Nephritis unter Cortisonbehandlung[35]
sowie bei der Masugi-Nephritis der antikörperarmen Ratte[45].
Die Herdnephritiden, wie sie in Form einer peripheren
Thrombokapillaritis bei der Endokarditis lenta. sowie einer

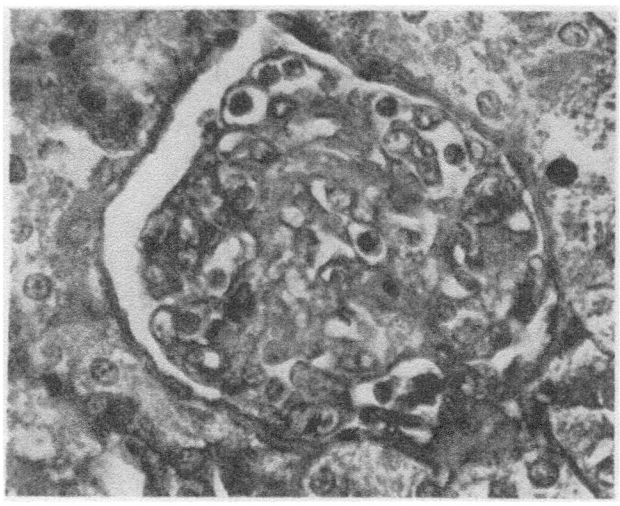

Abb. 8. Unspezifische akute Glomerulonephrose bei Säugling
mit Pleuraempyem. Proliferative Veränderungen fehlen im
Gegensatz zu Abb. 7 völlig

sektorbeschränkten. proliferativen Glomerulitis bei Angina
usw. auftreten können, führen nur äußerst selten zur
Urämie[44]. Dagegen sind sie, wie uns die Nierenpunktion
gelehrt hat, in ihren narbigen Endstadien relativ oft die
Ursache einer klinisch unerklärbaren Daueralbuminurie
(sogenannte Restalbuminurie).

Ein sehr interessantes Kapitel, das hier naturgemäß
nicht erschöpfend behandelt werden kann, stellen die sogenannten Glomerulonephrosen dar. Wir verstehen darunter
nichtentzündliche Veränderungen der Glomerula, welche
mit einer Durchlässigkeitsvermehrung der Kapillaren einhergehen. Meist liegen ihnen vorgeschaltete, also extrarenale Eiweißstoffwechselstörungen zugrunde[26a, 48]. Wir

13

können sie experimentell durch Ueberschwemmung des Körpers mit Fremdeiweiß erzeugen[48]. Empirisch beobachten wir sie bei zahlreichen verschiedenen Eiweißstoffwechselstörungen, z. B. beim medullären Plasmozytom, bei Gicht, bei schwerer Sepsis usw. Morphologisch sind dabei die Basalmembranen der Glomerula verdickt und sehen wie verquollen aus (Abb. 8). Im klassischen Beispiel, der Amyloidnephrose, können die eingelagerten fremden Eiweißkörper leicht nachgewiesen werden. Durch die Verdickung

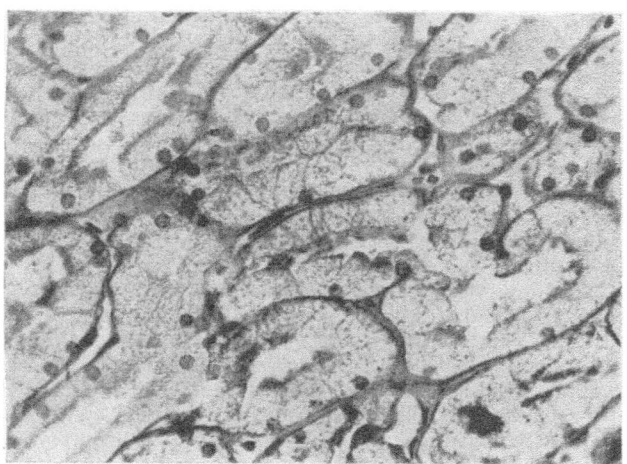

Abb. 9. Feinvakuoläre Hauptstückveränderung. Zuckerspeicherniere nach Infusion von Lävuloselösung im Schock

der Basalmembranen ist ihre Filterfähigkeit gestört, und das im Vordergrund stehende Symptom der Partialinsuffizienz ist die Albuminurie. Ein weiteres in diese Gruppe gehörendes Beispiel stellt die oben erwähnte Lipoidnephrose nach lange dauernder Quecksilbermedikation dar[54]. Dieses Beispiel zeigt zugleich, daß es sich bei diesen Nierenveränderungen meist um Kombinationsschäden an Glomerula, Gefäßen und Tubuli handelt. Dasselbe gilt übrigens auch von der Plasmozytomniere, bei der neben den glomerulären Veränderungen auch solche der Tubuli (Verstopfung durch kompakte Zylinder mit Riesenzellgranulomen) und des Interstitiums (chronisch interstitielle Nephritis) beobachtet werden. Klinisch interessant ist die Tatsache, daß diese Veränderungen, obschon es sich um nichtentzündliche Läsionen handelt, doch relativ häufig eine Mikrohämaturie bedingen.

Das klassische Beispiel der Globalinsuffizienz bei
t u b u l ä r e r S c h ä d i g u n g stellt die akute Quecksilber-
vergiftung dar. Die schwere Nekrose, besonders der Haupt-
stücke, springt bei der histologischen Beobachtung sofort in
die Augen, insbesondere wenn diese Epithelien noch zufolge
gleichzeitiger Darmschädigung mit Kalziumretention ver-
kalkt sind. Da zugleich aber eine schwere allgemeine
Durchblutungsdrosselung der Niere besteht, fragt man sich
vielfach, ob nicht letztere wichtiger sei als der rein tubuläre
Schaden. Immerhin sind auch andere, rein tubuläre Schäden
bekannt, bei welchen eine Anurie mit Globalinsuffizienz der
Nierenfunktionen auftreten kann. Ich erwähne z. B. die
Zuckerspeicherniere nach intravenösen Infusionen[59, 22]
(Abb. 9) und die Glykolspeicherniere (Gefrierschutzmittel).
Schwere Kalknephrosen, wie sie bei allgemeiner Alkalose
und bei Epithelkörperchenadenom mit Osteodystrophie
(Morbus v o n R e c k l i n g h a u s e n) auftreten, können
ebenfalls gelegentlich zu Niereninsuffizienz führen, wobei
in erster Linie die reine Schlacken- und Flüssigkeitsausscheidung betroffen zu sein pflegt. Die Verstopfung der
Tubuli durch Kalziumoxalatkristalle wird bei schweren
Azidosen und bei endogener Oxalatose[60, 5] beobachtet. Bei
der ersteren Form kommt es allerdings nie zur Niereninsuffizienz und bei der letzteren ist das Interstitium in
Form einer chronischen Entzündung schwer verändert.
      Eine wesentliche Partialinsuffizienz wird ferner bei
der ischämischen Tubulusläsion beobachtet, und zwar
handelt es sich um eine ausgesprochene Konzentrationsschwäche mit allgemeiner Azidose. Dieses Bild begleitet im
übrigen auch die chronische und die akute interstitielle
Nephritis, da dabei vor allem die Markrindenabschnitte
betroffen sind (distal-tubuläres Syndrom). Bei den oben
erwähnten kongenitalen Fermentstörungen der Tubuli
(F a n c o n i-Syndrom usw.) lassen sich spezifische und primäre tubuläre Schäden morphologisch nicht eindeutig nachweisen.
      Die i n t e r s t i t i e l l e n N i e r e n v e r ä n d e r u n g e n
haben in den letzten Jahren an Bedeutung stark gewonnen,
insbesondere hat man erkannt, daß die P y e l o n e p h r i t i s
eine viel größere Rolle spielt, als dies allgemein angenommen
wurde. Sie führt häufig zu Schrumpfnieren im höheren
Alter, welche bei beidseitigem Befall ein chronisches distal-
tubuläres Syndrom mit Konzentrationsschwäche und Azidose
sowie entsprechenden Knochenveränderungen hervorrufen
und schließlich in Urämie mit Hypertonie übergehen. Ferner
konnten wir zeigen, daß die meist als hypogenetische
Schrumpfniere bezeichnete Veränderung das Endstadium
einer frühinfantilen Pyelonephritis sein kann. Es handelt

sich dabei meist um jugendliche Frauen mit Hypertonie, welche operativ durch Nephrektomie behoben werden kann[56]. Ich muß es mir leider aus Zeitgründen versagen, weiter auf das interessante und praktisch sehr wichtige Kapitel der Pyelonephritis einzugehen. Dies kann ich um so eher, als ich vor Jahresfrist hier in Wien ausführlich darüber gesprochen habe[58].

Auch die interstitielle Nephritis im engeren Sinn hat in letzter Zeit mehr Aufmerksamkeit erhalten[47].

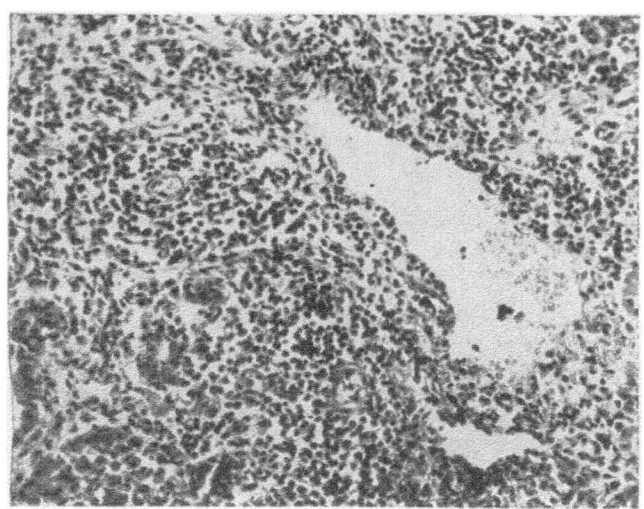

Abb. 10. Lympho-plasmozytäre interstitielle akute Scharlachfrühnephritis. Schwerste Infiltration des Parenchyms, Tubuli fast nicht mehr erkennbar

Bei der akuten Form handelt es sich um eine diffuse Nierenschwellung mit allgemeiner Durchblutungsdrosselung, bedingt durch ein interstitielles Oedem. sowie meist perivaskulär angeordnete lymphoplasmozytäre Infiltrate mit Histiozyten und einzelnen Eosinophilen. Eigentliche Granulome fehlen, auch werden die Tubuli im Unterschied zur Pyelonephritis nicht zerstört. Diese Veränderung ist als sogenannte Scharlachfrühnephritis schon lange bekannt (Abb. 10). Wir beobachten sie aber auch im Gefolge von Anginen und anderen Infekten. Eine besonders stark seröse Form findet sich bei Eigeneiweißvergiftungen (Abb. 11). Immer ist das schleichende Auftreten der Erkrankung typisch, so daß sie sehr oft verkannt wird. Das Hauptsymptom ist eine schwere Oligurie oder eine Anurie. Vermutlich wird diese durch die Durchblutungsdrosselung bedingt, welche nicht selten eine transitorische Hypertonie erzeugt. Der Harnbefund kann vollkommen normal sein. Das klassische Beispiel für diese Form ist neben der Scharlachfrühnephritis die akute Hämolyseniere (Transfusionsniere; Crush-Niere usw.), welche wir wegen der braun gefärbten Zylinder als Chromoproteinniere zusammenfassen[52].

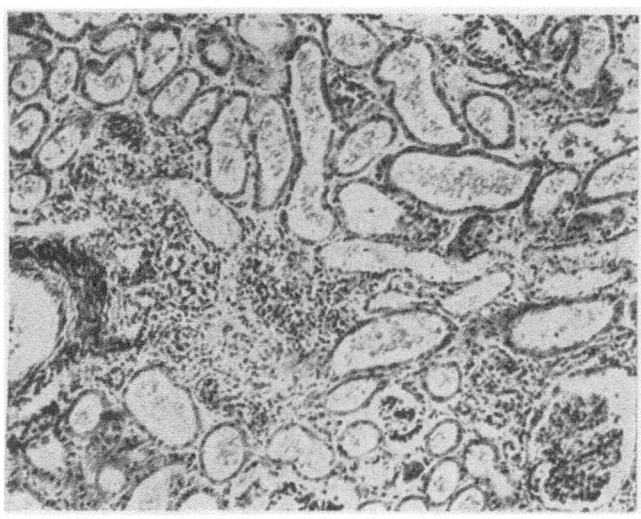

Abb. 11. Akute interstitielle Nephritis, serös-intertubulärer Typ bei Chromoproteinniere (Hämolyse nach Fehltransfusion)

Gerade in diesem Beispiel spielen aber ganz sicher auch anoxische Schäden an den Tubuli und Läsionen der Glomerula durch den allgemeinen Eiweißzerfall eine Rolle. Auch hier liegt somit eine typische Kombinationsform vor. Die oben erwähnte Durchblutungsdrosselung bei dieser Form der Nierenentzündung führen wir auf eine intrarenale Drucksteigerung zurück[12, 47, 55], ein sogenanntes Nierenglaukom. Zahlreiche Fälle von Dekapsulation der Niere in dieser Phase haben ein akutes Einsetzen der Urinproduktion erzielt, was unsere Hypothese stark stützt[55]. Auch die besonders bei der Chromoproteinniere eindeutig beobachtete temporäre Hypertonie beweist die Durchblutungsstörung bei allgemein gut erhaltenem Zirkulationssystem. Es scheint somit, daß das entzündliche Oedem des Niereninterstitiums einerseits und die starre fibröse Nierenkapsel anderseits ein eigentliches Erdrosseln der Niere bedingen.

Der in der Aera F a h r und V o l h a r d verpönte, weil ganz generell für alle Nierenleiden angewandte Ausdruck „c h r o n i s c h - i n t e r s t i t i e l l e N e p h r i t i s" hat im letzten Jahrzehnt wieder erhöhte Bedeutung erlangt,

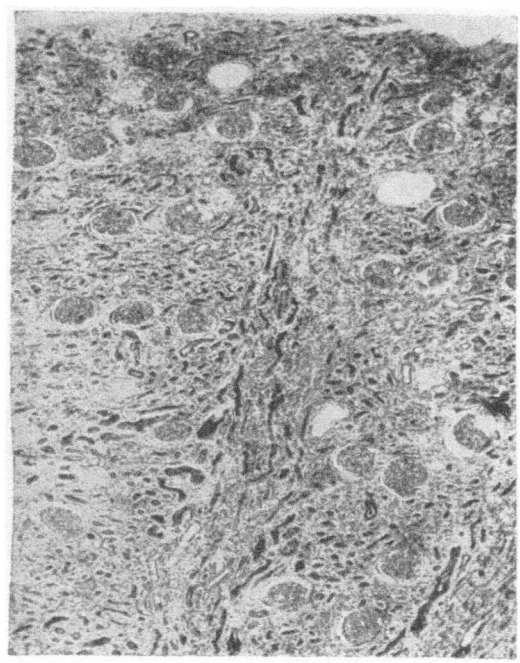

Abb. 12. Chronische interstitielle Nephritis nach langdauerndem schwerem Analgetikaabusus. Narben fehlen, Tubuli und Glomerula werden durch das sklerosierte Stroma hochgradig komprimiert

denn wir fanden eine seit 1949 rapid zunehmende Zahl von reinen chronisch-interstitiellen Nephritiden in unserem Beobachtungsgut[37, 61]. Es fehlen dabei makroskopisch. wie mikroskopisch die für die chronische Pyelonephritis typischen narbig-streifigen Ausfallsbezirke. Die Nieren sind mäßig stark geschrumpft und oberflächlich ziemlich glatt, hie und da etwas grobbuckelig. Die Nierenbeckenschleimhaut ist in der Regel zart, und die Affektion ist diffus über die

18

ganze Markrindengrenzzone ausgebreitet, während die Pyelonephritis ja typisch sektorförmig angeordnet ist[25, 32, 43]. Das Stroma zeigt eine diffuse Sklerose, wobei die Tubuli und die intertubulären Kapillaren zusammengeschnürt. aber nicht zerstört werden. Die Glomerula sind auffällig lange intakt (Abb. 12). Die sehr häufig auftretenden Papillennekrosen führen wir auf diese Kapillardrosselung zurück. Diesem morphologischen Bild entspricht auch der klinische Verlauf, wobei die ersten Symptome in Kopfschmerzen, Anämie und oft Braunpigmentierung der Haut bestehen. Ganz allmählich tritt dann ein chronisches distal-tubuläres Syndrom in Erscheinung, dessen azidotische Komponente besonders ausgeprägt ist. Erst viel später wird die Iso- und Hyposthenurie von einer langsam einsetzenden Globalinsuffizienz gefolgt, welcher sich schließlich auch eine Hypertonie beigesellen kann. Die Existenz dieses gesonderten Nierenleidens wird von einzelnen Autoren noch angefochten[28] (siehe dagegen Übelhör und Ullrich[42a]). Ganz sicher ist das Leiden wesentlich seltener als die chronische Pyelonephritis, doch glauben wir nach wie vor, die beiden Leiden in den typischen Fällen auseinanderhalten zu können.

Bezüglich der Aetiologie der chronisch-interstitiellen Nephritis tappten wir lange im Dunkeln. Wir vermuteten, daß eventuell nicht ausgeheilte akute interstitielle Nephritiden zu diesem Bild führen könnten, zugleich fiel uns aber auf, daß einzelne der Patienten in unserer Serie einen chronischen Schmerzmittelabusus getrieben hatten[37]. In weiteren Untersuchungen ergab sich dann ein außerordentlich hoher Prozentsatz von chronischem, suchtartigem Abusus mit meist phenazetinhaltigen Analgetika[53]. Unsere eigenen Tierversuche, sowie diejenigen von Studer und Zbinden[38], ergaben jedoch in dieser Richtung völlig negative Resultate. Dagegen konnten Miescher und Mitarbeiter[21] und Gsell und Mitarbeiter[14] zeigen, daß massiv mit Phenazetin behandelte Tiere auf hämatogene Infekte sehr viel stärker mit interstitiellen Nierenentzündungen reagieren, als dies bei unbehandelten Kontrolltieren der Fall ist. Da wir auch über Fälle von Pyelonephritis, sowie von tuberkulöser Nierenveränderung verfügen, bei denen nach Beginn eines Phenazetin-Abusus eine sehr rapide Verschlechterung festgestellt werden konnte, scheint die Vermutung von Miescher und Mitarbeitern[21] richtig zu sein, nach welcher das Phenazetin die Niere gewissermaßen für Entzündungen des Interstitiums sensibilisiert. — Eine chronisch interstitielle Begleitnephritis finden wir ferner bei zahlreichen der oben erwähnten tubulären Schäden, so bei Gicht, Plasmozytom, Oxalatniere usw. Naturgemäß ist es außerordentlich schwierig, schlußendlich zu entscheiden, welche Veränderung, die tubuläre oder die interstitielle, pathogenetisch im Vordergrund steht.

Es stellt sich schließlich noch bei einer letzten Nierenveränderung die Frage nach der Nosologie, nämlich bei der Röntgenniere. Wenn die Niere über 3000 r absorbiert, so stellt sich eine allmählich zunehmende interstitielle Sklerose ein, die Tubuli zeigen schwere Röntgenschäden mit Riesenkernen usw., und an den Glomerula läßt sich das Bild der Strahlenkapillaropathie nachweisen, welche in diesem speziellen Fall als Glomerulonephrose gedeutet werden muß[51]. Da meist nur eine Niere bestrahlt wird, kann nur das Partialsyndrom der Hypertonie beobachtet werden[51]. Es mehren sich die Fälle in der Literatur, bei welchen durch die Nephrektomie eine solche strahlenbedingte Blutdrucksteigerung geheilt werden konnte[46].

Schließlich wäre noch die rein nervöse, oder reflektorische Niereninsuffizienz zu besprechen. Dafür halte ich mich jedoch nicht für kompetent, und im übrigen hieße dies, Wasser in den Rhein tragen, da der Wiener Urologe Ubelhör[42] dieses Kapitel schon früher erschöpfend behandelt hat.

Wenn ich rückblickend meine Ausführungen übersehe, so beschleicht mich das etwas unangenehme Gefühl, daß ich Sie wohl enttäuscht habe. Direkte, gesetzmäßige Parallelen, welche in jedem Einzelfall die Voraussage des pathologisch-anatomischen Bildes nach den klinischen Symptomen gestatten würden, bestehen aber leider bis heute noch nicht. Vielleicht haben wir sie noch nicht gefunden, oder — was viel wahrscheinlicher ist — sie existieren überhaupt in dieser engen Fassung gar nicht. Unsere morphologische Nosologie berücksichtigt im Einzelfall eben nur die Hauptkomponente und vernachlässigt die zahlreichen Simultan- und Sekundärveränderungen, die dann erst zu dem vorher öfters erwähnten Kombinationsbild führen. Nur bei Berücksichtigung dieser Tatsache verstehen wir die enorme Vielfalt der Nierenerkrankungen, welche alle zu irgend einer Form des Nierenversagens führen können.

Literatur: [1] Aschner, P. W. und Klinger, M. E.: J. Ur., 65 (1951), S. 777. — [2] Berman, L. B. und Schreiner, G. E.: Amer. J. Med., 24 (1958), S. 249. — [3] Bodechtel, G. und Erbslöh, F.: In Hdb. Spez. Path., Henke-Lubarsch, 13, II, S. 1392. Berlin: Springer-Verlag. 1958. — [4] Bull, G. M.: Lancet, I (1955), S. 777. — [5] Burke, E. C.: Mod. Probl. Paed., 3, S. 314. Basel: Karger. 1957. — [6] Burston, J., Darmady, E. M. und Stranack, F.: Brit. med. J., I (1958), S. 1277. — [7] Epstein, F. H.: J. amer. med. Assoc., 161 (1956), S. 494. — [8] Fajers, C.-M.: Acta path. et microbiol. scand., 39 (1956),

20

S. 225. — [9] Fellmann, H. und Zollinger, H. U.: Schweiz. med. Wschr., 83 (1953), S. 556. — [10] Fisher, E. R. und Rodnan, G. P.: Arch. Path., 65 (1958), S. 29. — [11] Frischknecht, W., Zollinger, H. U. und Keiser, G.: Helvet. Paed. Acta, 9 (1954), S. 511. — [12] Funk-Brentano, J.-L.: Thèse. Paris 1953. — [13] Gordon, G. L. und Goldner, F.: Amer. J. Med., 23 (1957), S. 543. — [13a] Grass, F.: Klin. Wschr., 36 (1958), S. 693. — [14] Gsell, O., v. Rechenberg, H. K. und Miescher, P.: Dtsch. med. Wschr., 82 (1957), S. 1673. — [15] Györi, E.: Beitr. path. Anat., 112 (1952), S. 187. — [16] Heintz, R.: Ergebn. Inn. Med. Kinderheilk., NF 6 (1955), S. 334. — [17] Lagrue, G., Halpern, B. N., Milliez, P. und Branneke, A.: C. r. Soc. Biol., 151 (1957), S. 1839. — [18] Mach, R. S. und Naville, M.: Schweiz. med. Wschr., 69 (1939), S. 553. — [19] McCormack, J., Hazard, J. B. und Poutasse, E. F.: Amer. J. Path., 34 (1958), S. 582. — [20] McKnight: Inaug.-Diss. Zürich 1955. — [21] Miescher, P., Schnyder, U. und Krech, U.: Schweiz. med. Wschr., 88 (1958), S. 432. — [22] Morard, J.-Cl.: Helvet. med. Acta, 23 (1956), S. 215. — [23] Muehrcke, R. C., Kark, R. M., Pirani, C. L. und Pollak, V. E.: Medicine, 36 (1957), S. 2. — [24] Nonnenbruch, W.: Verh. dtsch. Ges. inn. Med., 51 (1939), S. 341. — [25] Oberling, Ch.: Encycl. Méd. Chir. Paris 1939. — [26] De Pass, G. W., Stein, J., Poppel, M. H. und Jacobson, H. G.: J. amer. med. Assoc., 162 (1956), S. 5. — [26a] Randerath, E.: Erg. Path., Lubarsch-Ostertag, 32 (1937), S. 91. — [27] Reubi, F.: Ergebn. Inn. Med. Kinderheilk., NF 9 (1958), S. 154. — [28] Derselbe: Schweiz. med. Wschr., 88 (1958), S. 453. — [29] Riddle, M., Gardner, F., Beswick, I. und Filshie, I.: Brit. med. J., I (1958), S. 1274. — [30] Riva, G.: Helvet. med. Acta, Suppl. 12 (1943). — [31] Rodnan, G. P., Schreiner, G. E. und Black, R. L.: Amer. J. Med., 23 (1957), S. 445. — [32] Scheidegger, S. und Batzenschlager, A.: Acta anat., 30 (1957), S. 713. — [33] Sheehan, H. L. und Moore, H. C.: Renal cortical necrosis etc. Oxford: Blackwell 1952. — [34] Siegenthaler, W. und Isler, U.: Schweiz. med. Wschr., 86 (1956), S. 355. — [35] Spühler, O., Enderlin, M., Zollinger, H. U. und Wipf: Experientia, 7 (1951), S. 186. — [36] Spühler, O. und Zollinger, H. U.: Arch. klin. Med., 190 (1943), S. 321. — [37] Dieselben: Zschr. Klin. Med., 151 (1953), S. 1. — [38] Studer, A. und Zbinden, G.: Experientia, 11 (1955), S. 450. — [39] Sturtz, G. S. und Burke, E. C.: J. amer. med. Assoc., 166 (1958), S. 45. — [40] Tietze, K. und Schulz, F. H.: Schweiz. med. Wschr., 83 (1953), S. 34. — [41] Tobler, R.: Schweiz. med. Wschr., 84 (1954), S. 1213. — [42] Übelhör, R.: Arch. klin. Chir., 187 (1936), S. 389. — [42a] Übelhör, R. und Ullrich, G.: Wien. med. Wschr., 108 (1958), S. 443. — [43] Uehlinger, E.: Schweiz. med. Wschr., 88 (1958), S. 452. — [44] Villareal, H. und Sokoloff, L.: Amer. J. med. Sci., 220 (1950), S. 655. — [45] Wagenhäuser, F.: Schweiz. Z. Path. Bact., 17 (1954), S. 669. — [46] Wilson, C., Ledingham, J. M. und Cohen, M.: Lancet 1958, I, S. 9. — [47] Zollinger, H. U.: Die interstitielle Nephritis. Basel: Karger. 1945. — [48] Ders e l b e : Helvet. med. Acta, 12 (1945), S. 23. — [49] D e r s e l b e : Schweiz. med. Wschr., 80 (1950), S. 300. — [50] D e r s e l b e : Helvet. med. Acta, 18 (1951), S. 269. — [51] D e r s e l b e : Schweiz. Z. Path. Bact., 14 (1951), S. 349 und 366. — [52] D e r - s e l b e : Anurie bei Chromoproteinurie. Stuttgart: Thieme. 1952. — [53] D e r s e l b e : Schweiz. med. Wschr., 85 (1955), S. 746. — [54] D e r s e l b e : Schweiz. Z. Path. Bact., 18 (1955), S. 155. — [55] D e r s e l b e : Schweiz. med. Wschr., 86 (1956), S. 382. — [56] D e r s e l b e : Schweiz. med. Wschr., 87 (1957), S. 990. — [57] D e r s e l b e : Dtsch. med. Wschr., 82 (1957), S. 201. — [58] D e r s e l b e : 50. Tagung Dtsch. Urol.-Ges. Wien Sonderband Zschr. Ur. 1958, S. 165. — [59] Z o l l i n g e r , H. U. und L a n z, R.: Schweiz. med. Wschr., 85 (1955), S. 1078. — [60] Z o l l i n g e r , H. U. und R o s e n m u n d, H.: Schweiz. med. Wschr., 82 (1952), S. 1261. — [61] Z o l l i n g e r , H. U. und S p ü h l e r , O.: Schweiz. Z. Path. Bact., 13 (1950), S. 807.

Aus dem Physiologischen Institut der Universität Graz

Niere, Blutdruck und Blutvolumen*

Von R. Rigler

Mit 2 Abbildungen

Während die moderne pathologische Anatomie bei Störungen der Harnbildung in zunehmendem Umfang nach Ultrastrukturänderungen in der Niere Ausschau hält, bemüht sich die Physiopathologie um eine ähnliche Verfeinerung ihrer Mittel zur Erforschung abnormer renaler Funktionsabläufe. Einige in diesem Bestreben gewonnene Ergebnisse sollen Gegenstand der folgenden Ausführungen sein. Im Grunde genommen läuft die gesamte Nierenfunktion auf die Erhaltung der Homeostase hinaus. „La fixité du milieu interiéur est la condition de la vie libre, indépendante", lehrte Claude Bernard als erster. Dieses innere Milieu befindet sich in ständiger Bedrohung, da laufend im Organismus Stoffwechselendprodukte nichtflüchtigen und zum Teil erheblich sauren Charakters entstehen, für welche nur beschränkte Neutralisationsmöglichkeiten vorhanden sind. Die Niere dient somit in erster Linie der Befreiung des Blutplasmas von Abfallstoffen, deren Entfernung aus dem Körper auf anderem Weg nicht oder nur unzulänglich möglich ist. Zu ihren weiteren Aufgaben zählt aber auch die Sicherung einer für die Lebensvorgänge in den Zellen und Geweben ausreichenden Flüssigkeitsmenge. So ist sie dementsprechend auch in die Regelung des Blutvolumens sowie dessen Druckgefälles eingeschaltet und liefert unter Umständen blutdrucksteigernde Stoffe.

Das darunter an erster Stelle stehende Renin ist seit langem bekannt. Seine Bedeutung ist trotz vieler darauf ver-

---

* Herrn Prof. D. P. Widowitz zum 70. Geburtstag.

wandter Mühe nicht völlig geklärt, ebenso nicht der Ort seiner Bildung in der Niere. Wahrscheinlich entsteht es in den iuxtaglomerulären, paraportalen Zellen in unmittelbarer Glomerulumnähe. Die in verschiedener Menge daselbst vorkommenden Granula dürften mit seiner Produktion in Beziehung stehen, denn vom Granulagehalt des iuxtaglomerulären Apparates hängt ersichtlich die blutdrucksteigernde Wirksamkeit von Nierenextrakten ab. Außerdem konnte bei der experimentellen renalen Hypertension, auf die noch eingegangen werden soll, nicht nur eine Vermehrung der eigenartigen epitheloiden iuxtaglomerulären Zellen, sondern auch eine Zunahme der darin enthaltenen Granula beobachtet werden. Zwischen ihrer Zahl und dem Grad des Hochdruckes ließ sich allerdings keine ausreichende Korrelation beobachten, um daraus Gesetzmäßigkeiten abzuleiten. Wohl aber scheint eine enge Beziehung zwischen Nebennierentätigkeit und Zahl der Granula insofern zu bestehen, als nach Adrenalektomie sowie salzarmer Ernährung diese zunehmen, während sie bei dem durch große Kochsalz- und Desoxycorticosterongaben hervorgerufenen Hochdruck bis auf Reste verschwinden. Erhöhte Kochsalzzufuhr führt bekanntlich zu verminderter Nebennierentätigkeit (herabgesetzter Aldosteronsekretion), Kochsalzmangel dagegen zu gesteigerter Aldosteronsekretion. Mit ersterem Zustand ist eine Verminderung der Granula, mit dem zweiten eine Vermehrung verbunden. Am nebennierenlosen Individuum sind die iuxtaglomerulären, paraportalen Zellen mit Granulis vollgestopft, wohl als Ausdruck des nicht befriedigten Bedarfes an Nebennierenrindenhormon. Bei einer Reihe von Eingriffen, die zu Flüssigkeits- und Salzverlust oder Verringerung des Blutvolumens führen, wie beim hämorrhagischen Schock, erwiesen sich die Granula als deutlich vermehrt. Es widerspricht demnach nicht der Erwartung wenn die Zona glomerulosa der Nebennierenrinde beim experimentellen renalen Hochdruck wie auch nach fortgesetzter Reninjektion an Breite zunimmt und auch sonst Zeichen vermehrter Tätigkeit zeigt. Zwischen der Breite der Nebennierenrinde, insbesondere der dem Hypophysenvorderlappen nicht unterstellten Zona glomerulosa, und dem Granulagehalt der paraportalen iuxtaglomerulären Zellen besteht eine unverkennbare Abhängigkeit.

Kehren wir zum Renin zurück. Es besitzt selbst keine Gefäßwirkung, sehr wahrscheinlich auch keine andere Organwirkung. Seine chemischen und sonstigen Eigenschaften entsprechen denen eines Ferments. Unter seiner Einwirkung entsteht aus einem in der α_2-Globulinfraktion des Plasmas enthaltenen Substrat das an isolierten Gefäßen selbst noch unwirksame Hypertensin I. Dieses stellt ein Dekapeptid dar, d. h. eine aus 10 Aminosäureresten zusammengesetzte Substanz. Aus diesem Dekapeptid entsteht innerhalb des Organismus, wieder auf fermentativem Weg, indem die am Carboxylende stehenden letzten beiden Aminosäuren abgespalten werden, der eigentliche gefäßwirksame Stoff, das Hypertensin II, ein Oktapeptid. Es besitzt eine mindestens doppelt so starke Gefäßwirkung wie Noradrenalin. Hypertensin II, das sich synthetisieren läßt, wird durch ein in der Niere, aber auch in anderen Geweben vorkommendes Ferment zu pressorisch unwirksamen Aminosäurekomplexen abgebaut. Dieses, Hypertensinase genannte Ferment, teilt mit dem Renin die Thermolabilität. Hypertensin II wurde mit Rücksicht auf seine fragliche Beteiligung am renalen Hochdruck eingehend am Menschen untersucht. Das Ergebnis der an freiwilligen jungen Versuchspersonen durchgeführten Prüfung ist ein nach vielen Richtungen sehr aufschlußreiches, insofern sich zeigte, daß Hypertensin zu den wirksamsten biologischen Stoffen zählt. So führt die über 50 Minuten ausgedehnte Zufuhr von 7'5 Mikrogramm Hypertensin pro Minute nach den Untersuchungen von Bock und Krecke zu einer sehr deutlichen Erhöhung des systolischen und diastolischen Blutdruckes, womit eine reflektorisch bedingte Herabsetzung der Pulsfrequenz verbunden ist. Die gleichzeitige Messung der Nierendurchblutung sowie der Größe des Glomerulumfiltrates ergibt eine anfängliche Senkung der Werte teilweise auf fast die Hälfte, doch ist die Aenderung der renalen Hämodynamik im Anfang stärker als gegen Ende der Infusionsperiode. Anfänglich kommt es jedenfalls zu einer beträchtlichen Widerstandsänderung im Nierenkreislauf, an der hauptsächlich der präglomeruläre Abschnitt beteiligt ist. Mit der geänderten Durchblutung der Niere nimmt auch die Harnabsonderung bzw. Ausscheidungsleistung der Niere ab. Sie bleibt selbst dann herabgesetzt, wenn sich trotz fortgesetzter Hypertensininjektion Nierendurchströmung und Glomerulumfiltratbildung dem Ausgangswert langsam wieder nähern. Somit muß ein direkter Einfluß des Hypertensins auf die Wasser- und Salzausscheidung unabhängig von der Gefäßwirkung angenommen werden. Die Aenderung der Elektrolytausscheidung unter Hypertensin gleicht richtungsmäßig der durch Aldosteron hervorgerufenen.

In welchem Zusammenhang stehen Renin bzw. Hypertensin zum renalen Hochdruck? Bekanntlich fanden Goldblatt, Lynch, Hanzal und Summerville 1934, daß sich durch Drosselung der Arterie einer Niere und Exstirpation der anderen Niere bei Hunden ein Dauerhochdruck hervorrufen läßt. Diesen Versuchen waren ähnliche der Volhardschen Schule vorausgegangen. Zunächst nahm man eine erhöhte Reninabgabe als Ursache der Hypertension an. In den letzten Jahren ist aber immer deutlicher geworden, daß zwei

4

Phasen der renalen Hypertension unterschieden werden müssen. Eine erste, in der von der geklammerten Niere eine pressorische Substanz abgegeben wird, und eine darauf folgende, in welcher der Hochdruck ohne Beteiligung der Niere, also durch einen extrarenalen Mechanismus, aufrechterhalten wird. Es ließ sich nämlich zeigen, daß der Blutdruck von Kaninchen mit einer seit einer Woche bestehenden Hypertension durch Exstirpation der gedrosselten Niere normalisiert werden kann, während der gleiche Eingriff ohne Erfolg ist,

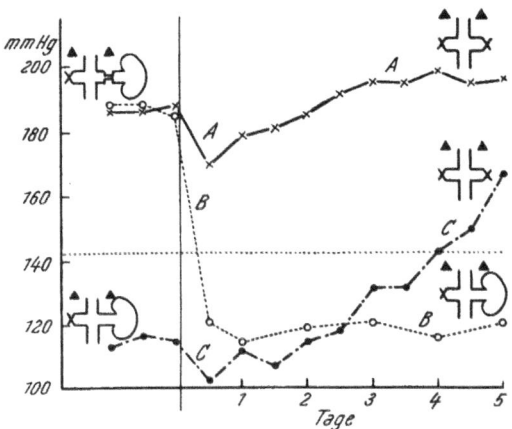

Abb. 1. Blutdruckmittelwertskurven von 3 Rattengruppen (nach **F l o y e r**)

A = Renale Hochdruckratten nach totaler Nierenentfernung;
B = Renale Hochdruckratten nach Entfernung der Nierenklemme;
C = Normalratten nach totaler Nierenentfernung

wenn der Hochdruck bereits 8 Wochen bestanden hat. In biochemischer Hinsicht ergab sich insofern eine Uebereinstimmung, als im Blut von Hunden nur innerhalb der ersten Woche Renin nachweisbar war, nicht aber nach dreimonatigem Bestehen des Hochdruckes. Somit scheint es, als würde Renin und Hypertensin nur in der ersten Phase der renalen Hypertension im Blut zirkulieren. Gleichwohl gelingt es, durch Dauerinfusion von Renin über mehrere Wochen den Blutdruck auf ebenso lange Zeit zu erhöhen. Allerdings pflegen sich inzwischen in der Regel Veränderungen der Nebennierenrinde einzustellen, so daß möglicherweise die Hypertension darauf zurückzuführen ist.

Es kommt auch nach beiderseitiger Nierenentfernung zum Hochdruck, was man zunächst für die Folge der Anhäufung harnpflichtiger Stoffe im Körper hielt. Nun gelingt es aber, mittels täglich durchgeführter Peritonealwaschungen nephrektomierte Tiere Wochen hindurch am Leben zu erhalten, ohne daß es zu einer Senkung des erhöhten Blutdruckes käme. Daraus muß wohl auf eine besondere Nierenfunktion geschlossen werden, die in der Hochdruckverhinderung besteht und sich von der bekannten exkretorischen unterscheidet. Damit stimmen an Hunden gemachte Beobachtungen überein, wonach Einpflanzung der Ureteren in die untere Hohlvene trotz dadurch bewirkter Stauung harnpflichtiger Stoffe nicht zur Hypertension führt, während die nachherige Nierenentfernung den Blutdruck in die Höhe treibt.

Betrachten wir jetzt den Unterschied in der Reaktion von Hochdruck- und Normaltieren auf verschiedene Eingriffe an der Niere, wie Nephrektomie oder Drosselungsbeendigung, an Hand einer von F l o y e r im Brit. Med. Bull. (Jan. 1957) veröffentlichten Abbildung. Kurve A stellt das arithmetische Mittel der Blutdruckwerte einer Gruppe von Ratten mit einer seit Wochen bestehenden Hypertension, hervorgerufen durch Nierenarterienverengerung und Entfernung der kontralateralen Niere, dar. Es zeigt sich, daß die Hypertension auch nach Nephrektomie anhält, daher nicht auf der Abgabe vasopressorischer Stoffe beruhen kann. Bei einer weiteren Tiergruppe mit einer Hypertension von gleicher Stärke und Dauer führt die Entfernung der Arterienklammer hingegen zur Normalisierung des Blutdruckes (Kurve B). Dieses Resultat läßt keine andere Deutung zu, als daß die Aufrechterhaltung eines normalen Blutdruckes eine der verschiedenen Nierenfunktionen ist und die gedrosselte Niere diese Fähigkeit mehr oder weniger eingebüßt hat. Die Restitution der Nierendurchblutung führt zur vollen Wiederherstellung dieser Funktion. Es muß demnach die eigentliche Ursache der Blutdrucksteigerung außerhalb der Niere liegen, somit ein extrarenaler, zur Hypertension führender Vorgang existieren, der von der normalen Niere in Schach gehalten wird. Sein Vorhandensein vorausgesetzt — so schließt man —, müßte der Blutdruck normaler Tiere nach Entfernung beider Nieren ansteigen. Das ist, wie Kurve C zeigt, tatsächlich der Fall.

Fragen wir uns nunmehr, ob der Hochdruck nach Nierenarterienverengerung und der nach beiderseitiger Nierenentfernung als wesensgleich anzusehen sind? Wie bereits bemerkt, ist die gedrosselte Niere an der Aufrechterhaltung des Hochdruckes in den späteren Stadien nicht durch Bildung vasopressorischer Stoffe beteiligt. Sonst müßte ihre Exstirpation die Hypertension zumindest vorübergehend beseitigen. Ebenso kann der Mechanismus des nach kompletter Nierenentfernung auftretenden Hochdruckes, des sogenannten renopriven, nur ein extrarenaler sein. Trotzdem wäre es möglich, daß sich die letzten Ursachen des hypertensiven Zustandes nicht unter allen Umständen decken. Zunächst sei bemerkt, daß der Blutdruck in beiden Fällen durch Einschaltung einer intakten Niere in den Kreislauf normalisiert wird, daß in beiden Fällen der Hochdruck durch Nebennierenentfernung zum Verschwinden und durch vermehrte Salzzufuhr zum Wiederauftreten gebracht werden kann, daß ferner Verteilung und Menge der Elektrolyte in den Körperflüssigkeiten den gleichen Veränderungen unterliegen.

Eine Beobachtung allerdings scheint im ersten Augenblick gegen die völlige Gleichheit des pressorischen Mechanismus zu sprechen, nämlich die, daß sich bei einzelnen Tiergattungen durch Drosselung der Arterie einer Niere auch ohne gleichzeitige Exstirpation der zweiten Niere Dauerhochdruck auslösen läßt. Bei vorhandener zweiter Niere wäre eine Blutdrucksteigerung nämlich nur zu erwarten, falls die erste durch die Drosselung zu einer vermehrten Reninabgabe an die Blutbahn veranlaßt würde, nicht aber, wenn sie nur behindert wäre, über irgendwelche Vermittler den Blutdruck zu kontrollieren, weil dafür die Niere der Gegenseite einspringen würde. Nun ergibt sich auffallenderweise, daß in diesem Versuch die gleichzeitige Entfernung beider Nieren den Blutdruck nicht einmal vorübergehend senkt, wogegen die alleinige Exstirpation der gedrosselten Niere selbst den chronisch erhöhten Blutdruck innerhalb weniger Stunden normalisiert. Die schwer miteinander zu vereinbarenden Befunde lassen sich durch folgende Vorstellung unter einen Hut bringen. Unter dem Einfluß der Drosselung kommt es in der Niere zur Bildung und Abgabe eines Stoffes, der auch die zweite Niere an der Erfüllung ihrer Aufgabe, den Blutdruck unter Kontrolle zu halten, hindert. Daß es sich allem Anschein nach um ein möglicherweise mit Renin identisches Inkret und nicht um einen nervösen hemmenden Einfluß seitens der gedrosselten Niere handelt, geht aus entsprechenden Kontrolluntersuchungen hervor. Für die Klinik mag sich daraus der Hinweis ergeben, unter Umständen in einseitigen Nierenveränderungen die Quelle des Hochdruckes zu erblicken und gegebenenfalls an die Exstirpation des Organs zu denken. N o n n e n b r u c h (1954) und vor ihm schon B u t l e r (1937) sowie H. W. S m i t h (1948) stellten diesen Vorschlag zur Diskussion.

Im Laufe der bisherigen Ausführungen war bereits einige Male vom extrarenalen Mechanismus des Hochdruckes, die Rede. Erregbarkeit, Länge und Spannung der glatten Muskelelemente in den Arteriolen werden durch viele Faktoren beeinflußt. Man denke nur an die Adrenalinwirkung Auch auf Veränderung der Elektrolytzusammensetzung innerhalb und außerhalb ihres Zelleibes reagieren die glatten Muskelzellen. Letzten Endes ist natürlich der Hochdruck die

Folge der Einstellung des zugehörigen Regelmechanismus auf ein neues Niveau und damit zentral verankert. Aber auch die Erregbarkeit des Zentralnervensystems zeigt eine deutliche Abhängigkeit vom internen und externen Elektrolytmilieu, wie die narkotisierende Wirkung der Magnesiumionen zeigt. Damit aber verlagert sich das Problem des Hochdruckes immer mehr auf den Elektrolythaushalt und seine Steuerung durch Niere und Nebenniere. In den letzten Jahren ließ sich eine Abhängigkeit der Höhe der Blutdrucksteigerung von der zugeführten Kochsalzmenge beweisen. Bekanntlich wurde die Behandlung des Hochdruckes mittels verringerter Kochsalzzufuhr schon vor einem halben Jahrhundert empfohlen. 1944 machten die von K e m p n e r erzielten therapeutischen Erfolge mit ausschließlicher Reisernährung von sich reden. Ihr Nimbus schwand aber im selben Augenblick dahin, als bei Ratten mit renalem Hochdruck strikter Kochsalzentzug das Gleiche, nämlich schnell einsetzende und anhaltende Blutdrucksenkung bewirkte. Auch der Hochdruck nach vollständiger Nierenentfernung wird durch vermehrte Kochsalzzufuhr begünstigt, was aber nicht etwa die Folge eines vermehrten extrazellularen Flüssigkeitsvolumens ist. Die durch Cortison und Doca hervorgerufenen Hochdruckformen zeigen eine unterschiedliche Abhängigkeit von der Na-Aufnahme. Nur der Mineralcorticoidhochdruck ist von der gleichzeitigen Kochsalzzufuhr abhängig, nicht der durch Glycocorticoide hervorgerufene. Eine hohe Na-Aufnahme vermag selbst an normalen Tieren, z. B. an Ratten, eine mäßige Blutdrucksteigerung herbeizuführen. Man hat diesen Hochdruck als Salzhochdruck bezeichnet. Sein Zustandekommen hängt sichtlich von der Gegenwart der Nebenniere ab. Gleichwohl kann nach Nebennierenentfernung noch einige Zeit verstreichen, bis der Blutdruck zur Norm absinkt. Auch durch K-Entzug wird der Blutdruck gesenkt. Das trifft sowohl für normale Tiere wie solche mit Drosselungshochdruck zu. Insgesamt zeigt sich also, daß nicht nur manche experimentelle Hochdruckformen, sondern auch der normale Blutdruck durch Aenderung der K- oder Na-Zufuhr beeinflußt werden. Fraglich noch, wenn auch sehr wahrscheinlich, ist die Einbeziehung der Nebennierenrinde in den Hochdruckmechanismus. Daß aber die Wirkung des Na nicht ausschließlich durch die Nebennierenrinde vermittelt wird, ergibt sich aus der Möglichkeit, den Salzhochdruck auch nach der Nebennierenentfernung durch entsprechende Salzzufuhr aufrechtzuhalten. Aehnlich bleibt der Drosselungshochdruck auch nach Adrenalektomie bestehen, falls die Kochsalzzufuhr gesteigert wird. Desgleichen kann sich nach vollständiger Nieren- und Nebennierenentfernung noch Hochdruck entwickeln, sofern die Na-Aufnahme eine entsprechend hohe ist.

Wir wollen uns nunmehr mit der Frage beschäftigen, ob der blutdrucksteigernden Wirkung der Kationen in diesem Zusammenhang bloß akzidentelle Bedeutung zukommt oder ob sie ursächlich mit den verschiedenen Hochdruckformen verknüpft und sozusagen das gemeinsame Endglied verschiedener Kausalketten bildet.

Untersuchen wir zunächst die Verteilung des Körperwassers und der Elektrolyte beim experimentellen renalen Hochdruck. Dabei zeigt sich, daß dieser mit einem normalen extrazellularen Flüssigkeitsvolumen nach anfänglicher, meist aber nur kurz dauernder Volumszunahme einhergeht. Die Vermehrung der extrazellularen Flüssigkeit verschwand in den Untersuchungen von Ledingham nach vierwöchiger Dauer des Hochdruckes nahezu wieder vollkommen. Hochdruck kann also auch bei normalem etrazellularem Flüssigkeitsvolumen vorhanden sein. Untersuchungen ähnlicher Art wurden an Ratten 3 Tage nach erfolgter Nephrektomie ausgeführt,, um die zugleich mit der Hypertension eintretenden Aenderungen der Elektrolytverteilung festzustellen. Die Hälfte der Ratten trank Wasser, die andere 0˙5% Kochsalzlösung. Bei einer weiteren Gruppe von Tieren wurden außerdem die Nebennieren entfernt. Es zeigte sich, daß bei den nierenlosen Ratten das Trinken von Wasser zu einer Vergrößerung des extrazellularen Flüssigkeitsvolumens führt. Zugleich nahm das Na in der intrazellularen Flüssigkeit des Herzens und des Skeletmuskels deutlich ab. Bei Ratten, denen die Nieren und Nebennieren entfernt worden waren, kam es zu einer merklichen Senkung des Plasmanatriums. Bei dieser Gruppe sank außerdem die Natriumkonzentration in der intrazellularen Flüssigkeit, nicht etwa weil Natrium die Zelle verließ, sondern weil Wasser in die Zelle eindrang. Versuche ähnlicher Art wurden an nebennierenlosen, zum Teil unter der Einwirkung von Nebennierensteroiden stehenden Ratten durchgeführt.

Ueberblicken wir die an Tieren mit Drosselungs-, Nierenentfernungs- und Steroidüberdosierungshochdruck gewonnenen Ergebnisse, so läßt sich keine eindeutige Aenderung der Elektrolytverteilung feststellen. Es zeigt sich aber, daß die Wahrscheinlichkeit des Hochdruckes mit der Verkleinerung des Quotienten von intrazellularem zu extrazellularem Natrium (im Herzmuskel untersucht) zunimmt. Ob es sich dabei nur um eine akzidentelle Erscheinung oder etwas für die Hypertension Bedeutsameres handelt, läßt sich zur Zeit noch nicht entscheiden. Aus allem ergibt sich, daß sowohl der Drosselungshochdruck wie der Hochdruck nach Nierenentfernung eher durch den Ausfall einer endokrinen Funktion der Niere als durch den ihrer exkretorischen Leistung bedingt sind.

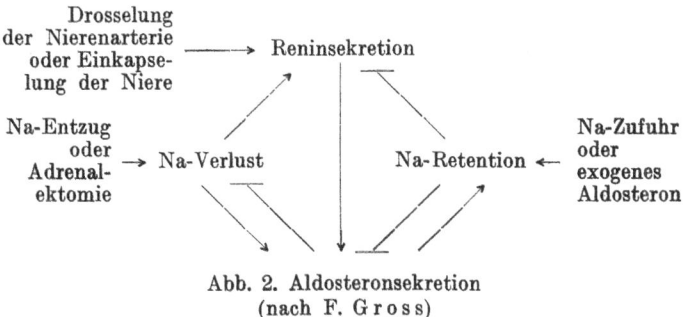

Abb. 2. Aldosteronsekretion
(nach F. Gross)

Die mehrfach berührten Funktionszusammenhänge zwischen Niere und Nebenniere lassen sich durch das obenstehende Schema wiedergeben. Ihm zufolge kommt die experimentelle renale Hypertension, welcher beim Menschen der aus einer Glomerulo-, Pyelo-, Peri- oder Paranephritis hervorgehende Hochdruck entspricht, folgendermaßen zustande: Durch Drosselung der Nierenarterie wird die Sekretion von Renin angeregt, das die Bildung natriumretinierender Corticoide in der Nebenniere veranlaßt. Die resultierende Natriumretention führt aber in der gedrosselten Niere nicht zur sonst eintretenden Hemmung der Reninsekretion. Somit produziert die Nebennierenrinde trotz des fehlenden Bedarfs weiterhin Rindenhormon. Darnach wäre die Nebenniere am renalen Hochdruck maßgeblich beteiligt. Rückblickend und zugleich noch einmal die Frage der humoralen Genese des Hochdruckes berührend, muß zugegeben werden, daß noch vieles ungeklärt und weiterer Untersuchungen bedürftig ist. Vor allem ist eine Fortführung der so vielversprechenden Hypertensinbestimmungen im Blut dringend notwendig. Ließe sich der Befund von Kahn, Skeggs, Shumway und Wisenbaugh eines etwa 20mal höheren Hypertensintiters im Blut bei maligner Hypertension bestätigen und damit ihre Ursache klären, dann bestünde Hoffnung, durch Synthese kompetitiv wirkender Peptidanaloga ohne pressorische Wirkung dem Uebel des Hochdruckes wirkungsvoll zu Leibe zu rücken.

Uebrig bleibt noch die Frage der Blutvolumenregulierung durch die Niere. Hier kann ich mich kurz fassen. Vieles spricht für eine Einrichtung im Körper, welche die Größe des Blutvolumens registriert, einen signalisierenden Volumenrezeptor. Ob dieser seine Aufgabe durch unmittelbare Volumen- oder Druckmessung erfüllt, oder ob er sich ihrer mittelbar über die Registrierung einer mit dem Flüssigkeitshaushalt gekoppelten Reaktion, z. B. der renalen Natriumausscheidung

entledigt, ist noch ungeklärt. Was für die zuletzt ange-
führte Möglichkeit spricht, haben in eingehenden klinischen Untersuchungen Schwiegk, Riecker, Wolff und
Koczorek zusammengetragen. Demnach würde die Mineral-
corticoidabgabe durch intrazellulare Aenderungen des K/Na-
Quotienten gesteuert, die selbst wieder die Folge primärer
Flüssigkeitsvolumsänderungen innerhalb der Strombahn und
des extrazellularen Raumes wären. Volumverkleinerung der
zirkulierenden Flüssigkeit hat eine Abnahme des intrazellularen K/Na-Quotienten zur Folge. Möglicherweise spricht die
Zona glomerulosa der Nebennierenrinde auf die in ihr sich
abspielende Aenderung des Quotienten unmittelbar mit vermehrter oder verminderter Aldosteronsekretion an. Das extrazellulare Flüssigkeitsvolumen, das die kreisende Blutmenge
einschließt, ebenso wie der osmotische Druck werden letzten
Endes durch das gleiche Organ, nämlich die Niere, gesteuert.
Die Volumenregulation besitzt auffälligerweise gegenüber der
Osmoregulation den Vorrang. Gelegentlich wird sogar das
Volumen auf Kosten des osmotischen Druckes aufrechterhalten. Das äußerst feine und empfindliche Gleichgewicht
zwischen den Flüssigkeitsanteilen im Körper stellt ein noch
keineswegs restlos geklärtes Problem dar. Die Niere vermag
jedenfalls das im Körper vorhandene Natrium und Kalium,
von dem das extrazellulare und intrazellulare Flüssigkeitsvolumen ·in weitem Umfang abhängt, innerhalb geringer
Schwankungen zu regulieren. Von der Kenntnis sämtlicher
beteiligter Faktoren wird die Lösung des Oedemproblems
abhängen.

Aus der 2. medizinischen Abteilung
des Städtischen Krankenhauses München rechts der Isar
(Chefarzt: Prof. Dr. Hanns Baur)

Niereninsuffizienz

Von H. Baur

Das klinische Referat über das Tagungsthema „Niereninsuffizienz" hat sich mit den Phänomenen am Krankenbett zu befassen, die nach dem herrschenden Sprachgebrauch als Niereninsuffizienz bzw. Nierenversagen bezeichnet werden. Die Zuordnung dieser Krankheitsbilder zu einem einheitlichen pathologisch-anatomischen Befund stößt auf Schwierigkeiten, wie wir soeben aus dem anatomischen Referat eindrucksvoll entnehmen konnten.

Daß es möglich ist, bei Kranken, die mit „urämischen" Harnstoff- oder Rest-N-Werten starben, morphologisch intakte Nieren vorzufinden, könnte nur dann verwunderlich sein, wenn man mit laborativen Werten voreilig die Vorstellung anatomischer Nierenschäden verbinden würde oder jede Erhöhung des Harnstoffes im Blut (Urea im haima) als Urämie mit dem klinischen Syndrom der sogenannten „stillen Urämie", d. h. dem Endbild des Nierenunterganges, identifizieren würde. Mit der Vermeidbarkeit solcher Fehler und mit dem Wandel unserer Anschauungen über die Rolle der erhöhten Harnstoffkonzentration im Plasma wird sich das vorliegende Referat u. a. noch zu befassen haben.

Das Urteil „Niereninsuffizienz" ermöglicht eine verschiedenartige Auslegung. Die engere Begriffsbildung — und gleichzeitig auch die korrektere — würde darunter die Leistungsunfähigkeit der Nieren, d. h. eine Disqualifikation dieser Organe, verstehen. Sie würde sich mit den Phänomenen am Krankenbett zu befassen haben, die als Folge einer primären Leistungsunfähigkeit der Nieren auftreten müssen. Sie würde alle krankhaften Vorgänge, bei denen die Voraussetzungen der Nierenleistung gestört sind oder in Wegfall kommen, als primäre Störungen der Kondition mit sekundärer Funktionsstörung der Nieren nicht in das Thema Niereninsuffizienz einbeziehen. Von sekundärer Niereninsuffizienz würde man in diesem Falle erst dann sprechen, wenn aus der primären Störung der adäquaten Kondition eine echte Schädigung der Leistungsfähigkeit der Nieren entstanden wäre.

In der Technik wäre diese Begriffsbildung eine Selbstverständlichkeit. Niemand würde die Leistungsfähigkeit eines Motors mit schlechtem Kraftstoff oder verschlossenem Abgasrohr prüfen. Der hierbei auftretende sekundäre Leistungsausfall würde begrifflich streng von den ebenfalls folgenden sekundären Schäden, d. h. der sekundären Insuffizienz getrennt.

In der Medizin stehen wir vor der Tatsache, daß allein zum Begriff des akuten Nierenversagens nach dem Stand der heutigen Nomenklatur etwa 60 sehr heterogene Krankheitsbider gezählt werden, deren Spektrum sich vom primären Untergang des Nierenparenchyms (z. B. Vergiftungen) bis zum Wasser- und Elektrolytmangel, vom völligen Kreislaufversagen (z. B. Schock) bis zum Blutverlust und schließlich auch bis zur totalen Abflußsperre des Harnes (Ureterenverschluß, Prostata) erstreckt. Wir haben uns damit abzufinden, daß Niereninsuffizienz und Nierenversagen ein — hinsichtlich des Herganges — unverbindliches Urteil über die Nierenfunktion darstellt.

Für das klinische Referat über Niereninsuffizienz erhebt sich deshalb als erste Forderung, den Zugang so unverbindlich als möglich zu gestalten. Nicht einmal der Standpunkt des Beschauers darf sich in der Niere selbst befinden, wie dies mit Fug und Recht bei der Nephrologie der Fall ist. Wir verdanken den Arbeiten der Nephrologie die fruchtbare Erkenntnis, daß es extrarenale Störungen der Nierenfunktion gibt. Die innere Medizin und viele andere Disziplinen müssen es als vordringliche Aufgabe betrachten, diesen Exklusivbegriff, der den Gesamtkörper und seine Funktionen abzüglich der Nieren betrifft, in definierbare Störungen zu zerlegen.

Da wir uns nicht die unfruchtbare Aufgabe nomenklatorischer Diskussionen gestellt haben, sondern die Möglichkeiten sinnvoller therapeutischer Maßnahmen erörtern möchten, sehen wir unser Thema „Niereninsuffizienz" auf eine große Zahl von sehr heterogenen Zuständen ausgedehnt, deren Therapie zwangsläufig ein ebenso breites Spektrum aufweisen muß, wie ihre Entstehung. Unser Hauptanliegen richtet sich darauf, eine Art von Denkordnung in das Handeln des Arztes am Krankenbett zu bringen.

Angesichts der Tatsache, daß das kategorische Gebot des „Wasser- und Salzverbotes" oder der „Hunger- und Dursttage" — eine segensreiche Maßnahme, wenn man sie in den ersten Tagen der akuten diffusen Glomerulonephritis, aber nur bei dieser, anwendet — offenbar immer noch eine faszinierende, aber limitierende Wirkung auf das ärztliche Denken ausübt, muß das neue, zeitgemäße therapeutische Repertoir in seiner extremen Vielgestaltigkeit ohne den entsprechenden Leitfaden eine verwirrende Wirkung auf den Arzt entfalten. Es erstreckt sich entsprechend den heterogenen Entstehungsursachen von therapeutischer Aktivität bis zu subtiler Zurückhaltung, von Wasserzufuhr bis Wasserentzug, von speziellen urologischen Maßnahmen bis zur Anwendung der künstlichen Niere. Entscheidend aber ist sehr häufig bereits die Ersthilfe in der Praxis. In der breiten Fassung des Begriffes Nierenversagen als Leistungsausfall spielt die Entstehung als Folge therapeutischer Fehler eine wichtigere Rolle als die organischen Nierenkrankheiten.

Aus der Versetzung in die Lage des Arztes, der irgend welche Zeichen einer Nierenfunktionsstörung feststellt, ergeben sich gewisse Grundregeln, an die man sich halten sollte.

6 Gebote am Krankenbett.

1. Unterscheide streng zwischen einem Phänomen und seiner Deutung. Das Phänomen (Symptom) ist immer richtig, seine Deutung kann falsch sein. Auch der erhöhte Harnstoffspiegel ist ein Laborwert, aber kein „Schicksal".

2. Das stillste, aber unheimlichste Symptom am Krankenbett ist Anurie oder hochgradige Oligurie. Der Kranke „erzählt" oft erst am 3. Tag, „daß er schon länger nicht Wasser gelassen hat". Das Harnvolumen gehört zur primitiven ärztlichen Prokura.

3. Beim Normalen werden die Vorbedingungen der Nierenfunktion von den Regulationen des Wasser-Elektrolyt-Haushaltes geregelt. Beim Kranken regelt sie der Arzt, wozu er aber gewisse Grundkenntnisse über den Wasser-Elektrolyt-Haushalt benötigt. Beim Nierenkranken stellt die Prokura für den Wasser-Elektrolyt-Haushalt ein Stoffwechselproblem dar, das sich von demjenigen des Diabetikers nur darin unterscheidet, daß es schwieriger sein kann.

4. Dein erster Gedanke sei eine Gewissenserforschung. Der zweite richte sich auf andere Möglichkeiten des Herganges und erst der dritte sei auf die „Schuld" der Nieren selbst gerichtet.

5. Handle nie planlos. Auch bei völliger Anurie kann die Blase voll sein. Jede therapeutische Maßnahme bezieht ihren Sinn erst aus der diagnostischen Analyse.

6. Betrachte jeden Funktionsausfall der Nieren zunächst als reversibel. Die Fehler des Optimismus sind harmloser als diejenigen des Fatalismus. denen der Kranke mit potentieller Restitutionsfähigkeit zum Opfer fällt. Eine Ausnahme erlauben nur die längst bekannten, diagnostisch gesicherten und bisher korrekt behandelten Nierenkranken im Endstadium der Insuffizienz.

Das Gerüst einer gedanklichen Ordnung am Krankenbett.

Unser Beitrag zur diagnostischen Analyse von Nierenfunktionsstörungen ist die Herstellung einer praktischen Denkhilfe, die am Krankenbett die in Niereninsuffizienz und Nierenversagen namensmäßig konfusionierten Entstehungsursachen gedanklich zu zerlegen hilft. Wir geben damit gleichzeitig eine Disposition des Folgenden:

1. Die Nierenleistung ist wie jede andere Leistung des lebendigen Organismus die Folge bestimmter Situationen und gleichzeitig an gewisse adäquate Voraussetzungen gebunden. Die Nieren sind, wie alle Organe, von der Behütung seitens der Homöostase abhängig. In der normalen chronologischen Reihenfolge steht die Niere mit der Effektuierung (nicht Bestimmung!) der Bilanz am Ende. Der Wegfall der adäquaten Voraussetzungen der Nierenfunktion muß deshalb an erstel Stelle der Ueberlegungen am Krankenbett stehen.

2. Die Störungen der Leistungsfähigkeit der Nieren führt zu Fehlleistungen, Leistungsminderung oder Leistungsausfall. Wie bei jeder Leistung entsteht ein Problem der Zeit und der Arbeit. Von der Belastung pro Zeiteinheit her sind Korrekturen erforderlich. Diese Korrekturen sind auf die beiden Leistungen der Nieren, die Exkretion und die Konservierung und auf ihre jeweilige Störung abzustellen. Sie können sehr komplizierte Maßnahmen erfordern. Der Kranke mit Leistungsstörung der Nieren ist ein Stoffwechselkranker. Die Korrektur der Folgen von Leistungsunfähigkeit der Nieren ist das zweite Hauptproblem am Krankenbett.

3. Jede Störung der Leistungsfähigkeit der Nieren bedeutet automatisch eine Aenderung der — für diese Nieren — adäquaten Voraussetzungen. Der Kranke befindet sich im Zustand der Gefährdung. Der praktisch häufigste Fall akutel Nierenfunktionsstörungen entsteht aus der Kette: Störung del Leistungsfähigkeit der Nieren (Niereninsuffizienz im engeren Sinne des Wortes) — Gefährdung, aber Kompensation durch neue adäquate Voraussetzungen — Wegfall dieser kompensa-

torischen Erleichterung durch therapeutische Fehler oder interkurrente Störungen der Bilanz — Funktionsausfall und Dekompensation der gefährdeten Nieren durch Störung der adäquaten Voraussetzung. Diese Entgleisungskette findet sich derartig häufig bei den Fällen von akutem Nierenversagen, bei postoperativem Nierenversagen, bei interkurrenten Infekten und bei der falschen (Wasser-Salz-Entzug) oder verwahrlosten Stoffwechseltherapie der Niereninsuffizienz, daß man den Begriff der Gefährdung, besonders denjenigen der symptomlosen Gefährdung, nicht nachdrücklich genug betonen kann.

4. Jede sinnvolle Maßnahme hat die gedankliche Trennung in „Ursachen des Funktionsausfalles" (Wegfall adäquater Bedingungen) und „Folgen der Funktionsstörung" (Auswirkung der Fehlleistung oder der fehlenden Leistung) zur Grundlage. Diese Trennung kann so schwierig sein, daß sie einen klinischen Höchsteinsatz verlangt. Sie kann aber auch, besonders bei Beobachtungen des Herganges, ganz einfach sein. Deshalb sollen im folgenden einige Grundlagen näher skizziert werden.

I. Die adäquaten allgemeinen Voraussetzungen der Nierenfunktion

In einfachster Definition liegen die unentbehrlichen Arbeitsbedingungen der normalen Nieren

1. beim Kreislauf,

2. beim Wasser-Elektrolyt-Haushalt,

3. bei der unbehinderten Harnabgabe.

Die Behinderung der Harnabgabe.

Verhältnismäßig einfach liegen die Probleme der definitorischen Klarstellung bei den Behinderungen des Harnabflusses. Nötig ist der „unverbindliche" Zugang zum Phänomen der Anurie. Seine voreilige Deutung als Versagen der Nieren kann zur Ueberweisung eines Ureterenverschlusses zwecks Anschaltung an die künstliche Niere führen.

Es geht uns nicht anders als mit dem Phänomen des Atemstillstandes (Apnoe). Wer ihn als „Atemlähmung" deutet, wird nicht auf den rettenden Gedanken kommen, daß das Kind eine Pflaume oder ein Spielzeug „verschluckt" haben könnte oder an Diphtherie leiden könnte. Wir können es nur bedauern, müssen uns aber damit abfinden, daß auch in den modernen Darstellungen der Nephrologie der Umweg über akutes Nierenversagen zur Gruppe der postrenalen Abflußbehinderungen gegangen wird, an Stelle der einfachen und sinnvollen Zerlegung des Phänomens „Anurie". Daß die wichtige Differentialdiagnose der „Anurie mit voller Blase"

(Hindernis Prostata usw.) als Beweis der nicht versagenden
Niere auf diese Weise unter „Nierenversagen" zu finden ist,
sei nebenbei erwähnt. Wir wollen mit dieser Erwähnung den Einwand heraus-
fordern, daß bei Nichtbehebung der Abflußbehinderung die
Niere „eben doch" versagen wird. Diese Tatsache haben wir
natürlich nicht übersehen; wir wissen auch, wie wichtig es
ist, auf die schweren organischen Nierenschäden hinzuweisen,
die als mechanische und infektiöse Folge von Rückstauung
des Harnes auftreten müssen. Gerade weil es auch ein Versagen und sehr viele Arten von Insuffizienz solcher Rück-
stauungsnieren (Uebelhör)· gibt und weil dies auch noch
— besonders nach zu spät erfolgter — Besserung des Abflusses
der Fall sein kann, muß das ärztliche Denken auf den Hergang gelenkt werden. Das dankbarste Objekt der Therapie
ist die postrenale Anurie ohne Nierenversagen, weil es sich
um eine meist urologische Aufgabe handelt. Die Frage, inwieweit der Kranke bereits an einer sekundären Niereninsuffizienz oder einem sekundären Nierenversagen leidet, ist
entscheidend für die Zuteilung der Kranken zum Kreis jener
Stoffwechselkranken, bei denen nach gelungener Operation
erfahrungsgemäß noch eine sehr gefährliche Phase auftritt
und eine lebenslängliche Prokura nötig ist. Da die Erkennung
von Abflußbehinderungen ein lebenswichtiges zeitliches Problem darstellt, sollte sie unter dem Motto stehen: „Verhindere
das sekundäre Nierenversagen oder die sekundäre Niereninsuffizienz."

Im Zusammenhang mit der echten sekundären Nieren-
läsion und Niereninsuffizienz infolge von Behinderungen des
Harnabflusses scheint uns der Hinweis auf eine Beobachtung
nötig, die man zum Kapitel der Gestaltswandlung der Krankheitsbilder rechnen kann. Die chronische, schleichende und
aszendierende Infektion der Niere mit allen ihren Beziehungen, auch zum Kreis der interstitiellen Nephritis, tritt heute
ebenso vermehrt auf, wie die chronisch aszendierende
Cholangitis mit ihren Beziehungen zur cholangitischen Leberzirrhose und zur abszedierenden Cholangitis. Ursächlich kann
man an verschiedene zeitgebundene Faktoren denken, an die
Verbesserung der Diagnostik, die Verlängerung des Lebens
durch verbesserte chirurgische Maßnahmen, an die Therapie
mit Sulfonamiden und Antibiotika (einschließlich der Ver-
stümmelung der Symptomatik) u. a. Von unserem Thema aus ist es nötig, darauf hinzuweisen, daß die Pyelitis heute besser stets Pyelonephritis ge-
nannt wird, daß wir die Abflußbehinderung und die Pyelonephritis aus didaktischen Gründen als die „Totengräber der
Niere" bezeichnen. Daraus ergibt sich der Ernst der therapeutischen Aufgaben. Für die Erkennung der Gefährdung

eines Kranken, besonders auch der postoperativen Gefährdung, scheint uns eine noch so lange zurückliegende Pyelonephritis in der Anamnese wichtiger als viele andere diagnostische Bemühungen.

Die hämodynamischen Voraussetzungen der
Nierenfunktion. (Der effektive Filtrationsdruck.)
Die allgemeine Vorstellung, daß die Filtration, d. h. die
Bildung von Primärharn in den Glomeruli einen gewissen
Anlieferungsdruck, d. h. ein bestimmtes Minimalniveau des
allgemeinen Blutdruckes benötigt, ist zwar nicht falsch, aber
unvollständig.

Zweifellos benötigt der Arzt — unter anderem — am
Krankenbett das Wissen, daß ein Absinken des allgemeinen RR
unter einen systolischen Wert von 70 mm Hg sehr oft mit dem
automatischen Versiegen der Primärharnbildung und damit
der Auslöschung jeglicher Nierenfunktion verbunden sein
muß. Er benötigt diese Vorstellung schon deshalb, weil es
seine vordringliche Aufgabe ist, leicht behebbare Blutdruck-
senkungen, wie z. B. einen Blutvolumenmangel oder einen
Na-Mangel-Kollaps, so rasch als irgend möglich zu korrigieren.
Jede versäumte Stunde kann einen Dauerschaden auslösen.
Damit ist aber nur eine Seite, wenn auch eine sehr wichtige,
betrachtet. Es wäre ein Irrtum, zu glauben, daß der allgemeine RR-Wert, d. h. der Wert unserer Armmessung, stets
einen bindenden Schluß auf den entscheidenden Filtrationsdruck zuließe. Die intrarenale Hämodynamik ist eines der
brennendsten Probleme der Klinik, weil sie noch sehr viele
Zugänge zur sinnvollen Therapie der Schockniere, auch der
postoperativen Nierenstörungen, zur Problematik der ganglio-
plegischen Mittel und der Vergiftungsbehandlung erschließen
könnte.

Nicht einmal der aktuelle hydrostatische Druck in den
Nierenkapillaren ist für sich allein maßgebend. In sehr ver-
einfachter Formulierung kann der für die Filtration wirksam
werdende, d. h. effektive Filtrationsdruck betrachtet werden
als Differenz zwischen dem hydrostatischen Druck in den
Glomeruli-Kapillaren einerseits und der Summe zweier der
Filtration entgegengesetzter Drucke, nämlich des kolloidosmotischen Druckes des Plasmas und dem intrarenalen
Druck in der Bowmanschen Kapsel.

Schon bei dieser einfachsten Formulierung liegen folgende wichtige Faktoren zwischen der wirklichen Filtration
und dem System-RR:

1. Die gesamten autonomen Schaltungen der Glomerulus-
durchblutung, die sich in die Rechnung sowohl als Förderung
als auch als Behinderung des effektiven Druckes einschieben
können;

2. der kolloid-osmotische Druck des Plasmas, dessen Anstieg eine Behinderung und dessen Abfall eine Förderung des
Filtrates darstellt;
3. der intrarenale Druck, von dem dasselbe gilt. Für
seinen Anstieg ist die undehnbare bindegewebliche Nierenkapsel verantwortlich, die mit einer Vielzahl von Möglichkeiten in Konflikt geraten kann (Abflußbehinderung des
Harnes, venöse Stauung, entzündliches und nicht entzündliches Nierenödem usw.).

Die Definition „Minderung oder Ausfall des effektiven
Filtrationsdruckes" ist naturgemäß nicht so einfach unter-
teilbar und belegbar wie die Behinderungen des Harnabflusses. Trotzdem liefert sie uns die Möglichkeit, die Symptome
sinngemäß zu deuten. Akute und große Blutverluste führen,
wie wir heute wissen, nicht nur zu einem entsprechenden,
einfach gerichteten RR-Abfall, sondern zu einer Kette von
Gegenregulationen, zu denen auch die Minderversorgung der
Niere mit Blut gehört. Die lange postulierte Volumenregulation der Diurese wurde von Gauer experimentell unterbaut.
Die Beobachtung des Harnvolumens spielt bereits in der
Symptomatik von Blutverlusten eine wichtige Rolle. Umgekehrt steht die Nierenfunktion bei jedem längeren Blutvolumenmangel in der vordersten Reihe unserer Besorgnisse.
Wir haben gelernt, daß von einem adäquaten Ersatz für ver-
lorenes Volumen nur gesprochen werden darf, wenn er
gleichzeitig mit dem Verlust (z. B. intraoperativ) stattfindet.
Auf die Problematik des späten Volumenersatzes kann hier
nicht eingegangen werden. Das oberste Gebot für die Praxis
lautet: Verhüte den Funktionsausfall der Niere durch
raschesten Volumenersatz. Jede Minute, jede Stunde ist kost-
bar. Aus der Funktionsstörung muß die sekundäre Niereninsuffizienz nach Anoxie zwangsläufig entstehen. Die exakte
Definition, aus der sich sogleich die Therapie ergibt, heißt:
Blutvolumenmangel mit sekundärer Nierenfunktionsstörung
durch Minderung des effektiven Filtrationsdruckes, eventuell auch mit sekundärer Nierenschädigung.

Das Volumenproblem ist unlösbar mit dem Wasser-
Elektrolyt-Haushalt verbunden, weil aus diesem die Hälfte
des Blutvolumens, nämlich das Plasmavolumen, zur Disposi-
tion gestellt wird. Die gefährlichste Bedrohung des Volumens
der extrazellularen Flüssigkeit liegt beim sogenannten Na^+-
Mangel-Syndrom vor. Seine Entstehung hat man aus der
Physiologie des Wasser-Elektrolyt-Haushaltes zu lernen. Das
Na^+-Mangel-Syndrom ist heute noch weithin unbekannt. Seine
Erkennung und seine Verhütung oder dramatische Behebung
ist mit den einfachsten Mitteln der Praxis (ohne laborative
Ausstattung) möglich. Unerkannt und unbehandelt führt es

zum Tod. In der Thanatogenese spielt der Volumenmangel als Wegfall der Voraussetzungen der Filtration eine wichtige Rolle. Die exakte Definition heißt Na-Mangel-Syndrom mit sekundärer Nierenfunktionsstörung, eventuell auch nachfolgende sekundäre Nierenschädigung.

Auf die übrigen Ursachen eines Mangels an extrazellulärer Flüssigkeit (Plasma-Volumen-Mangel) kommen wir im Kapitel Wasser-Elektrolyt-Haushalt zurück.

Daß es eine Behinderung der Filtration durch Steigerung des — dem effektiven Filtrationsdruck entgegengesetzten — kolloidosmotischen Plasmadruckes gibt, ist bekannt, wird aber in der Praxis und Klinik zu wenig beachtet. Hämokonzentration ist häufig bei Oligurie und Anurie zu finden. Man ist sich zu wenig bewußt, daß jede Kolloidzufuhr, besonders Blut- und Plasmainfusion, zwar einen „Garanten des Blutvolumens" liefert, aber unter Umständen einmal nicht eine Verbesserung des effektiven Filtrationsdruckes, sondern eine Verminderung desselben. „Rekordtransfusionen" sind nicht diuresefördernd. Die Definition lautet: Hyperonkie des Plasmas mit Verminderung des effektiven Filtrationsdruckes.

Die Rolle der undehnbaren Nierenkapsel für das Zustandekommen der Harnbildung ist unseres Erachtens eine mehrfache. Einerseits muß sie sich bei erhöhtem intrarenalem Druck als Förderung desselben und als Hemmung der Filtration, weil Erniedrigung des effektiven Filtrationsdruckes, auswirken. Anderseits muß der Abfluß des Harnes dadurch gefördert werden, daß die Niere nicht beliebig dehnbar ist. Auf die erstere Ueberlegung gehen die Vorstellungen des „Nierenglaukoms" und der dramatischen Wirkung der Dekapsulation zurück. Mit der letzteren und etwaigen anderen Deutungen läßt sich verstehen, daß keine Einigkeit über die Dekapsulation besteht. Wir vertreten die Ansicht, daß es vielfach vermeidbar wäre, ein so hochgradiges Nierenödem auftreten zu lassen, daß man von der Dekapsulation Gutes erlebt. Die Herausstellung der Wasser-Elektrolyt-Plethora als Gefahr Nr. 2 bei Anurie (als Folge!) dürfte therapeutische Fehler, die bisher oft gemacht wurden, vermeiden helfen.

Die Störungen der Voraussetzungen der Nierenfunktion seitens des Wasser-Elektrolyt-Haushaltes.

Aus der bewußten Versetzung des Standpunktes des Beschauers in den Wasser-Elektrolyt-Haushalt resultiert die Definition der Nierenleistung als exkretorische Regulation, d. h. als Effektuierung der Bilanzvorgänge. Die Erhaltung der Homöostase der Körperflüssigkeit ist die Folge einer fortlaufenden Konservierung und Ausscheidung der Plasmasoluta.

Man darf aber nicht umgekehrt meinen, daß eine Störung
der Homöostase der adäquate Anlaß zur Harnproduktion sei.
Auch der arenale Organismus verfügt über ausgedehnte
homöostatische Regulationen, die dann allerdings der Retention der Harnsoluta langsam zum Opfer fallen müssen. Dieser
Vorgang dauert 2 bis 3 Wochen, wenn er nicht durch interkurrente Ereignisse und falsche Therapie beschleunigt wird.

Die Erhaltung der Homöostase ist nicht nur die Folge
der normalen Nierenleistung (im Sinne einer Verhütung ihrer
Entgleisung durch Bilanzabgleich), sondern auch eine un-
abdingbare Voraussetzung derselben. Es ist erstaunlich, wie
wenig dieser Grundsatz, der für alle Organe gilt, für die
Nieren Beachtung findet. Jede manifeste Entgleisung des
Wasser-Elektrolyt-Haushaltes ist zwangsläufig eine Störung
der adäquaten Arbeitsbedingungen, besonders des hoch-
empfindlichen stoffwechselaktiven tubulären Apparates.

Daß dieser Regulationsmechanismus gerade dann aus-
fallen muß, wenn wir ihn besonders aktiv wünschen würden,
ist eine Sache für sich und hängt mit falschen Vorstellungen
zusammen, die wir uns — oft genug — von Reaktions-
regulationen bilden. Der Mensch stirbt oft an denselben
Mechanismen, die das Leben — unter physiologischen Bedingungen — erhalten. Unsere Funktion ist Verhütung der Entgleisung, der sie zum Opfer fallen würden. Es gibt keine
„denkenden" Regulationen.

Diese Art von „Philosophie der Nierenfunktion" hat eine
sehr reale Bedeutung. Die Verhütung von Entgleisungen, die
vom Regulationsmechanismus der Nieren nicht behoben werden können, weil sie diesen außer Kraft setzen, ist nämlich
die unmittelbare Aufgabe des Arztes. Je besser er diese Aufgabe erfüllt, desto mehr wird er sich der „Mitarbeit" der
Nieren erfreuen.

Die Einführung des Begriffes der Störung der adäquaten
Situation im Wasser-Elektrolyt-Haushalt ist ein dringliches
Problem, weil wir auf diesem Gebiet heute über therapeutische Möglichkeiten verfügen und Fehler vermeiden können,
während uns der Zugang zur Therapie der echten Nierenkrankheiten heute noch nicht viel mehr bietet, als zur Zeit
von R. B r i g h t, nämlich Resignation.

Das Wissen, das wir hierzu benötigen, ist so neu wie die
deskriptive Selbständigkeit des Wasser-Elektrolyt-Haushaltes.
Es würde den Rahmen des Referates sprengen und ein
Seminar füllen*.

---

* Vgl. H. B a u r, Lehrbuch der Physiologie und Pathologie
des Wasser-Elektrolyt-Haushaltes. Stuttgart: Verlag Georg Thieme
(im Druck).

Die wichtigsten Bilanzvorgänge und Regulationen im Wasser-Elektrolyt-Haushalt sind:

1. Die Regulation der Zufuhr (besonders durch den Durst und den Zustand der Durstbefriedigung),

2. die resorptive Regulation durch ein Differentialkreissystem des Magen-Darmkanals und der Leber, in welches analog zum Filtrations- und Rücklaufsystem der Nieren ein „Entgegenkommen" mit speziellen Verdauungssekreten in der 3- bis 4fachen Menge der Zufuhr eingebaut ist,

3. die inneren Bilanzen der Zellen und Organe,

4. die vielfachen Stoßdämpfungen (Puffersysteme) zwischen extrazellulärer und intrazellulärer Flüssigkeit und innerhalb derselben, die die Isotonie, Isoionie und Isohydrie durch innere Transaktionen aufrechterhalten,

5. die Substratlieferung (Wasser und Elektrolyt) für jenen Teil der Thermoregulation, der nicht durch Strahlung oder Leitung übernommen wird, d. h. praktisch am Krankenbett oft für die gesamte Wärmeabgabe,

6. die respiratorische Bilanz der Kohlensäure (pulmorenale Kollaboration),

7. die exkretorisch-konservierende Regulation der Harnbildung, die gleichzeitig den Lösungsraum (Harnvolumen) für die Endprodukte des Stoffwechsels (außer CO_2) liefert,

8. die Regulationen der inneren Bilanzen und der Exkretion (ADH, Aldosteron usw.), die an vielen Stellen und auch an den Nieren wirksam sind.

Grenzen der normalen exkretorischen Regulation.

Aus diesem vereinfachten Ueberblick kann entnommen werden, daß der Korrekturfähigkeit der Nieren bei Bilanzstörungen natürliche Grenzen gesetzt sind:

1. Als exkretorische Regulation kann die Niere bei Mangelzuständen prinzipiell nicht mehr leisten, als den Mangelstoff von der Ausscheidung fernzuhalten, d. h. zu konservieren. Dies geschieht von der normalen Niere sehr exakt bei Na^+ und Cl^- und bis zu einem gewissen Grad bei K^+. Damit wird eine Verstärkung des Mangels verhütet. aber der Mangel nicht behoben. Diese Aufgabe trifft den Arzt.

2. Die Konservierung von Wasser ist ein zweischneidiges Schwert, da es natürliche Grenzen der normalen Konzentrationsfähigkeit gibt, die für die einzelnen Stoffe sehr verschieden sind. Der Konflikt zwischen Wasserkonservierung und Erfüllung der Exkretion der Soluta liegt auf der Hand. Der Konflikt zwischen Polyurie und Na^+-Konservierung wird bei der Niereninsuffizienz erwähnt.

3. Die einseitige Ueberladung des Wasser-Elektrolyt-Haushaltes gerät in Konflikt mit der Unmöglichkeit, einen

Harn von beliebiger Zusammensetzung zu bilden. Sie fordert Lösungsraum und oft auch „Begleitstoffe".

4. Der individuelle Zeitfaktor der Nierenregulation ist langsamer als man im allgemeinen glaubt. Er beträgt für viele Spezialdiuresen 1 bis 3 Tage und gerät deshalb mit rapiden Bilanzvorgängen leicht in Konflikt. Dies gilt für Substitutionen und andere ärztliche Maßnahmen in besonderem Maße. Die Clearance und — wie wir sagen — Conservance von Wasser und Elektrolyten ist nicht an Plasmaspiegel, sondern an Situationen gebunden (Situationsdiuresen).

Störungen und Ausfall der adäquaten Situation der renalen Regulation.

Die beiden vorangehenden Ueberblicke sollen es ermöglichen, die primitiven, aber häufigen Vorkommnisse im Wasser-Elektrolyt-Haushalt „abzuleiten", denen auch die bestfunktionierende Niere nicht gewachsen ist und sekundär selbst erliegen muß. Es sind dies:

1. Die schweren Mangelzustände, hervorgerufen durch a) Zufuhrsperre (ärztliches Verbot, Bewußtlosigkeit, Behinderung des Zuganges zu Wasser und Elektrolyten, Schluckstörungen usw.). Die Auswirkung geht in Richtung Wassermangel und Wasser-Elektrolyt-Mangel.

b) Resorptionsbehinderung (Pylorusstenose). Die Auswirkung geht wegen HCl-Verlusten in Richtung der hypochlorämischen Alkalose und später auch der hypokaliämischen hypochlorämischen Alkalose.

c) Resorptionssperre mit Verlust von Darmsekreten (Durchfall, Ileus, Fisteln, Absaugen von Darminhalt usw.). Die Auswirkung geht in Richtung Wasser-Elektrolyt-Mangel und Azidose, auch K-Mangel.

d) Thermoregulatorische Vorgriffe auf Wasser (Perspiratio insensibilis) und Wasser-Elektrolyt (Schweiß). Sie können 90% und mehr der Gesamtzufuhr betragen (Bettklima, Krankenzimmerklima, Fieber, äußere Wärmezufuhr durch Glühbogen usw.).

2. Die fehlerhaften Substitutionen der genannten Verluste. Diese tansformieren und vergrößern den Schaden. Bei falscher Substitution entsteht z. B. aus dem weniger gefährlichen Wasser-Elektrolyt-Mangel eine Elektrolytplethora oder (bei Ersatz von Elektrolytverlusten durch H_2O) der gefährliche Na-Mangel (Kollapsexsikkose).

3. Die endogenen Bilanzstörungen, wenn sie die normale Leistungsfähigkeit der Nieren überfordern, wie dies z. B. bei diabetischer Azidose der Fall sein kann. Auch bei der Behandlung des diabetischen Komas sind zwei wohldefinierte

Entgleisungen des Wasser-Elektrolyt-Haushaltes zu vermeiden, die von der Niere nicht korrigierbar sind:

a) das Na-Mangelsyndrom (Anurie!) und (nach oder besser infolge Korrektur desselben Expansion der extrazellularen Flüssigkeit)

b) das K-Mangelsyndrom (Anurie!).

Zu den inneren Bilanzstörungen gehören auch die S e q u e - s t r i e r u n g v o n e. z. Fl. (Trauma, postoperativ).

4. Die Ueberladungen mit Wasser oder Elektrolyten, von denen die häufigste die echte Wasser-Salz-Plethora ist. Sie ist die Folge von hemmungslosen rituellen Infusionen, besonders im postoperativen Stadium. Sie ist die Folge zeitlicher Ueberforderung (intravenöser Vergewaltigung). Sie ist nicht zuletzt die Folge des „beruhigenden" Namens „physiologische" NaCl-Lösung, der uns vom elektrolytmäßigen Denken zu entbinden scheint. Dieses Denken lehrt den Unterschied zwischen Wasser (elektrolytfreier Lösung, z. B. Zucker) und Elektrolyt. Es lehrt, daß die physiologische NaCl-Lösung kein Lösungswasser für den Harn bringen kann, weil sie bereits im Sinne der osmotischen Diurese voll besetzt ist. Man kann den Verkehr nicht mit einem vollbesetzten Fahrzeug entlasten.

Wir müssen uns auf diese kurzen Hinweise beschränken. Sie sollen zeigen, daß der Zugang zu den Funktionsstörungen der Nieren eine wesentliche Ausweitung erfährt, wenn man sich die Frage der adäquaten Leistungsbedingungen vom Wasser-Elektrolyt-Haushalt her widmet. Es sind im vorstehenden einige der wichtigsten wohldefinierbaren Entgleisungen genannt, deren Folgen Funktionsbehinderungen der Nieren und später auch bestimmte morphologische Schädigungen der Nieren (echte sekundäre Niereninsuffizienz) sind. Wir hoffen, die Berechtigung des „4. Gebotes" damit belegt zu haben. Der Rahmen des Referats fordert den Verzicht auf die Darstellung vieler primärer Bilanzstörungen, z. B. auf dem Gebiet des Kalzium-Phosphor-Haushaltes. Auch hier hat sich die strikte gedankliche Trennung in „primären Störungen der adäquaten Bedingungen", z. B. durch Skelettkrankheiten, Vitamin-D-Ueberdosierung, nicht indizierte AT-10-Behandlung, primären Hyperparathyreoidismus usw. und „primäre Störung der Nierenfunktion" mit Folgen für das Skelett, z. B. über den sekundären Hyperparathyreoidismus als fruchtbar erwiesen. Die endokrinen Störungen, die im Bereich der Voraussetzungen der Nierenfunktion liegen, können wir nur anhangweise erwähnen.

Wir müssen unsere Skizzierung der Entgleisungen des Wasser-Elektrolyt-Haushaltes mit dem Hinweis schließen. daß es zum Prinzip dieser Entgleisungen gehört, daß sie gerne unerkannt im Krankheitsverlauf untertauchen. Sie sind dann das letzte Glied der thanatogenetischen Kette der Ereignisse, aber sie laufen unter definitionslosen Namen, wie Herz- und Kreislaufversagen und dergleichen. Einen besonderen Unterschlupf bietet ihnen aber die Diagnose Urämie oder Nierenversagen, wenn ihr der fatalistische Sinn des irreversiblen Unterganges der Niere untergeschoben wird. Dies zu vermeiden ist der Zweck unseres „6. Gebotes". Es gehört zu den dankbarsten Erlebnissen der Therapie, zu sehen, wie sich der sprunghafte Anstieg der Harnstoffwerte beim Na-Mangelsymptom, den wir zur symptomatischen Azotämie zählen, durch korrekte Substitution oft nach einer einzigen Spritze von 20 bis 50 ml 4 bis 6⁰/oiger NaCl-Lösung und mittels nachfolgender Salzprokura (Bouillon usw.) beheben läßt. Das gleiche gilt von der „sterbenden Urämie", die einen Kranken mit Wassermangel vorstellt und die sich nicht weniger dankbar verhält, wenn man Wasser zuführt, wie eine Zimmerpflanze, die kurz vor der Eintrocknung noch rechtzeitig gegossen wird.

II. Die Störungen der Leistungsfähigkeit der Nieren

Die Darstellung der Nierenleistung ist Aufgabe der Nierenphysiologie. Da es für die praktische Arbeit am Krankenbett nötig ist, mit einigen Grundbegriffen vertraut zu sein, wollen wir in stark vereinfachender Form vom Effekt der Nierenleistung ausgehen, nämlich dem Harn, seinem Volumen und seiner Zusammensetzung. Im Rückgriff auf die Feststellung, daß die Homöostase der Körperflüssigkeiten die Voraussetzung der Nierenfunktion darstellt, können wir die überaus großen Konzentrationsdifferenzen (Gradienten) zwischen Plasma und Harn als Maß der Arbeit der Tubuluszellen pro Zeiteinheit betrachten. Es darf uns dabei nicht darauf ankommen, den Vollzug der Leistung im einzelnen zu definieren. Es genügt, wenn wir die Umformung des sogenannten Primärharnes, der als eine Art von Ultrafiltrat des Plasmas nach Einbezug von Donnan-Gleichgewichten weitgehend mit der Zusammensetzung der extrazellularen Flüssigkeit übereinstimmt, zum definitiven Harn, der normalerweise praktisch keine Plasmaähnlichkeit mehr aufweist, als notwendige Folge der Homöostase der extrazellularen Flüssigkeit betrachten. Wir kennen die Fähigkeit aller lebenden Zellen, Konzentrationsgradienten herzustellen, die sich nicht durch physikalisch-chemische, d. h. passive Vorgänge (Osmose, Diffusion, Donnan-Gleichgewichte usw.) erklären lassen und deren Herstellung unter Energieverbrauch vor sich geht.

Der hochdifferenzierte tubuläre Apparat der Nieren befindet sich in einer besonders aparten Lage, eingeschaltet einerseits zwischen extrazellularer Flüssigkeit (Primärharn) und jenem Blut, das nach Abgabe des Filtrates im Vas efferens den Glomerulus verläßt und anderseits im direkten Kontakt zum Harnabfluß und damit zur Außenwelt. Er ist in diesem Sinn ein Grenzbildner zwische Körper und Außenwelt. In dieser Rolle ist er befähigt, unter Energieverbrauch, sei es für chemische oder osmotische Arbeit, sei es für die Herstellung bestimmter physikalisch-chemischer Systeme, aktive Resorption, aktive Sekretion, aktive Diffusionsverhinderung und komplizierte Transaktionen und Austauschvorgänge, besonders bei der Ausscheidung von Säuren, d. h. Wasserstoffionen, vonstatten gehen zu lassen.

Von allen diesen Vorgängen wird als eindrucksvollster oft die Rücknahme von etwa 99% des Volumens des Primärharnes betrachtet, das nach dem derzeitigen Dogma etwa 170 Liter in 24 Stunden beträgt. Diese Rücknahme wird fälschlich eine „Rückresorption" genannt, obwohl sie sicher den geringsten energetischen Bedarf hat. Der Durchmesser des Vas efferens ist wesentlich kleiner, etwa halb so groß wie derjenige des Vas afferens. Zwischen dem Inhalt des Tubuluslumens und demjenigen des Vas efferens, das den Tubulus eng umschlingt, herrscht nach dem Prinzip von Starling, Heidenhain und Schade die Differenz des kolloidosmotischen Druckes, die auch im Gewebe für die Vorstellung der passiven Rücknahme (nicht Rückresorption) des Plasmafiltrates genügt. Wir gewinnen bei dieser Betrachtung auf einfache Weise das Verständnis für die völlige Anurie beim Untergang der Tubuluszellen. Man sollte nicht von einer „Rückresorptionsanurie" oder „-urämie" sprechen, wenn der höchste Grad von tubulärer Insuffizienz zur passiven Rückdiffusion des Primärharnes führt. Das anatomische Substrat dieses Zustandes, der als Folge spezifischer Giftschäden, vielleicht auch bei hochgradiger Anoxie auftritt, ist als Tubulorhexis und Tubulusnekrose gesichert. Ebenso gesichert ist die erstaunliche Regenerationsfähigkeit der Tubuli und damit die große Bedeutung jener Maßnahmen, die die Zwischenzeit überbrücken und eine der wichtigsten Indikationen der künstlichen Niere darstellen. Daß die Verhütung der Tubulusschäden durch intensive und rasche Behandlung der Vergiftungen (z. B. Bal, Sulfactin bei Sublimat) ein besonders dringliches Gebot ist, liegt nahe. Sie gehört zu den vielen Aufgaben der Nierenzentren. So gelang es kürzlich meinem Mitarbeiter M. von Clarmann, eine Nierenschädigung bei Einnahme von 30 g INH (Suizid) durch sinnvolle sofortige Antidotbehandlung mit Nikobion gänzlich zu verhüten, obwohl Anurie im Schrifttum schon nach dem 3. Teil dieser Dosis beschrieben ist und die Kranke im bedrohlichen krampfenden Koma zu uns kam.

Von dieser Vorstellung des völligen Ausfalles der tubulären energiefordernden Arbeit gelangen wir zwanglos zum zweithöchsten Grad der tubulären Insuffizienz, nämlich zum Durchlaß eines Harnes, der dem Plasma ähnlich ist. Wir können uns das Zustandekommen einer plasmaähnlichen Isosthenurie am leichtesten vorstellen, wenn wir daran denken, daß die Filtration einen wesentlich robusteren Mechanismus darstellt, als die tubulären Sonderleistungen. Da es vom Kräfteverhältnis zwischen funktionstüchtigem Glomerulus und Tubulus abhängt, ob eine Polyurie zustande kommt, finden wir in der 2. Phase der akuten Nierenschäden oft eine isosthenurische Polyurie (sogenannte polyurische Phase) und im Endstadium der Schrumpfnieren eine isosthenurische Oligurie (glomerulo-tubuläres Globalversagen).

Der nächste Schritt führt uns in das Gebiet der Niereninsuffizienz bei chronischer Glomerulonephritis. Ein häufiges Erlebnis am Krankenbett ist die Entdeckung einer mäßigen Azotämie, die durch Harnstoff bewirkt wird (U = etwa 70 bis 100 mg/100 ml). Sie kann zufällig aufgekommen sein und gar nicht so selten steht sie „im Gegensatz" zu einem relativ guten Allgemeinzustand des noch arbeitenden Kranken. Wir können für die Zielsetzung der Therapie bei Nierenkranken in solchen Fällen viel von der Natur lernen. Daß er lebt, ja sogar erstaunlich lang leben und arbeiten kann, verdankt ein solcher Kranker 3 Umständen, die sein „neues Gleichgewicht" erhalten haben:

1. einem überaus regelmäßigen und genügsamen Leben, das alle kritischen zeitlichen Angriffe auf den Wasser-Elektrolyt-Haushalt vermeidet. Es ist kein Zufall, daß es sich oft um Landwirte handelt. Bewegung schadet nicht, die Aktivität der Muskulatur ist sogar wichtig. Man soll nie einen Nierenkranken unnötig inaktivieren! (Stoffwechselfunktion der Muskulatur);

2. der erfolgreichen Umgehung interkurrenter Entgleisungen und der damit verbundenen Störung der adäquaten Voraussetzungen (s. Wasser-Elektrolyt-Haushalt);

3. dem Glück, keine falsch verstandene, ärztlich verordnete „Nierenkost" mit Wasser- und Salzentzug oder Eiweißmangel eingenommen zu haben. Dieser Punkt hat uns besonders zu beschäftigen. Er betrifft die Vorgänge der kompensierenden Azotämie und Polyurie.

Die therapeutischen Bedürfnisse bei der Insuffizienz der konservierenden und exkretorischen Nierenleistung.

1. Das Problem der Zeit. Verhältnismäßig einfach, aber doch sehr selten beachtet, ist das Problem des zeitlichen Vorzuges des Bilanzabgleiches. Es gibt Kranke mit Nieren-

insuffizienz, die in 24 Stunden mehr als 2 Liter Harn ausscheiden und trotzdem durch einen Volhardschen Wasserstoß von tödlicher Wasservergiftung oder schwerem Nierenschaden bedroht sind. Es ist nicht anders wie beim Diabetes: Zur Stoffwechseltherapie gehört auch die strenge zeitliche Vorschrift. 2. Das Problem der Azotämie. Die gesunde Niere stellt im Harn unter Umständen eine 100- und mehrfache Konzentration des Harnstoffes her, verglichen mit dem Plasmaspiegel. Die konzentrationsschwache Niere kann oft dieselbe Menge Harnstoff (U) in den Harn verbringen, wenn der Plasmaspiegel erhöht ist. Ein doppelt normaler U-Spiegel erfordert nur den halben Konzentrationsgradienten. Wir können diesen Vorgang eine Erleichterung der Leistung, vielleicht auch eine Folge des osmotischen Antriebes benennen (kompensierende Azotämie). Da die Bilanzen hierbei normal sein können, sprechen wir von kompensierter Insuffizienz. 3. Die Polyurie. Was die Erhöhung des Plasmaspiegels als Senkung des Gradienten bedeutet, kann ebenso oder zusätzlich durch Polyurie bewerkstelligt werden. Jetzt beginnt aber das ärztliche Problem, diesen Vorgang zu sichern. Die neue adäquate Bedingung seitens des Wasser-Elektrolyt-Haushaltes heißt: Konzentrationsschwäche ist gleichbedeutend mit erhöhtem Bedarf an Wasserzufuhr. Dies ist am Krankenbett häufig nicht realisiert. Auch der Greis ist — offenbar durch Vergeßlichkeit und verminderten Durst — gefährdet. Marriott hat einem solchen Greis, den er schon 2mal aus der azotämischen Wassermangelexsikkose herausholen mußte, ein Glas in die Hand gedrückt, das bei 2 Liter eine Marke hatte. „Wenn Du nicht alle Tage soviel Harn läßt, mußt Du sterben." Konzentrationsschwäche der Nieren ist ein Problem der ärztlichen Prokura. 4. Die Insuffizienz der Konservierung. Damit beginnen die wichtigsten Probleme der Therapie. Die Konzentrationsschwäche könnte man mit Mehrung des Harnvolumens bis an den Rand der Glomerulusleistung ausgleichen, wenn diese Mehrung nicht gleichzeitig mit der segensreichen Verminderung des Gradienten für das Exkretionsprodukt eine Erhöhung des Gradienten für alle zu konservierenden Stoffe zur Folge hätte. Denken wir an eine bestimmte Tagesausscheidung von NaCl, z. B. 6 g, die in 1 Liter Harn mit einem umgekehrten Gradienten (höhere Konzentration im Plasma) untergebracht ist. Vermehrung des Harnvolumens auf das Doppelte ergibt Verdoppelung des Gradienten (nur mehr 3 g in 1 Liter Harn). Es liegen Berechnungen der osmotischen Arbeitsleistung vor, die das Optimum der Ersparnis bei etwa 2 Liter Harn (Halbierung des U-Gradienten, Verdoppelung des Na^+-Gradienten) ergeben

(J. L. G a m b l e). Dann aber ist die geforderte Mehrleistung für Konservierung weitaus größer als die ersparte Leistung für die U-Exkretion. Das Problem der Therapie ist ein Bilanzproblem. Der Kranke mit Niereninsuffizienz und kompensatorischer Polyurie bedarf einer Salzmenge, die unter Umständen im Bilanzversuch zu messen ist. Aus 3. und 4. ist leicht zu ersehen, daß Wasser- und Salzentzug in solchen Fällen die lapidarsten Fehler sind, die man machen kann (vgl. unser 3. Gebot und unseren Musterfall unter Z. 3). Wir kennen sehr viele Fälle, die bei getreuer Einhaltung der Fehltherapie in die gefährlichsten Stadien des azotämischen Na-Mangel-Syndroms gerieten. In konsequenter Fortsetzung des Fehlers hieß es „Urämie trotz (!) Nierentherapie".

5. D i e s o g e n a n n t e m i n e r a l v e r l i e r e n d e I n s u f f i z i e n z. Es würde einen großen Raum beanspruchen, wenn wir die gesamten Fehlleistungen der verschiedenen Arten von Niereninsuffizienz hier abhandeln würden. Einen Weg, der zu Elektrolytverlusten führt, haben wir soeben kennengelernt. Daß der Kranke mit kompensatorischer Polyurie bei ungenügender NaCl-Zufuhr in eine negative renale NaCl-Bilanz gerät, ist leicht verständlich.

Viele andere Störungen, insbesondere diejenigen der Transaktion der H^+-Unterbringung im Harn, können zu Elektrolytverlusten führen. Wichtig ist es, das Prinzip zu wissen. Man kann durch Substitution Erstaunliches erreichen, wenn die Insuffizienz der konservierenden Funktionen der Nieren sich als Angriff auf den Wasser-Elektrolyt-Haushalt auswirkt. Daß es sich dabei um Probleme der klinischen Bilanzarbeit handelt, ist selbstverständlich.

Diese kurze Skizzierung sollte belegen, daß die Niereninsuffizienz ein echtes Stoffwechselproblem der Therapie darstellt. Der zuständige Haushalt ist der Wasser-Elektrolyt-Haushalt. Der Kranke mit gestörter Leistungsfähigkeit der Nieren ist ein „Stoffwechselkranker".

Die Folgen der akuten Anurie.

Während es bei der diätetischen Einstellung der Stoffwechsellage bei Niereninsuffizienz stets um die zwei Fragen: Folgen der Konservierungsschwäche (Verluste, Substitutionsbedarf) und Folgen der Konzentrationsschwäche (Retention und H_2O-Bedarf) geht, liegen die Dinge völlig anders beim Totalausfall der Nierenfunktionen, besonders bei der akuten Anurie. Hier verbindet sich der höchste Grad von Konservierung mit dem höchsten Grad der Retention. Aus dieser physiologischen Trennung lassen sich die Folgen der akuten Anurie ableiten.

Der Kranke befindet sich in einem Gefäß ohne Abfluß. Unglücklicherweise kann weder der Darm noch die Haut die

Exkretion von Wasser und Elektrolyten paralysieren, abgesehen davon, daß die Ausscheidung der Schlackenstoffe auf
diesen Wegen völlig unzulänglich ist. Entscheidend für die
Entwicklung des Krankheitsbildes ist die Ausgangslage und
die vorliegende Erkrankung. Häufig setzt das akute Globalversagen zugleich mit einem vermehrten Untergang von
Körpergewebe ein.

Wir wissen heute, daß dieser Untergang bei großen
Traumen (Crush), Vergiftungen und im postoperativen Zustand, abgesehen von direkten Gewebsschädigungen mit Stoff-
wechselumsätzen von 4000 bis 5000 Kalorien in 24 Stunden,
verbunden sein kann. Die Folgen sind

1. ein großer Anfall von Oxydationswasser, besonders
aus der Fettverbrennung mit der Folge einer H_2O-Plethora,

2. ein großer Anfall von intrazellulärer Flüssigkeit
($^3/_4$ der einschmelzenden Muskelmasse) mit der Folge einer
Kaliumüberflutung,

3. ein erhöhter Anfall von Säuren und Harnstoff aus der
Verbrennung von Fett und Eiweiß mit der Folge einer
Azidose und Azotämie.

Man kann sich dem Verständnis dieser Plethora infolge
Abflußsperre am besten nähern, wenn man im anurischen
Kranken, der außerdem noch unter den Bedingungen einer
Konsumption seines Bestandes steht, einen im eigenen Schmelz-
wasser erstickenden und durch die Retention der Schlacken
zunehmend vergifteten Körper erblickt. Neu ist die Er
kenntnis, daß von allen Faktoren die Anhäufung des Harnstoffes die harmloseste ist. Sie ist ein gewisser Gradmesser
der Retention und wurde solange irrtümlich mit den Gefahren selbst identifiziert, als man diese noch nicht kannte.
Diese Gefahren sind:

1. die Kaliumintoxikation als Folge des Uebertrittes von
intrazellulärem K^+ in die extrazelluläre Flüssigkeit. Sie ist
heute als Gefahr Nr. 1 erkannt. Die dringliche Indikation zur
Anwendung der künstlichen Niere wird in der Regel aus den
Zeichen der drohenden K^+-Intoxikation gestellt (Plasmaspiegel, noch wichtiger Ekg und klinische Zeichen);

2. die hochgradige Wasser-Salz-Plethora, die zu Lungen-
und Hirnödem sowie Volumenüberlastung des Kreislaufes
führt;

3. die Azidose, die Hyperphosphatämie und die Retention toxischer Produkte des Eiweißstoffwechsels (Darm- und
Leberfunktionsstörungen).

Die Richtung jeder sinnvollen Behandlung der Folgen
(nicht der etwaigen sehr differenten Ursachen) der akuten
Anurie läßt sich aus dieser Aufstellung ableiten. Sie ist gegeben von der kategorischen Forderung, die Plethora zu ver-

kleinern (tägliche Gewichtsabnahme erforderlich), die K⁺-Intoxikation zu verhüten und die Stoffwechselvorgänge in eine weniger azidotische (KH!) und mehr anabolische Richtung (Hormone) zu lenken und den Muskelstoffwechsel als letzten Garanten der inneren Homöostase zu fördern. Es gibt kaum ein schwierigeres Problem, das einen noch größeren Aufwand an pflegerischer, laborativer und ärztlicher Arbeit erfordert. Die Methoden der intestinalen und abdominalen Dialyse dürften heute hinter der Anwendung der künstlichen Niere zurücktreten. Ueber diese und die Methode der interstitiellen Dialyse (H. S c h a e f f e r) wird im Anschluß an das Referat noch vorgetragen, da Wien im Besitze von zwei Nierenzentren ist. Für den großen Wandel unserer Anschauungen über die Bedeutung der Urämie (Plasmaharnstofferhöhung) ist es bezeichnend, daß im Koreakrieg Dialysen mit vorgelagerten urämischen Harnstoffwerten offenbar ihren Zweck erfüllten, dem Kranken die Möglichkeit des diuretischen Antriebes durch U zu erhalten (T e c h a n und Mitarbeiter).

Das Prinzip der Therapie der Folgen der akuten Anurie weist große Aehnlichkeit mit dem Volhardschen Prinzip der Therapie der doppelseitigen diffusen Glomerulonephritis auf Die physiologische Beziehung beider Zustände liegt auf der Hand. Hier wie dort steht die Gefahr der Plethora, des Lungen- und Hirnödems oder auch Nierenödems, der RR-Steigerung und der Azidose sowie der K-Intoxikation (bei Ausgang in Urämie) im Vordergrund. Dem Volhardschen Merkblatt haben Tausende von Kranken mit akuter Nephritis, besonders in beiden Kriegen, ihr Leben zu verdanken. Wie falsch aber die gedankenlose Verallgemeinerung dieses genialen Prinzips ist, wurde bereits dargelegt.

S e l b s t f ö r d e r n d e M e c h a n i s m e n u n d d i e A n a l y s e d e s H e r g a n g e s.

Wir haben bewußt in diesem Referat das Augenmerk der Hörer auf zwei pathogenetische Möglichkeiten gelenkt, einerseits auf die Störung der adäquaten Situation mit nachfolgender Funktionsstörung der Nieren und andererseits auf die Minderung der Leistungsfähigkeit der Nieren bzw. den Totalausfall der Harnabgabe und ihre Folgen für den Wasser-Elektrolyt-Haushalt und den Stoffwechsel. Daß sich diese beiden Hergangsarten zu einer Kette schließen können, wurde mehrfach dargelegt (vgl. Z. 3 des „Gedankengerüstes"). Der Schlüssel zum therapeutischen Handeln liegt stets bei der Analyse der Vorgänge. Der kategorische Bedarf liegt bei der sinnvollen Aufstellung des therapeutischen Operationsplanes. Wir können die diagnostischen Zugänge nur vom Prinzip her andeuten.

Den wichtigsten und erfolgreichsten Zugang liefert die Entwicklung des Krankheitsbildes. Dieser Zugang ist glücklicherweise ein Reservat der Erstbehandlung und damit oft der ärztlichen Praxis. Wir würden uns glücklich schätzen, wenn die Art der Darstellung zum Nachdenken über Erlebtes veranlassen würde. Mit Sicherheit wären dankbare Erfolge der Prophylaxe und der Frühbehandlung, die wiederum ein Reservat der Praxis sind, zu erwarten. Auch die Vorgeschichte hat eine besondere Bedeutung für den Hergang von Entgleisungen des Wasser-Elektrolyt-Haushaltes (Gefährdungen). Die Beobachtung der einfachsten Symptome am Krankenbett, wie z. B. die Wägung des Kranken, die Messung des Harnvolumens oder des spezifischen Gewichtes, die Messung der Zufuhr und etwaiger Verluste kann fundamentale Beiträge liefern. Die unmittelbare Krankenuntersuchung ist eine Fundgrube für denjenigen, der die Kunst der Beobachtung mit einigen Grundlagen der Physiologie des Wasser-Elektrolyt-Haushaltes verbindet.

An nächster Stelle kommen die exakten Bilanzen, die einen enormen Aufwand erfordern. Sie sind für die klinische Therapie unentbehrlich. In der (von uns so genannten) „erfolggesteuerten Therapie" kann eine Zerlegung der Bilanzen in so kleine Abschnitte, wie etwa zweistündige Intervalle. nötig sein.

Die Meinung, man könne aus den Plasmawerten allein Diagnosen stellen oder gar den Substitutionsbedarf ersehen. ist naiv. Kosmetische Korrekturen der Plasmawerte sind gefährlich. Auch die Harnanalyse liefert für sich allein keine sicheren Diagnosen. Ein und dasselbe Symptom hat im Wasser-Elektrolyt-Haushalt oft zwei, oft mehrere verschiedene Entstehungsursachen. Es ist wie im täglichen Leben: Man sollte nicht aus kleinen Ausgaben auf Armut schließen. Sie können das Symptom der Armut sein, ebensogut aber das Symptom jener Verhaltensweise, die zu Reichtum führt. Das gilt sinngemäß auch für große Ausgaben und in unserem Fall z. B. für den Cl⁻-Gehalt des Harnes. Man hat den sehr wertvollen Fantustest oft abgelehnt, weil man ihn falsch gedeutet hat (vgl. 1. Gebot.).

Es ist eigentlich nicht richtig, von Pseudohypochlorämie zu sprechen (wenn der Befund nicht ein Laborfehler ist), nur deshalb, weil man in der Deutung voreilig sein könnte. Hyponaträmien sind häufiger als Folge von schweren Störungen der Membranfunktion (extrazelluläre Na-Shift nach intrazellulär) zu finden, also infolge von Na-Mangel. In solchen Fällen kann Na-Zufuhr eine Katastrophe auslösen. auch und gerade wenn sie unter dem etwas arroganten Motto der „tailor made substitution" betätigt wird. Das Prinzip des Wasser-Elektrolyt-Haushaltes ist, daß man die Störung erkennen soll, bevor die Homöostase entsichert ist. Das wichtigste Hilfsmittel der Beobachtung und der Therapie ist das physiologische Denken des Arztes. Wir sind uns der vielen Lücken dieses Referates bewußt. Sie sind zum Teil die Folge des Versuches, in der Darstellung der Niereninsuffizienz von den konventionellen Wegen abzuweichen. Der Weg, den wir gingen, hat viele Schwächen und Mängel. Seine Entstehung verdankt er dem Bedürfnis, die wirklich dankbaren und selbst am Krankenbett erprobten Möglichkeiten der Therapie bei Zuständen, deren Namen allein schon ein Gefühl der Resignation auslösen kann, dem ärztlichen Denken näherzubringen.

Aus der Medizinischen Poliklinik der Universität Freiburg
(Direktor: Prof. Dr. H. Sarre)

Das extrarenale Syndrom *

Die sekundäre Nierenfunktionsstörung

Von H. Sarre

Mit 4 Abbildungen

Schon im vorigen Jahrhundert wurden vor allem von französischen Klinikern Zustände beschrieben, wobei es bei den verschiedensten Erkrankungen sekundär zu schweren Nierenstörungen kommt. So beschrieb R i c h a r d i è r e schon 1890 die „Hépato-Nephrite", d. h. Zustände von Nieren insuffizienz mit Oligurie und Hyposthenurie bis zur Urämie bei verschiedenen Lebererkrankungen (akute Leberatrophie. Hepatitis, mechanischer Stauungsikterus). C l a i r m o n t und von H a b e r e r (1911) haben das gleiche als „hepatorenales Syndrom" beschrieben, vor allem nach Operationen an den Gallenwegen. Daran anknüpfend hat N o n n e n b r u c h in den zwanziger Jahren den Begriff des „extrarenalen Nierensyndroms" aufgestellt. Man sollte vielleicht besser sagen: extrarenal a u s g e l ö s t e s Nierensyndrom.) Er verstand darunter Zustände, bei denen in Abhängigkeit von einer primär e x t r a r e n a l e n Erkrankung sekundär funktionelle Nierenstörungen auftreten, die leicht oder auch schwer bis zur Urämie verlaufen können und dabei zuweilen keinen oder einen auffallend geringen anatomischen Befund bieten. Für leichtere Fälle typisch fand N o n n e n b r u c h eine O l i g u r i e m i t r e l a t i v e r H y p o s t h e n u r i e bei normalem Reststickstoff. Schwere Fälle jedoch können zur manifesten Niereninsuffizienz, Urämie und zum Tode führen.

---

* Vortrag, gehalten anläßlich des 12. Oesterreichischen Aerztekongresses der Van Swieten-Gesellschaft in Wien, 22. bis 27. September 1958.

Andere Autoren, wie Reinwein, Zondeck, Heintz, glauben, daß stark erhöhter Stickstoffanfall ohne jede Niereninsuffizienz zur extrarenalen Azotämie führen kann. Dies kann jedoch nur für ganz umschriebene Zustände erwogen werden (siehe später).

Zahlreiche Erkrankungen und pathologische Zustände können sekundär zu einer Nierenfunktionsstörung führen (Tabelle 1). Ich möchte betonen, daß bei j e d e r dieser Gruppen die Störung f u n k t i o n e l l von leichter Oligurie mit

Tab. 1. Sekundäre Nierenfunktionsstörungen
(„Extrarenales Nierensyndrom")

I. Exsikkose und Mineralhaushaltsstörungen (Wirkung hormonal und tubulär)
1. Erbrechen und Diarrhoen
2. Addisonismen
3. Diabetisches Koma
4. Operationen

II. Toxische Einwirkungen (unbekannter Genese)
1. Hepatorenales Syndrom (Hepatitis, Lebercirrhose, Stauungs-ikterus, Operation)
2. Pneumonie, Sepsis u. a.
3. Plasmozytom, Leukosen

III. Kreislaufstörungen (Nierenischämie, Hormonale und Mineral-störungen, toxischer Eiweißabbau)
1. Operationen
2. Intestinale Blutungen
3. Herzinsuffizienz

IV. Zentralnervöse Störungen (Neurohormonal)
1. Apoplexie, Encephalitis, Contusio cerebri, Hirnoperation u. a.
2. Urina spastica, „crise polyurique" bei vegetativen Krisen

Hyposthenurie ohne Rest-N-Erhöhung bis zur Anurie und Urämie reichen kann und h i s t o l o g i s c h von normalem anatomischem Befund bis zu Tubulusnekrosen und interstitieller Nephritis. Wir haben hier dieselbe Erscheinung wie bei anderen Organen, die auch durch allgemeine Erkrankungen sekundär leichte oder schwere funktionelle Störungen und schließlich schwere organische Schädigungen erleiden können. Ich spreche darum lieber von „s e k u n d ä r e r N i e r e n f u n k t i o n s s t ö r u n g" als vom extrarenalen Nierensyndrom.

I

Nun zur ersten Gruppe, bei der Exsikkose und Mineralhaushaltstörungen im Vordergrund stehen (Tabelle 1).

1. Bei lang dauerndem Erbrechen und Diarrhoen (bei Pylorusstenose, bei Schwangerschaftserbrechen, bei Enterokolitiden, bei Cholera nostras), aber auch bei Nebenniereninsuffizienz, beim diabetischen Koma, nach Operationen, forcierter Entwässerung, Ascitespunktion, die mit Kochsalz- oder Chloridverlusten mit Alkalose und Exsikkose einhergehen, finden wir Oligurie und Rest-N-Steigerung, die von harmloser Störung bis zur tödlichen Urämie gehen können. Schon Léon Blum sprach von der „Azotémie par manque de sel".

Meist ist der Harn chloridfrei, so daß die einfache Probe mit einigen Tropfen Silbernitratlösung negativ ausfällt. Er enthält zuweilen eine Spur Eiweiß, kaum je jedoch ein pathologisches Sediment. Die Chlorid- und Natriumwerte im Blut sind niedrig, können aber unter Umständen normal sein, z. B. bei begleitendem großem Wasserverlust (sogenannte absolute Dehydratation). Ihr Wert ist also unzuverlässig. Bei lang dauerndem Erbrechen kann es zur Alkalose kommen mit abnorm hoher Alkalireserve im Blut. Sie führt zur Tetanie trotz normaler Calciumwerte und Kaliummangel (Ekg!). (Bei anderen Zuständen wiederum kommt es zur Ketonämie mit Azidose.) Der Kochsalz- und Salzsäureverlust führt zur Dehydration und damit zur Exsikkose. Zeichen dafür sind die Eindickung des Blutes mit hohen Hämoglobin- und Erythrozytenwerten, trockene Zunge, ausgetrocknete Haut, großer Durst, Wadenkrämpfe. In günstig verlaufenden Fällen kommt es nach therapeutischen Infusionen zu einer hyposthenurischen Polyurie mit Abfall des Rest-N, so wie wir es nach anderen tubulären Insuffizienzen in der Erholungsphase finden.

Pathologisch-anatomisch findet sich in ausgesprochenen Fällen die sogenannte hypochlorämische Kalknephrose, d. h. Tubulusnekrosen mit Verkalkung und Abstoßung des Epithels vorwiegend der gewundenen Harnkanälchen oder die „osmotische Nephrose" des proximalen Nephron nach Allen (so genannt, da sie auch nach anderen osmotischen Störungen [Infusion von hypertonischen Lösungen] auftreten kann). In anderen Fällen wiederum findet man geringe oder gar keine Veränderungen trotz schwerster Azotämie.

Therapeutisch ist die Zufuhr von Kochsalz und Wasser die wichtigste Maßnahme. Eventuell Ammonium-Chlorid und Kalium. Sie muß frühzeitig erfolgen, denn wenn es schon zu schweren tubulären Schäden gekommen ist, kann die Niere sich nicht mehr erholen. Die intravenöse Gabe ist wichtig. 1- bis 3%oige Kochsalzlösung als Tropfinfusion; die Menge richtet sich natürlich nach dem Grad der Saloprivie

und der Dehydratation. Im Durchschnitt wird man etwa 1 bis
1½ Liter Flüssigkeit mit 10 bis 20 Gramm Kochsalz am Tag
geben, bis zum Verschwinden der klinischen Symptome mit
Absinken des Reststickstoffs.

2. Auch bei chronischen Nephritiden kann sich
das extrarenale Syndrom durch Kochsalzmangel und Exsikkose aufpropfen. (Zumal, wenn es im Stadium der
Präurämie und Urämie zu Erbrechen und Durchfällen
kommt.) Praktisch wichtiger aber ist es bei chronischer
Niereninsuffizienz, wenn eine flüssigkeits- und koch-
salzarme Diät oder ein Durstversuch schematisch
durchgeführt wird. Denn bei chronischer Niereninsuffizienz
besteht durch Kochsalzverlust sowieso meist Hypochlorämie
und ferner ist bei Isothenurie die Aufrechterhaltung einer
Polyurie notwendig, um genügend harnpflichtige Substanzen auszuscheiden. So kommt es zur Stickstoffretention durch Oligurie oder bei einer sich durch-
setzenden Zwangspolyurie zur Exsikkose, die ebenfalls zur Azotämie führt. So kann ein Konzentrations-
versuch oder eine fälschlich durchgeführte Hunger- und
Durstbehandlung bei chronischer Nephritis sogar zur Urämie
führen!

3. Auch beim Addison-Kranken kann es zur sekundären Niereninsuffizienz (s. N.) durch die Na- und Cl-Ver-
luste durch Harn, Stuhl und Schweiß, und die damit einher-
gehenden Wasserverlusten kommen. In der Addisonkrise mit
Erbrechen und Durchfällen, die zu Exsikkose und Hypo-
salämie führen, wird schwere Tubulusinsuffizienz mit Urämie
beobachtet. Nonnenbruch beschreibt einen Fall von
Addison, der durch falsche Verordnung von Rohkost
(kaliumreich und natriumarm!) in eine schwere Niereninsuffizienz überging. Interessanterweise findet man zuweilen auch bei der Addisonkrise mit Alkalose durch Erbrechen und Salzmangel histologisch eine Kalknephrose
(Büchner und Roland). Therapeutisch kommt in erster
Linie Kochsalz- und Flüssigkeitsgabe und Substitutionstherapie durch Prednison in Frage.

4. Schließlich ist noch das extrarenale Syndrom beim
diabetischen Koma zu erwähnen, bei dem fast immer
ein Zustand der Exsikkose mit Chlorid-, Kalium- und
Natriummangel vorliegt. Im Harn findet man etwas Eiweiß und zahlreiche kurze Zylinder, die sogenannten Koma-
zylinder. Der Stickstoffwert kann um 70 bis 80 mg% ansteigen und Uebergänge in die Urämie werden beobachtet.
Therapie: Auch hier wird man KCl und physiologische Kochsalzlösung, als Tropfinfusion neben der sonstigen Komabehandlung geben. Die reichliche Flüssigkeits-
und Kochsalzabgabe kann lebensrettend sein. Wir haben

einen anurischen Fall mit der künstlichen Niere mit Erfolg
behandelt.

Zur Pathogenese: Kerpel-Fronius haben schon
vor langer Zeit darauf hingewiesen, daß bei Hypochlorämien
ohne Azotämie gibt, solange keine Exsikkose besteht.
Die schweren tubulären Schädigungen bei Exsikkose
beweisen die pathogenetische Bedeutung. Anderseits ist es
experimentell erwiesen, daß allein schon Natrium- und
Chloridmangel (erheblichen Grades) zu einer tubulären Schädi-

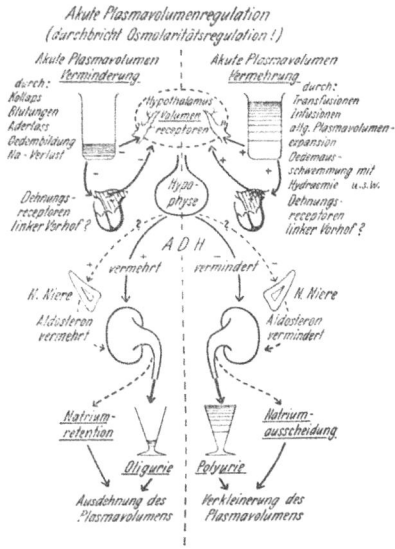

Abb. 1. Schema der akuten Plasmavolumenregulation
Links: Regulation bei akuter Plasmavolumenverminderung; rechts:
bei akuter Plasmavolumenvermehrung. — Volumrezeptoren im
Hypothalamus und linken Vorhof angedeutet. Oligurie bei
Plasmavolumenschrumpfung und Exsikkose (S a r r e 1958)

gung führt (T a g g a r t 1953). Ferner läßt sich experimentell
nach Unterbindung des Pylorus mit folgendem dauerndem
Erbrechen schon innerhalb von 24 Stunden eine Kalknephrose
hervorrufen (F r i e d m a n n und M a n n u. a.). Ebenso nach
NaCl-Entzug durch Peritonealspülung (E g e r). Es ist also
bewiesen, daß e x t r e m e r K o c h s a l z m a n g e l zur tubulären
Schädigung bis zur Nekrose führen kann.

In neuerer Zeit ist aber auch die Bedeutung der
h o r m o n a l e n R e g u l a t i o n e n bei diesen Zuständen erkannt worden (siehe vor allem die Arbeiten von W o l f f,

6

Koczorek, Buchborn u. a.). Die Autoren fanden bei allen
Zuständen von Dehydratation und Kochsalzverlusten, die meist
mit einer Verringerung des Flüssigkeitsvolumens und Vermehrung der Serumosmolarität einhergehen, eine Steigerung
der Aldosteron- und ADH-Ausscheidung (siehe
Abb. 1). So fand man bei Exsikkosen z. B. bei schwerem Erbrechen und Diarrhoen, beim Koma diabeticum, aber
auch bei forcierten Diuresen, bei Blutungen, beim
Schock, nach Infarkt u. a. Aldosteron- und ADH-Ver-

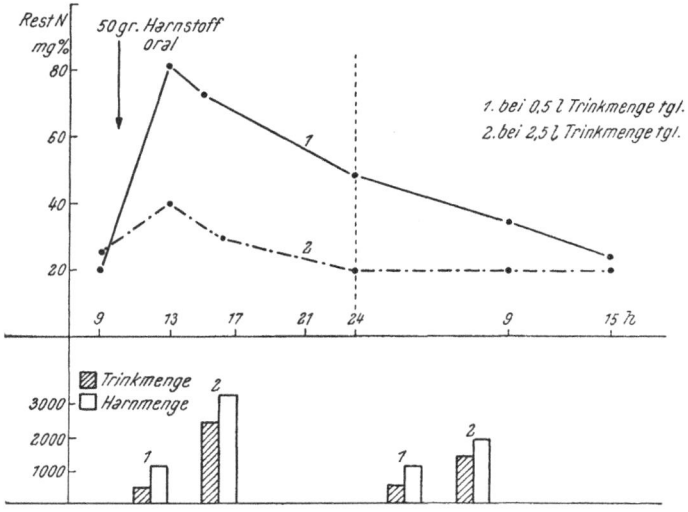

Abb. 2. Bei peroraler Harnstoffbelastung einer Versuchsperson
im Durstzustand erhebliche Azotämie 2 Tage lang (Kurve 1).
Bei beliebiger Flüssigkeitszufuhr Absinken des Rest-N zur Norm
schon nach wenigen Stunden (Kurve 2) (Sarre und Diehr 1958)

mehrung im Blut und im Harn. Dies ist ursprünglich eine
zweckmäßige Regulation, die durch Kochsalz- und
Flüssigkeitsretention den Körper vor weiterer Wasser- und
Mineralverlusten schützen kann.

Die dadurch aber eventuell hervorgerufene Oligurie
und Anurie kann zur Retention von Stickstoff und anderer
Stoffwechselprodukte mit Entwicklung einer Urämie führen.

Wir konnten Heintz bestätigen, daß großer Stickstoffanfall im Durstzustand mit nachfolgender Oligurie nicht
ausgeschieden werden kann, auch bei normalen durstenden
Versuchspersonen, weil der Niere genügend Lösungswasser
zur Ausscheidung fehlt, während reichliche Flüssigkeits-

zufuhr sofort sehr rasch zu einem Absinken des Rest-N im Blut führt (siehe Abb. 2).

Es handelt sich also bei diesem sekundären Aldosteronismus unter Umständen um eine übers Ziel hinausschießende Regulation, eine — wie Selye es genannt hat — Adaptationsstörung, die nun zu einem echten „extrarenalen Nierensyndrom" führen kann. Wir haben also eventuell eine Kombination von echt extrarenaler Störung mit tubulärer Insuffizienz vor uns. Bei geeigneter Therapie durch Infusion und Transfusion, eventuell auch durch orale Kochsalz- und Wasseraufnahme kann dieser Circulus vitiosus unterbrochen und auch die ADH- und Aldosteronausscheidung normalisiert werden.

5. Anhangsweise sei noch eine andere Mineralhaushaltsstörung erwähnt, die oft zu wenig beobachtet wird und oft zu schwerem extrarenalem Syndrom führen kann. Nach Operationen kommt es zuweilen zu schwerer hypochlorämischer Alkalose und Kaliummangel. Sie ist wahrscheinlich eine Folge der sogenannten Transmineralisation, die wir ja auch nach allen möglichen anderen Zellschädigungen und Erkrankungen sehen, wobei Chlorid und Natrium in die Zelle einwandern, während Kalium, Sulfate und Phosphate austreten. Außerdem Verlust von Cl und Alkalose durch Erbrechen. Dagegen findet man bei Gallenwegsfisteln und Drainagen hyperchlorämische Azidose. Die Hypochlorämie kann nach den Untersuchungen meines Mitarbeiters Gessler 30% und mehr betragen. So beobachtete er in einem Fall einen Abfall des Chlorids von 101 auf 60 mVal im Blut, also um über 40%. Die Folge davon ist nach den oben besprochenen Zusammenhängen eine Niereninsuffizienz mit Rest-N-Steigerung und präurämischen Erscheinungen bis zur Somnolenz. Viele dieser Fälle werden nicht beachtet und erst zu spät die Urämie erkannt oder die Fälle laufen als „Schockniere" oder „postoperatives Kreislaufversagen". Therapie: Rechtzeitige Kochsalzinfusionen oder Infusionen von Ammoniumchlorid bei Alkalose oder perorale Gabe von Ammoniumchlorid oder Kochsalz ist in solchen Fällen vordringlich. Vor allem sollten die Chirurgen dazu übergehen, nach jeder größeren Operation den Mineralhaushalt zu kontrollieren, um solche Fälle nicht zu übersehen.

II

Wir kommen nun zur zweiten Gruppe mit anderen (toxischen) Einwirkungen auf die Niere, deren Natur noch nicht bekannt ist.

1. Zunächst das hepatorenale Syndrom. Ich erwähnte schon, daß Richardière als erster Zustände von

Niereninsuffizienz mit Oligurie und Hyposthenurie bis zur Urämie bei verschiedenen Lebererkrankungen: akute Leberatrophie, Hepatitis, mechanischer Stauungsikterus mit oder ohne Operation, beschrieben hat.

Histologie: Bei der akuten Hepatitis fanden sich histologisch degenerative Veränderungen an den proximalen und distalen Tubulusepithelien, Bilirubinzylinder und Leucinkristalle, die die Tubuli verstopfen können (Allen). Klinisch finden sich Oligurie bis zur Anurie, ferner Rest-N-Steigerung. Die Funktionsprüfung der Niere ergibt eine erheblich verminderte Phenolrotausscheidung als Zeichen der tubulären Insuffizienz (Moeller und Rex). Auch hier kommt vielleicht eine hormonale Störung hinzu, denn von der erkrankten Leber kann offenbar das Adiuretin nicht mehr genügend inaktiviert werden, so daß es vermehrt wirksam wird und so die Oligurie hervorruft. Ferner wiederum Mineralhaushaltsstörungen: Bei Gallenwegsfisteln und Drainagen kommt es zur hyperchlorämischen Azidose mit Hypokaliämie, die zum „hepatorenalen" Koma führen kann. Therapie: Natriumlactat und Kalium. Moeller und Rex fanden bei Hepatitis anfänglich eine hyposthenurische Oligurie, die später im Rekonvaleszenzstadium in eine hyposthenurische Polyurie überging, wie dies typisch für die akuten Tubulusinsuffizienzen ist. Es fand sich dabei ein Anstieg der Nierenschwelle für Bilirubin sowie im Sediment neben Leukozyten und Erythrozyten vereinzelt granulierte Zylinder und Riesenzylinder.

Therapeutisch bewirken Austauschtransfusionen bei hepatorenalem Syndrom eine wesentliche Besserung. Ferner ist Normalisierung des Mineralhaushaltes und des Plasmavolumens nach dem Gesagten ausschlaggebend.

2. Extrarenales Syndrom kann auch bei Pneumonie und Sepsis beobachtet werden. Bei diesen Zuständen kennen wir die Natur der toxischen Einwirkung nicht und die hormonalen Veränderungen, die oben erwähnt wurden, spielen sicherlich nur eine begleitende Rolle.

3. Es sei nun auch noch das Plasmozytom (Myelom) erwähnt, das zu eigenartigen Nierenstörungen führen kann. Beim Plasmozytom kommt es zu einer mehr oder weniger großen Proteinurie, zum Teil durch die Ausscheidung des Paraproteins. Histologisch führt diese Proteinurie teilweise zum Bild der Nekronephrose. Eiweißzylinder und auskristallisierte Paraproteine füllen das Tubuluslumen und verstopfen die Nephrone. In diesen ist das Tubulusepithel gewöhnlich abgeflacht. Man hat eine Harnstauung mit Erweiterung der Kanälchenlumina durch die ausgefällten Eiweißmassen angenommen (Nephrohydrose nach Ehrich). In manchen Fällen wiederum findet man an den Nieren

kaum einen pathologischen Befund; trotz dieses in manchen Fällen so geringen pathologisch-anatomischen Befalls der Nieren kann eine Niereninsuffizienz bis zur tödlichen Urämie bestehen.

Diese Diskrepanz zwischen histologischem Befund und Niereninsuffizienz ist für N o n n e n b r u c h ein besonderes Beispiel für das extrarenal verursachte Nierenversagen. Wir selbst beobachteten in einem Fall zunächst das Auftreten einer hyperchlorämischen Azidose (L i g h t w o o d - A l b r i g h t) mit schweren Mineralhaushaltstörungen, vermehrter Calciumausscheidung und renaler Osteopathie. Einige Monate später kam es dann erst zur Niereninsuffizienz mit Rest-N-Erhöhung mit rascher Verschlechterung und Tod in Urämie. Man sieht also, daß auch das Plasmozytom die verschiedenartigsten Nierenfunktionsstörungen von leichten Partialfunktionsstörungen bis zum Vollbild der Urämie machen kann. Wahrscheinlich spielen auch hier toxische Substanzen, Abbauprodukte der Paraproteine eine Rolle, die zur tubulären Insuffizienz führen. Z o l l i n g e r hält die Nierenläsionen mit zum Teil interstitieller Nephritis für typische Folgen von Eiweißstoffwechselstörungen, wodurch diese Ansicht gestützt würde.

III

Wir kommen nun zur dritten Gruppe mit K r e i s l a u f s t ö r u n g e n:

1. Nach O p e r a t i o n e n und i n t e s t i n a l e n B l u t u n g e n:

Die Störungen nach Operationen wurden schon besprochen.

Auch nach großen i n t e s t i n a l e n B l u t u n g e n, insbesondere M a g e n b l u t u n g e n, kommt es zu Rest-N-Steigerung mit Niereninsuffizienz. Man nimmt hier einen erhöhten Eiweißabbau an und Resorption von Abbauprodukten in den Magen-Darmkanal ergossenen Blutes. Ein Beweis dafür ist die Beobachtung, daß nach L u n g e n b l u t u n g e n eine Azotämie nur dann auftritt, wenn Blut geschluckt wurde. Perorale Aufnahme von 500 ccm Blut soll den Rest-N des Blutes innerhalb von 8 Stunden verdoppeln. Unter bestimmten Voraussetzungen, z. B. Oligurie, kann ein solcher endogener Stickstoffanteil von der Niere nicht bewältigt werden und zu einer Stickstofferhöhung über Tage führen (s. Abb. 2). In Kombination der Ursachen: Mineralverschiebungen, Schock, Kollaps, toxische Abbauprodukte, kommt es aber zu einer echten tubulären Insuffizienz.

Daraus ergibt sich die T h e r a p i e: Bekämpfung des Schocks und Kollapses durch Bluttransfusionen, Hebung des Blutdruckes, Normalisierung des Mineralhaushaltes. Ferner ist unter Umständen die Entfernung von Blutergüssen und Sekreten wichtig.

2. Extrarenales Syndrom bei Herzinsuffizienz: Hier sind es wahrscheinlich tatsächlich nur extrarenale Faktoren die zu einer ungenügenden Ausscheidung harnpflichtiger Stoffe führen. Eines der Hauptkriterien der tubulären Insuffizienz fehlt hier, nämlich die Hyposthenurie. Wir finden bekanntlich Oligurie mit hohem spezifischem Gewicht. Im Blut besteht eine mäßige Rest-N-Steigerung, welche aber meist keine hohen Werte erreicht. Sie ist wahrscheinlich allein durch die Oligurie bedingt. Die Natrium-Wasser-Retention bei Herzinsuffizienz ist wohl hauptsächlich durch die hormonalen Störungen der Regulierung des Mineral- und Wasserhaushaltes bedingt. Es ist ja heute gut bekannt, daß es bei Herzkranken zu sekundärem Aldosteronismus kommen kann mit Natriumretention, Oedembildung und niedrigen Natriumwerten im Harn. Von Wolff und Mitarbeitern ist eine um das Sechsfache erhöhte Aldosteronausscheidung pro Tag gefunden worden. Nach der üblichen Herz- und Oedembehandlung mit Kochsalzentzug, Digitalisglykosiden usw. kehrten die Werte sehr rasch in den Normalbereich zurück. Anderseits bei Behandlung mit Kationenaustauschern und Salyrgan, also mit starkem Natriumverlust, stieg die Aldosteronausscheidung sogar an (Wolff).

Eine drakonische Entwässerung mit Salyrgan bei salzfrei ernährten Herzkranken kann unter Umständen zu einer Oligurie mit Rest-N-Steigerung bis zur Urämie führen. Auch dies ist eine „Azotémie par manque de sel". Schroeder spricht von einem „low salt syndrome". Man nimmt eine Hyperhydratation der Zellen an. Daneben spielen die oben erwähnten Hormonmechanismen eine Rolle.

Therapeutisch ist darum die Regel, schwer Dekompensierte zuerst nur mit Herzglykosiden zu kompensieren und zu entwässern! Mit Salyrgan, Kationenaustauschern und anderen schweren Eingriffen in den Mineralhaushalt sei man bei schwer Dekompensierten stets vorsichtig.

IV

Wir kommen zur vierten Gruppe mit nervaler Beeinflussung der Niere. (Das „extrarenale Syndrom" mit cerebraler oder nervaler Genese.)

1. Nierenfunktionsstörungen mit Rest-N-Steigerung oder pathologisch-anatomischem Befund treten bei zentralnervösen Reizzuständen verschiedenster Art auf: bei subarachnoidalen Blutungen, Apoplexien, Erweichungen, Leptomeningitis, Encephalitis, Contusio

cerebri (Morawitz und Schloß 1932; Nonnenbruch 1949; Schrade 1947 und Heintz 1955). Klinisch wird zuweilen eine erhebliche Rest-Stickstoff-Steigerung gefunden (120 mg% und mehr), die zur Urämie führen oder in wenigen Tagen bei Besserung des Grundleidens abklingen kann. Die

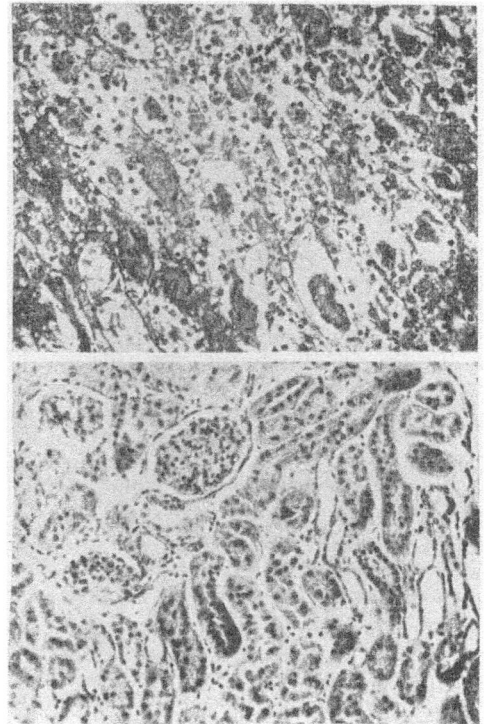

Abb. 3. Exp. chron. Nervenreiz am Nierenstiel links (Kaninchen) Oben: Linke Niere schwere Nekronephrose. — Unten: Rechte Kontrollniere normale Verhältnisse [Sarre und Moench: Zschr. exper. Med., 117 (1951), S. 49]

Indikan- und Xanthoproteinwerte im Blut sind meistens nicht erhöht.

Zum Teil spielen vielleicht hormonale Störungen, zum Teil aber nervale Reize eine Rolle.

So berichtet Heintz (1956) über eine 72jährige Frau, die der Klinik mit der Diagnose Urämie überwiesen wird. Rest-N

200 mg%, Blutdruck 160/120 mm Hg, im Harn Spuren Eiweiß, im Sediment Erythrozyten und Leukozyten, spezifisches Gewicht zwischen 1011 und 1015. Tod im Kreislaufversagen. Die Sektion deckte eine schwere, teils verkäsende Neuritis und Perineuritis tuberculosa der Spinalnerven auf, und zwar in den regionären Segmenten der Nieren D 9—L 1. Die Nieren selbst zeigten keine pathologischen Veränderungen. Die hier vorliegende Nierenfunktionsstörung wurde angesichts des normalen histologischen Nierenbefundes auf eine nerval ausgelöste Störung der Nierentätigkeit bezogen.

Pathogenese: Schrade und Röster (1943) haben experimentell Luftencephalographien bei Kaninchen vorgenommen und Abfall und später Anstieg des Rest-N beobachtet. Ferner ist von mir und Moench 1952 experimentell durch chronische Nierennervenreizung (durch Reizung der Nerven am Nierenstiel und am Ganglion coeliacum mit Crotonöl oder mit elektrischem Dauerreiz) eine Hemmung der Harnsekretion und tubuläre Schädigungen bis zur Nekrose mit Rest-N-Anstieg erzeugt worden (Abb. 3). Und zwar fand sich histologisch eine schwere nekrotisierende Tubulusschädigung, hauptsächlich in den distalen Abschnitten des Nephron und im Bereich der Henleschen Schleife. Auch hier sehen wir also Funktionsstörung bis zur Urämie und histologisch fehlende Veränderungen bis zu schweren tubulären Nekrosen. Anderseits kann natürlich Oligurie und Anurie auch durch hormonal-humorale Faktoren, wie insbesondere Adiuretinausschüttung. bei zentralnervösen Reizzuständen vorkommen.

Therapeutisch wäre Nowokainblockade des Grenz·stranges oder Nierendenervierung angebracht, wenn die Diagnose in solchen Fällen gesichert werden kann.

2. Schließlich sei in diesem Zusammenhang auch noch die sogenannte Urina spastica („crise polyurique") erwähnt. Bei verschiedenen vegetativen Krisen (Migräne, Commotio cerebri, Epilepsie, paroxysmale Tachykardie, Stenokardie, Nieren- und Gallenkoliken), und auch bei seelischen Erregungen kann es zu einer plötzlichen Harnflut von 1 bis 2 Liter stark verdünnten Urins, eben der Urina spastica, kommen. Hoff (1955) vermutet, daß diese Harnflut auf nervalhumoralem Wege durch Mitwirkung des Hypophysen-Zwischenhirnsystems ausgelöst wird, so wie experimentell Polyurien durch die klassische „piqûre" in der Medulla oblongata von Claude Bernard oder durch Reizung des Tuber cinereum usw. zustande kommen können. Es müßte sich hier also um eine Hemmung der Produktion des ADH, um einen „akuten Diabetes insipidus", handeln. Es ist aber auch an eine Adrenalinausschüttung gedacht worden, das in kleiner Dosis zur Diurese führt (Holtz, Credner und Heepe

1947). Die neurohumorale Steuerung des Wasserhaushaltes wurde schon besprochen. Bei Reizung des Hypothalamus nach der Methode von W. R. Hess konnte die Harnausscheidung sowohl bei der intakten als auch bei der denervierten Niere beeinflußt werden, jedoch trat der Reizeffekt am denervierten Organ verzögert ein (Kollea 1949). Die Uebertragung nervaler Reize auf die Niere findet also wahrscheinlich größtenteils hormonal durch Ausschüttung oder Hemmung von ADH oder Nebennierenhormon statt.

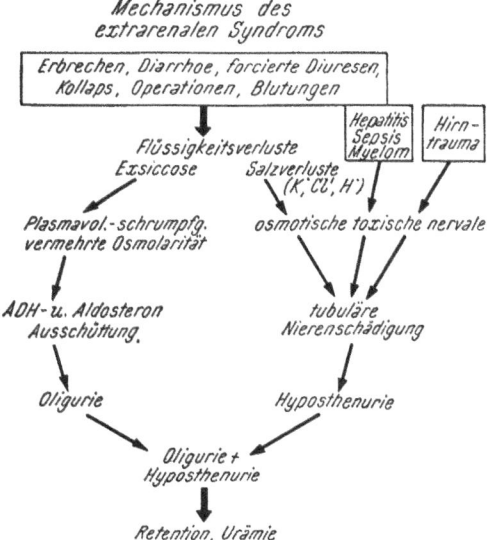

Abb. 4. Mechanismus des extrarenalen Syndroms. Die Azotämie verläuft auf zwei Wegen: Schematisch links hormonale Nierenbeeinflussung, rechts tubuläre Schädigung

Die von Nonnenbruch noch zum extrarenalen Nierensyndrom gezählten Krankheitsbilder, wie die seröse interstitielle Nephritis, die Sublimatintoxikation und die Niereninsuffizienz nach Hämo- und Myolyse, gehen stets mit schweren anatomischen tubulären Schädigungen einher und seien daher hier von den sekundären Nierenfunktionsstörungen abgetrennt.

Sie haben wohl aus meinen Ausführungen entnommen, daß das extrarenale Nierensyndrom heutzutage nicht mehr, wie Nonnenbruch meinte, „Ausdruck einer uns noch unerklärlichen Stoffwechselveränderung" ist, sondern es sind extrarenal und renal ausgelöste Funktionsstörungen der Niere, die sich gut bei anderen leichten oder schweren Nieren-insuffizienzen angliedern lassen. Die Ursachen können allerdings pathogenetisch sehr verschieden sein. Charakteristisch scheint mir hierbei zu sein (Abb. 4), daß man nicht nur eine unmittelbare Einwirkung auf den Tubulusapparat der Niere durch Toxine, Durchblutungs-störungen oder Kochsalzmangel annehmen kann, sondern daß offenbar bei den meisten der von uns abgehandelten Er-krankungen auch echte extrarenale Faktoren mitspielen, wie insbesondere hormonale Einwirkungen durch die Ausschüt-tung von Adiuretin und Aldosteron, so daß die moderne Entwicklung der Hormonforschung hier etwas Licht in diese merkwürdigen Zustände von Oligurie gebracht hat. Aber wahrscheinlich wirkt in den meisten schweren Fällen hor-monale Dysfunktion mit toxischer Einwirkung auf die Niere zusammen (Abb. 4).

Für den Arzt ist es wichtig, an diese extrarenalen Faktoren bei Zuständen von unerklärlichem Nierenversagen zu denken, die therapeutisch im A n f a n g a u s s i c h t s r e i c h sind. Blut- und Kochsalzinfusionen, Normalisierung des Plasmavolumens und des Mineralhaushaltes können neben der Behandlung des Grundleidens oft scheinbar hoffnungslose Fälle noch zur Heilung bringen.

L i t e r a t u r siehe bei S a r r e, H.: Nierenkrankheiten. Stuttgart: Georg Thieme-Verlag. 1. Aufl. 1958, 2. Aufl. 1959.

Aus der Chirurgischen Universitätsklinik Innsbruck
(Vorstand: Prof. Dr. P. Huber)

Die akute Niereninsuffizienz als chirurgische Komplikation*

Von **Paul Huber** und **Hans Marberger**

Mit 7 Abbildungen

Als vor nahezu 30 Jahren einer der Verfasser im Auftrag des damaligen Vorstandes der Klinik Prof. R a n z i, die Ursachen der postoperativen Todesfälle an der Innsbrucker Chirurgischen Klinik sichtete, befanden sich unter einer Gesamtzahl von 419 Todesfällen 8, also 2%, infolge Versagens der Nierenfunktion. Bei allen diesen Patienten waren die Nieren nachweislich krank gewesen. Wenn auch nicht zu bezweifeln ist, daß unsere heutigen diagnostischen Möglichkeiten im gleichen Material eine höhere Zahl ergeben würden, so ist doch ebenso sicher, daß das Problem des akuten Nierenversagens nach Operationen und Verletzungen seither stark an Bedeutung gewonnen hat. So bildete es im Koreakrieg nach S n y d e r und C u l b e r t s o n bei 1411 Kriegsverletzten, die in Lazaretten verstarben, in 7% die Todesursache.

Diese Zunahme beruht sicher nicht nur auf verbesserter Diagnostik, sondern auch auf verschiedenen anderen Ursachen: Ueberalterung der Bevölkerung im allgemeinen und der Krankenhauspatienten im besonderen, die zunehmende Zahl schwerer Unfälle, großer chirurgischer Eingriffe und wiederholter Bluttransfusionen, der enorm gesteigerte Verbrauch stark wirkender Medikamente seien als wenige besonders in die Augen springende Gründe hervorgehoben. Die Deutsche Gesellschaft für Chirurgie hat der Bedeutung des Problems dadurch Rechnung getragen, daß sie es 1957 auf

---

* Vortrag, gehalten anläßlich des 12. Oesterreichischen Aerztekongresses der Van Swieten-Gesellschaft in Wien, 22. bis 27. September 1958.

ihrer 64. Tagung als ein Hauptthema diskutierte. Der Inhalt dieses Vortrages entspricht im wesentlichen dem Ergebnis dieser Diskussion, ergänzt durch Literaturstudium und illustriert durch einige eindrucksvolle Fälle der Klinik.

Die akute Niereninsuffizienz ist ein sehr komplexes Problem, da sie in gleicher Weise alle Fachdisziplinen der Medizin beschäftigen muß. Es ist aber nur für den Arzt einigermaßen überschaubar, der sich damit besonders befaßt. Nun sind wir Chirurgen bekanntlich der Theorie wenig zugetan und waren daher lange Zeit zu sehr geneigt, bei diesem Problem vor der Größe der Gefahr die Augen zu schließen, da uns einfach das fundamentale theoretische Wissen fehlte. Wir dürfen das aber nicht mehr länger tun, da die Mortalität der akuten Niereninsuffizienz in den Statistiken auch heute noch mit rund 50% angegeben wird.

Dieses Referat soll nicht etwa grundsätzlich Neues bringen, sondern die besondere Bedeutung der akuten Niereninsuffizienz für den Chirurgen beleuchten und praktische therapeutische Winke, die sich aus einer kurzen Ueberlegung der Pathogenese ergeben, aufzeigen. Im besonderen soll dabei die Lage des chirurgisch tätigen Arztes berücksichtigt werden, der dem Problem gegenübersteht, ohne den Apparat eines großen modernen Krankenhauses zur Verfügung zu haben. Daher stellen die aufgezeigten Richtlinien vielfach nur ein Mindesterfordernis dar. Sie bedürfen daher ergänzender Maßnahmen, wenn es der Zustand des Patienten erfordert. Auf diese Weise sollen die Sofortmaßnahmen, die zunächst auf Grund des klinischen Befundes, der Anamnese und von Mutmaßungen durchgeführt wurden, in Ruhe durch Ausnützung des gesamten diagnostischen Rüstzeuges korrigiert werden. Dabei soll der Urologe zu Rate gezogen werden; denn dieser Zweig der chirurgischen Familie muß sich ja notgedrungen mit der Nierenfunktion und allen damit zusammenhängenden Fragen beschäftigen. Als chirurgisches Fach weiß aber die Urologie auch die Besonderheiten der Chirurgie richtig einzuschätzen.

Da über Nierenphysiologie unter normalen und pathologischen Umständen bereits von mehreren Referenten das Wesentliche erörtert wurde, sollen im folgenden nur einige Tatsachen nochmals in Erinnerung gerufen werden, die für das Verständnis des klinischen Ablaufes aus der Blickrichtung des Chirurgen, sowie für die Behandlung von besonderer Bedeutung sind.

Wir wissen, daß die Niere zwei Hauptaufgaben zu erfüllen hat: 1. Die Ausscheidung von Stoffwechselschlacken und 2. die Konstanterhaltung des sogenannten „inneren Milieus" im Sinne Claude Bernards.

Die Wichtigkeit der zweiten Aufgabe, die häufig unterschätzt wird, geht besonders klar aus einem Wort von R i c h a r d s hervor: „Die Niere spielt eine entscheidende Rolle in der Kontrolle der Zusammensetzung unserer Körpersäfte und in der Konstanterhaltung des inneren Milieus. Der Ausfall dieser Funktion hat ebenso sicher, wenn auch nicht so schnell, den Tod zur Folge wie der Stillstand des Herzens oder der Respiration." Damit die Niere diesen Aufgaben gerecht werden kann, muß sie eine gewaltige Leistung vollbringen. Nach der heute zwar umstrittenen, aber noch vorherrschenden Ansicht, werden täglich 150 bis 180 Liter Vorharn durch die Glomeruli in die Bowmansche Kapsel hineinfiltriert. Diese enorme Flüssigkeitsmenge wird durch die Tätigkeit des tubulären Appartes auf die definitive Harnmenge von 1 bis $1^1/_2$ Liter reduziert. Diese Aufgabe kann nur dadurch erfüllt werden, daß rund ein Viertel des Minutenblutvolumens die Nieren durchströmt, obwohl diese nur $0.5^0/_0$ des Körpergewichtes ausmachen. Dabei ist das Druckgefälle, das im Glomerulus die Filtrationsleistung bestimmt, erstaunlich gering. Nimmt man den Kapillardruck im Glomerulus mit 60 bis 80 mm Hg (etwa $60^0/_0$ des Aortendruckes), den entgegenwirkenden Binnendruck der Bowmanschen Kapsel mit etwa 15 mm Hg und den dem Blutdruck ebenfalls entgegenwirkenden kolloidosmotischen Druck des Serums mit 30 mm Hg an, dann resultiert ein hydrostatisches Druckgefälle von nur 15 bis höchstens 35 mm Hg. Man müßte erwarten, daß diese geringe Druckdifferenz schon bei jedem kleineren Blutdruckabfall, ebenso aber auch bei einer geringfügigen Erhöhung des Gegendruckes, etwa bei Drucksteigerung in den ableitenden Harnwegen, die Filtrationsarbeit der Glomeruli zum Erliegen bringen müßte. Die praktische Erfahrung lehrt jedoch, daß dies nicht immer zutrifft. Es müssen daher dem Organismus Kompensationsmechanismen zur Verfügung stehen. Im Experiment konnte nachgewiesen werden, daß trotz Schwankungen des äußeren Blutdruckes der Druck in den Glomeruluskapillaren relativ konstant erhalten werden kann. Schließlich besteht guter Grund zur Annahme, daß mangelnde Filtration durch vermehrte aktive tubuläre Sekretion ausgeglichen werden kann. Neben diesen Kompensationsmechanismen scheint auch die Zahl der funktionierenden Niereneinheiten von der Natur so reichlich bemessen, daß ein Viertel davon, also eine halbe Niere, den anfallenden Aufgaben vollauf gerecht werden kann. Die gesunde Niere hat demnach eine sehr große Leistungsreserve. Niereninsuffizienzen dürfen wir erst dann erwarten, wenn entweder alle Nephrone geschädigt, oder wenn von den schätzungsweise 2 Millionen 1.5 Millionen zugrunde gegangen sind. Die in Abb. 1 wiedergegebene Kurve von M c K a y, die

4

dem Buch von Sarre entnommen ist, veranschaulicht diese Tatsache. Die erwähnte Leistungsreserve ist aber nur bei der gesunden Niere so groß. Sie kann durch verschiedene Ursachen mehr oder weniger stark eingeschränkt werden. Jede Einschränkung leistet aber der akuten Niereninsuffizienz Vorschub. Sie richtig einzuschätzen, ist daher vor chirurgischen Eingriffen besonders wichtig. Je nach dem Grade der Einschränkung unterscheiden wir:

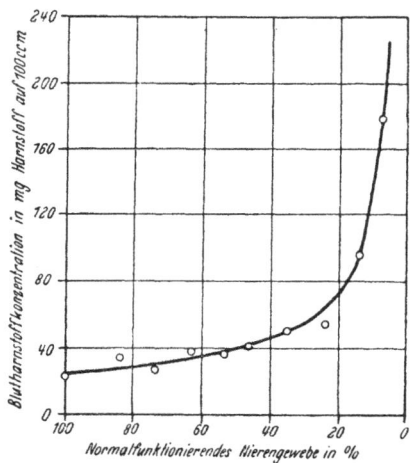

Abb. 1. Beziehung zwischen Harnstoffspiegel und restierendem Nierengewebe

1. die einfache Einschränkung der Leistungsbreite, erkennbar am verminderten Konzentrationsvermögen,

2. die kompensierte Insuffizienz, bei der die Nierenfunktionsstörung durch kompensierte Retention von harnpflichtigen Substanzen bereits erkenntlich wird,

3. die teilkompensierte Insuffizienz mit verschiedenen Ausscheidungs- und Konzentrationsstörungen, bei der von den Nieren die Arbeit nur unter optimalen Bedingungen geleistet werden kann und schließlich

4. die dekompensierte Insuffizienz, die zur Urämie und zum Untergang des Organismus führt.

Der erste Grad, die eingeschränkte Konzentrationsfähigkeit, ist bei Patienten in höherem Lebensalter oder solchen, die im Laufe ihres Lebens eine oder mehrere Erkrankungen des Harntraktes mitgemacht haben, die Regel. In die zweite

Gruppe gehören Patienten mit anatomisch faßbaren Nierenveränderungen, wie Zystennieren, Ureterstenosen u. dgl. Bei
diesen Kranken ist die Insuffizienz durch einen relativ kon-
stanten, aber erhöhten Blutspiegel der harnpflichtigen Abbauprodukte, besonders der stickstoffhaltigen, charakterisiert.
Da aber die Kompensationsmaßnahmen voll funktionieren,
ist der Allgemeinzustand nicht beeinträchtigt. Wir sahen
selbst Kranke mit Reststickstoffwerten über 100 mg% bei
vollem Wohlbefinden und bei gutem Appetit. Der dritte Grad
ist dadurch gekennzeichnet, daß nur unter ganz besonderen
Umständen die fortschreitende Anreicherung von Abfallprodukten im Blut verhindert werden kann; z. B. dadurch, daß
durch entsprechende Diät der Anfall von stickstoffhältigen
Abbauprodukten auf ein Minimum beschränkt und gleichzeitig eine große Menge von Lösungswasser zugeführt wird.
Beim vierten Grad ist die Niere auch unter optimalen Bedingungen nicht mehr imstande, ihre Aufgabe zu erfüllen.

Die eben angeführten Arten der Niereninsuffizienz verlaufen zwar chronisch und unterscheiden sich damit grundsätzlich von der akuten Niereninsuffizienz. Da sie aber beim
Zusammentreffen bestimmter Faktoren in ein akutes Nierenversagen übergehen können, ist ihre Kenntnis für den
Chirurgen besonders wichtig.

Die akute Niereninsuffizienz bedeutet ein gleich-
zeitiges plötzliches Versagen der glomerulären und der
tubulären Nierenfunktion. Dieses Ereignis zeigt fast immer
das gleiche oder zumindest ähnliche klinische Bild; es kann
aber durch zahlreiche verschiedene Ursachen ausgelöst werden. Die Symptomatik ist eigentlich unverkennbar, obwohl
sie oft genug mißachtet oder falsch gedeutet wird. Man
unterscheidet in der Regel drei Phasen:

1. In der ersten Phase spielt sich das auslösende Ereignis
ab, z. B. Verletzung, Operation, Verbrennung, Verschüttung,
Vergiftung, Bluttransfusion usw. Diesem kausalen Ereignis
folgt meist ein begrenztes Schockstadium oder zumindest die
Beeinträchtigung des Allgemeinzustandes mit mäßiger Blutdrucksenkung, Brechreiz, Inappetenz und häufig leichten
Lumbalschmerzen.

2. Dieses Zwischenstadium geht unvermittelt oder schleichend in die anurische bzw. oligurische Phase über. Sie ist
gekennzeichnet durch die geringe Harnausscheidung bei reichlich vorhandenem Lösungswasser. Als Minimum der eigentlich
notwendigen Ausscheidung werden 500 ccm angenommen, da
diese Menge Lösungsmittel auch bei intakter Nierenfunktion
zum Transport der täglich anfallenden Metabolite notwendig
ist. Die Oligurie bei akuter Niereninsuffizienz muß von
Wassermangeloligurien oder solchen bei Blutdruckabfall

(hypotonische Oligurien), die nur eine vorübergehende Diuresehemmung bedingen, abgegrenzt werden. Die Unterscheidung ist in der Regel durch Blutdruckmessung und Harnuntersuchung unschwer zu treffen. Bei der akuten Niereninsuffizienz weist der ausgeschiedene Harn ein spezifisches Gewicht um 1010 auf und enthält meist Hämoglobinzylinder. Der Hämoglobingehalt verleiht dem Harn den charakteristischen Farbton („Fleischwasserharn"). Daneben bestehen Hämaturie und Proteinurie geringen Grades. Bei jeder Oligurie oder Anurie muß natürlich, wenn irgend welche klinische oder anamnestische Hinweise bestehen, das Vorliegen einer mechanisch bedingten postrenalen Ursache durch die urologische Untersuchung ausgeschlossen werden.

Während der anurischen Phase entwickelt sich durch die Anhäufung von Schlackenstoffen im Blut ein Symptomenbild, das als das Bild der Urämie jedem Arzt geläufig ist. Es wäre aber ein Irrtum, zu glauben, daß für dieses Zustandsbild nur der Anstieg der stickstoffhaltigen Abfallprodukte im Blut, wie dies im Namen „Urämie" zum Ausdruck kommt, verantwortlich sei. Unabhängig von der Stickstoffretention kann es zur Wasserintoxikation kommen, wenn die Zufuhr das Ausmaß des unsichtbaren und extrarenalen Wasserverlustes übersteigt. Der Zellzerfall führt zu einem Ansteigen des Kaliumspiegels im Blut, der den Herztod herbeiführen kann und der Anfall an sauren Radikalen, der die kompensatorische Tätigkeit der Lunge übersteigt, führt zu einem azidotischen Zustandsbild. Es ist verständlich, daß manche Faktoren dieses sehr komplexe Geschehen beeinflussen und damit im Einzelfall die Symptome verändern können. So vermindert z. B. das Auftreten von Durchfällen erheblich die Gefahr einer rasch zunehmenden Wasser- oder Kaliumretention mit all ihren Folgen.

5. Führt das anurische oder oligurische Stadium nicht zum Tode des Patienten, dann geht es unmittelbar in die Regenerationsphase oder das polyurische Stadium über. Das Wiedereinsetzen der Harnausscheidung, ja vielfach das Auftreten einer Harnflut, wird in der Regel vom Patienten und dem Arzt mit einem Gefühl größter Erleichterung begrüßt. Leider ist der Jubel nicht selten verfrüht, denn auch dieses Stadium ist noch voller Gefahren. Es ist nämlich gekennzeichnet durch raschen Verlust von Wasser und Elektrolyten infolge der enormen Ausscheidung nieder konzentrierten Harnes. Da der tägliche Anfall von stickstoffhaltigen Abfallprodukten die Menge übersteigt, die auch in mehreren Litern isosthenurischen Harnes ausgeschieden werden, kann der Reststickstoff in der ersten Zeit noch weiter ansteigen. Während die Glomerulusfunktion anscheinend unvermittelt wieder aufgenommen wird, liegt die Tubulusfunktion noch lange Zeit darnieder.

Daher ist die Rückresorption von Wasser und wertvollen
Elektrolyten mangelhaft, so daß die Ueberwässerung und
Hyperkaliämie sehr rasch in Wassermangel und Hypokaliämie umschlägt. Wird diesen Verlusten nicht rechtzeitig Ein-
halt geboten, dann führt auch dieses Stadium zum Tode.
Aetiologie und Pathogenese des akuten Nierenversagens
sind noch nicht eindeutig geklärt. Es würde zu weit führen,
auf die verschiedenen Theorien näher einzugehen. Im Vordergrund steht heute die Annahme, daß es sich entweder um die
Folgen einer Zirkulationsstörung bei renaler Ischämie oder
um einen nephrotoxischen Insult durch gewisse Substanzen
handeln dürfte, während die Ansicht von B o n f i k, der die
Insuffizienz durch eine Verstopfung von Nierenkanälchen mit
ausgefallenen Substanzen erklärte, aufgegeben werden mußte.
Wichtig ist vor allem die Erkenntnis, daß anscheinend unsere
Nieren trotz der differenzierten Funktion nur mit ähnlichen
Reaktionen auf zahlreiche Noxen antworten können und daß
die verschiedensten Ursachen einen Triggermechanismus mit
gegebenen Konsequenzen auslösen können. Inwieweit ein
neurovaskulärer Reflex dabei eine Rolle spielt, steht noch
nicht fest. Auf Grund klinischer und experimenteller Untersuchungen möchte man ihm jedoch eine Bedeutung zumessen.

Tab. 1. Akutes Nierenversagen

Prärenale Störungen

Blutdruckabfall, Schock, Blutvolumenschrumpfung (Ischaemie,
Hormonale Dysregulation): Traumatischer Schock, Operations-
schock, großer Blutverlust. — Hämolyse und Myolyse (toxischer
Eiweißzerfall, Schock): Fehlerhafte Bluttransfusion, Weichteil-
zertrümmerung (,,Crush"). Verbrennung, Schwarzwasserfieber. —
Kochsalzmangel und Exsikkose (Wasser-Mineralhaushalt-Störung,
Schock): Unstillbares Erbrechen, Profuse Durchfälle, (Salmonella,
Cholera nostras), Diuretika, (,,extrarenales Nierensyndrom"). —
Endogene Intoxikation: Ileus, Peritonitis, Perforation, Schwanger-
schaftstoxikose, Hepato-renales Syndrom

Renale Störungen

Nephrotoxisch: Sublimat, Tetrachlorkohlenstoff, Na-Chlorat,
Chromate, Glykolderivate, Oxalat (Kleesalz), Phosphor, Chloro-
form u. a. — Toxisch-Allergisch: Sulfonamide, Antibiotika,
Schwermetallsalze (Gold, Wismut u. a.), andere Medikamente. —
Infektiös: B. Perfringens, Clostridium Welchii (sept. Abort),
Hämorrhagisches Fieber, nekrotisierende Pyelonephritis, Pneu-
monie, Sepsis

F a l l 1: 23jähriger Patient, Magenresektion nach B. II
wegen Perforation eines Duodenalulkus, 3. postoperativer Tag
unstillbares Erbrechen, progrediente Schwäche, 5. postoperativer Tag Kollaps mit Druckabfall für 8 Stunden. Anurie trotz

Wiederherstellung eines normalen Blutdruckes. Die Ursache des Kollapses und der Niereninsuffizienz lag, wie sich einwandfrei nachweisen ließ, in einem Kochsalzmangel durch prä- und postoperatives Erbrechen bei ausreichender Flüssigkeits-, aber unge-

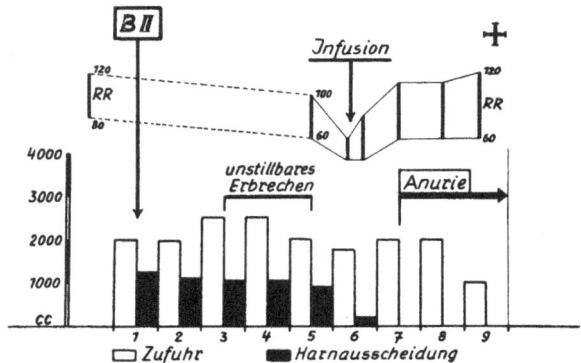

Abb. 2. Zustand nach Magenresektion wegen Perforation. G. B., männl., 23 Jahre

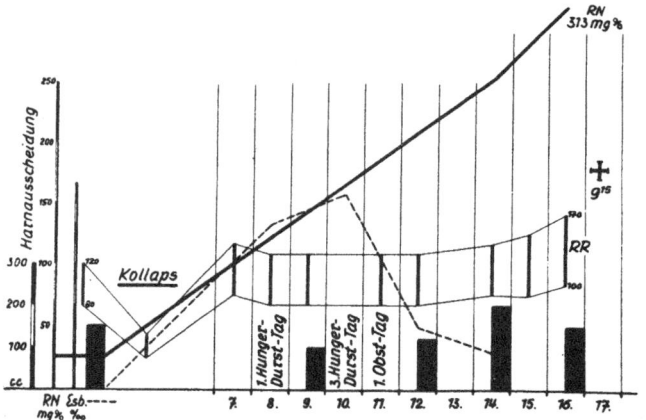

Abb. 3. Crush-Niere nach Absturz in Seilschlinge. St. R., männl., 25 Jahre

nügender Salzzufuhr. Der Salzmangel bedingte eine Abnahme des Blutvolumens, Druckabfall, lang anhaltenden Kollaps mit irreversibler Anurie. Die später durchgeführten therapeutischen Maßnahmen zur Wiederherstellung normaler Elektrolyt- und Blutdruckverhältnisse waren erfolglos.

Fall 2: 25jähriger Patient stürzt bei einer Klettertour und bleibt nach einem freien Fall von 12 m in der sichernden

Seilschlinge hängen. Bei der Bergung nach 2 Stunden Bewegungs-
einschränkung der Arme, Schwächezustand, sonst keine Verletzung. Nach der Einlieferung ins Krankenhaus Schwellung und
komplette Parese der oberen Extremität, die sich während der

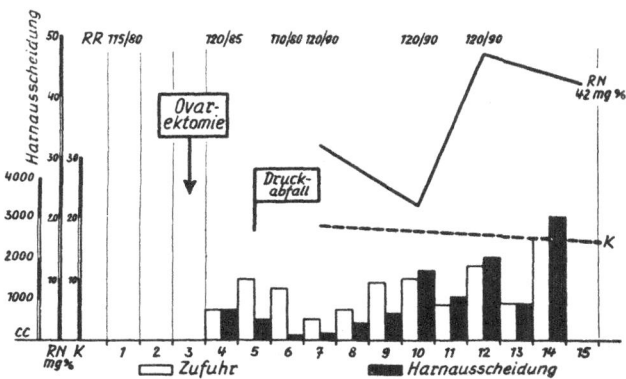

Abb. 4. Zustand nach Rotter. B. L., weibl., 42 Jahre

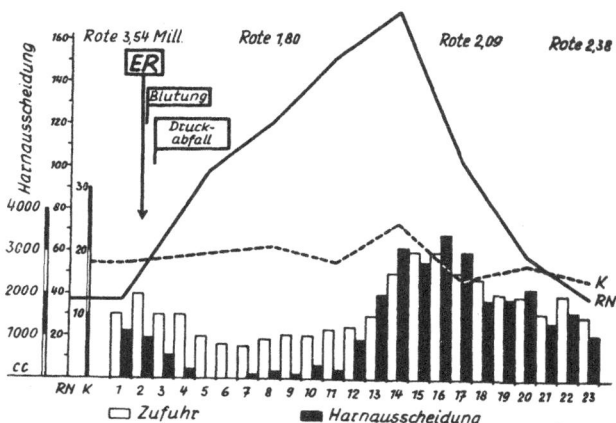

Abb. 5. Blasentumor, postoperative Blutung. B. H., männl.,
52 Jahre

nächsten Tage langsam bessert. Ab 7. Tag extreme Oligurie, und
Entwicklung einer progredienten Urämie, Novokaininfusion und
Grenzstrangblockaden erfolglos. Klinik- und Obduktionsbefund
erwiesen eindeutig Crush-Syndrom nach Strangulation beider
Arme durch 2 Stunden.

Fall 3: 42jährige Frau in gutem Allgemeinzustand, Zustand nach Mamma-Operation, Routineovariektomie, komplika-

tionsloser Eingriff und glatter Verlauf bis zum 2. postoperativen
Tag. Druckabfall, begleitet von Lendenschmerz, Erbrechen und
Uebelkeit, am 3. postoperativen Tag Ausscheidung von 200 ccm
fleischwasserfarbenen Harns, spezifisches Gewicht 1010. Auf
sofort eingeleitete Schockbekämpfung Druckanstieg, am 6. postoperativen Tag Einsetzen der Diurese nach kurzer polyurischer
Phasen, subjektiv beschwerdefrei entlassen. Die akute Niereninsuffizienz trat in diesem Falle aus ungeklärter Ursache völlig
unvermutet nach einem leichten (glatten) chirurgischen Eingriff
auf.

Fall 4: 52jähriger Mann, schlechter Allgemeinzustand;
Leberzirrhose mit Blutgerinnungsstörung, zur Behandlung eines

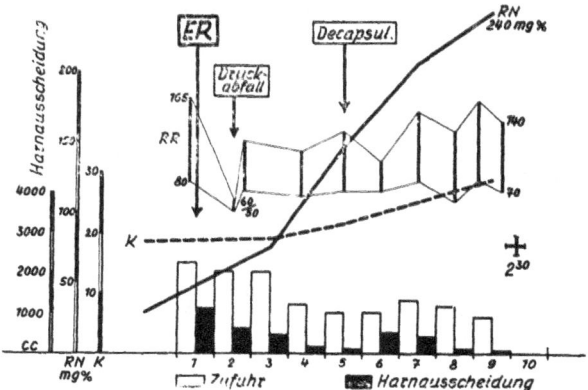

Abb. 6. Zustand nach Elektroresektion bei Prostatahypertrophie.
G. M., männl., 67 Jahre

blutenden Blasenpapilloms aufgenommen. Resektion des Blasen-
tumors mit Verschorfung des Tumorgrundes. Im Anschluß an
die Operation unstillbare Blasenblutung. 2. Tag postoperative
Anurie, Entwicklung eines urämischen Zustandsbildes. Nach
wiederholten Frischbluttransfusionen kommt die Harnausschei-
dung langsam wieder in Gang, Polyurie, Normalisierung der
Blutchemie und des Allgemeinzustandes. Als Ursache der akuten
Niereninsuffizienz muß die Blutung angenommen werden, nach
Wiederherstellung eines ausreichenden Blutvolumens kommt die
Nierenfunktion in Gang.

Fall 5: 67jähriger Mann, mäßiger Allgemeinzustand, chronische Harnretention durch Prostatahypertrophie, Elektroresektion der sogenannten Prostata, Kapselverletzung mit Sinus-
blutung. Mehrstündiger Schockzustand am Operationstag, ab
2. postoperativen Tag Oligurie, Isosthenurie und Entwicklung
progredienter Urämie, am 4. postoperativen Tag Dekapsulation
der linken Niere, am 5. postoperativen Tag doppelte Harnmenge,
am 6. postoperativen Tag zunehmende Oligurie, am 9. postoperativen Tag akuter Herztod. Die Ursache der Niereninsuffizienz ist in einem Zusammenwirken mehrerer Faktoren, Hämo-

lyse, Einschwemmung von Eiweißstoffen, die dem Prostatasekret oder zertrümmertem Prostatagewebe entstammen, zu suchen. Die obstruktionsbedingte Nierenschädigung und das Alter des Patienten förderte zweifellos das Auftreten der Komplikation.

Auf beiliegender Tabelle, die dem Buch S a r r e s entnommen ist, sind die klinisch wichtigsten Ursachen der akuten Niereninsuffizienz in Gruppen zusammengestellt. Für den Chirurgen sind die sogenannten prärenalen Störungen, bei denen eine außerhalb der Nieren gelegene Ursache die Nierenfunktion in Mitleidenschaft zieht, am wichtigsten. Die in der Tabelle angeführten Beispiele stellen nicht nur die Ursachen der Niereninsuffizienz dar, sondern zählen zu den großen Problemen der Chirurgie.

Aber auch unter den renalen Störungen findet man einige, die in der Chirurgie Bedeutung haben, z. B. nephrotoxische Wirkung von Medikamenten, Kontrastmitteln oder Bakteriengiften.

G e i s s e n d ö r f e r berichtete über 91 gesicherte Fälle von akuter Niereninsuffizienz nach verschiedensten chirurgischen Eingriffen. Aus seiner Aufstellung geht hervor, daß die Nierenkomplikationen zwar am häufigsten nach Eingriffen am Magen-, Darm- und Harntrakt, aber auch nach verschiedenen anderen Operationen, wie Strumektomien, Mammaamputation und Eingriffen an den Extremitäten auftreten können.

In den Abb. 2 bis 6 seien einige unserer eigenen Fälle kurz skizziert. Bei den angeführten Beispielen wurde die akute Niereninsuffizienz durch Schock, Blutung, Elektrolyt- und Wasserhaushaltsstörung, Gewebsuntergang mit Freiwerden von blutdrucksenkenden Eiweißstoffen, Hämolyse und Infektion, also durch Ereignisse, die bei operativen Eingriffen manchmal unvermeidbar sind, ausgelöst. Das auslösende Ereignis kann, wie Fall 3 lehrt, wenig in Erscheinung treten. Die Gefahr der akuten Niereninsuffizienz besteht daher bei jedem chirurgischen Eingriff und bei jeder ernsteren chirurgischen Erkrankung. Die Häufigkeit und Gefährlichkeit der Komplikation ist jedoch anscheinend von Art und vom Grad der auslösenden Störung, von der Nierenfunktion vor dem Insult und von der Reaktionslage des Organismus abhängig. Bei Einschränkung der Nierenfunktion durch Alter oder Krankheit, Verschiebungen im inneren Milieu, hochgradiger Anämie und besonderer Reaktionslage können anscheinend bereits geringfügige Noxen zum akuten Ausfall der gesamten Nierenfunktion führen. Patienten mit Erkrankungen des Magen-Darmtraktes und besonders des Urogenitalapparates, der Leber und der Gallenblase sowie Allergiker, sind mehr gefährdet.

Der Chirurg und besonders der urologisch tätige Chirurg muß in der Ausübung seiner Tätigkeit oft genug die Möglichkeit der akuten Niereninsuffizienz in Kauf nehmen. Er muß daher mit Pathogenese und Klinik dieser Komplikation vertraut sein, um deren Eintritt vorzubeugen oder zumindest zu erkennen. Die Prophylaxe beginnt daher mit der Suche nach eventuellen Faktoren, die das Auftreten der akuten Niereninsuffizienz fördern können. Genaue Anamnese, klinische Untersuchung mit Messung des Blutdruckes, Blutbild und die vollkommene Harnanalyse einschließlich Bestimmung des spezifischen Gewichtes geben meist ausreichend Auskunft über den Allgemeinzustand des Patienten und erlauben den Funktionszustand der Nieren abzuschätzen. Besteht auf Grund dieser Untersuchung der Verdacht auf eine kompensierte oder dekompensierte Nieren- oder Leberfunktionsstörung, oder planen wir einen Eingriff, der diese Organe besonderen Belastungen unterwirft, so ist die Durchführung exakter Funktionsprüfungen mit den üblichen Methoden angezeigt (Tab. 2).

Tab. 2. Laboratoriums- und sonstige Untersuchungen bei Anurie
(nach H e u s s e r)

1. Bestimmung der Ausgangslage des Kranken (exakte klinische und Leberuntersuchungen). — 2. Bestimmung des Wasserhaushaltes des Körpers. — 3. Bestimmung der Salzkonzentration des Plasmas. — 4. Bestimmung des Kaliumwertes. — 5. Bestimmung der Alkalireserve. — 6. Bestimmung der Harnstoffwerte, eventuell Rest-N

Zusätzliche, doch weniger dringliche Untersuchungen

7. Erhebung des Blutbefundes und Blutbildes. — 8. Bestimmung der Chloride im Plasma. — 9. Bestimmung des Gehaltes des Plasmaeiweißes. — 10. Bestimmung der extrarenalen Flüssigkeit. — 11. Bestimmung der Aenderung des Körpergewichtes. — 12. Bestimmung des Salzgehaltes. — 13. Messung der elektrischen Leitfähigkeit. — 14. Bestimmung der Gefrierpunkterniedrigung. — 15. Bestimmung der Plasmakonzentration der einzelnen Elektrolyte

Diese Untersuchungen sind nach Möglichkeit ohne unnötige Störung der Lebensgewohnheiten des Patienten und Gefährdung der Gesundheit des Kranken durch Schmerzen, Aufregungen, langes Fasten und Dursten durchzuführen. Der Vollhardsche Wasserversuch z. B. bedeutet für den nierenkranken Patienten eine große Belastung und soll nicht unüberlegt angeordnet werden, obwohl er bis jetzt noch immer die beste Nierenfunktionsprobe darstellt. Die prophylaktischen präoperativen Maßnahmen dürfen sich jedoch nicht in der Diagnostik erschöpfen. Verschiebungen im Elektrolyt- und

Wasserhaushalt, Blut- und Eiweißmangel, oder Faktoren, die die Nierenfunktion unmittelbar beeinträchtigen, wie Obstruktion und Infektion der Harnwege, sollen vor dem geplanten chirurgischen Eingriff so weit wie möglich korrigiert oder zumindest kompensiert werden. Kurz, es soll alles unternommen werden, um den Patienten vor der Operation in eine optimale Ausgangslage zu bringen.

Entscheidend für die Verhinderung der akuten Niereninsuffizienz sind gewisse prophylaktische Maßnahmen während der Operationsphase. Es bedarf keiner weiteren Erwähnung, daß Zeitpunkt, Wahl und Durchführung einer Operation darauf abgestimmt sein müssen, das Operationsziel mit geringsten Operationstrauma zu erreichen. Die Richtlinien zur Vermeidung von Schock, übergroßem Blutverlust und Gewebstrauma, für Schockbekämpfung und Blutersatz sind allgemein bekannt und bedürfen keiner Wiederholung. Einige besonders im Hinblick auf die Niereninsuffizienz wichtige Punkte seien jedoch erwähnt.

Beim Ausgleich von Blutverlusten soll man im Hinblick auf die allzeit drohende Transfusionskomplikation nicht allzu großzügig verfahren. Nach Zollinger unterliegen schokkierte und ausgeblutete Patienten der Gefahr des Transfusionszwischenfalles besonders.

Sinnvolle Verabreichung von Infusionslösungen während der Operation verringert das Operationsrisiko. Unzweckmäßiges Einpumpen von Wasser und Elektrolyten kann zu schwersten Komplikationen Anlaß geben.

Die Konstanterhaltung des Blutdruckes während der Operation verdient unser besonderes Augenmerk, da selbst kurzdauernde Schwankungen zu schweren Folgen an empfindlichen Organen, Zentralnervensystem, Herz und Nieren führen können. Bei Druckabfall unter 60 mm Hg erlischt die Harnsekretion. Die künstliche, sogenannte kontrollierte Blutdruckabsenkung ist mit einem kalkulierbaren Risiko belastet. Sie sollte nur dann angewendet werden, wenn der dadurch erzielte Vorteil das Risiko wirklich aufwiegt.

Schließlich ist darauf hinzuweisen, daß man bei Eingriffen am Magen-, Darm- und Harntrakt schon während der Operation die zu erwartende Funktionsstörung mit zwangsläufig nachfolgenden Verschiebungen im Wasser- und Elektrolythaushalt berücksichtigt und durch Verwendung von Fistelkathetern die kontrollierbare Ableitung von Harn- und Darmsekreten ermöglicht und die Nachbehandlung erleichtert.

Mit der sorgfältigen Vorbereitung und Durchführung der Operation ist die Gefahr der postoperativen Niereninsuffizienz nicht gebannt. In den ersten Tagen nach der Operation oder einer chirurgischen Erkrankung gilt es, die bereits bestehende Gefahr nicht zu vergrößern und sorgfältig auf Anzeichen des Nierenversagens zu achten. Wiederholte Blutdruckkontrolle, exakte Messung der täglichen, ja stündlichen Harnausscheidung, regelmäßige Harnanalysen mit Bestimmung des spezifischen Gewichtes, Kontrolle der Einfuhr, geben die einzige Gewähr, das Versagen der Nierenfunktion rechtzeitig festzustellen. Diese Maßnahmen stellen daher ein Mindestmaß an postoperativer Obsorge dar und müssen exaktest durchgeführt werden.

Von den Noxen, die nach der Operation die Nierenfunktion bedrohen, sollen hier nur die Elektrolyt- und Wasserhaushaltsstörungen erwähnt werden.

Bei den meisten Erkrankungen kommt es zu unvermeidbaren Verschiebungen im inneren Milieu und zur Störung oder Aenderung wichtiger Lebensvorgänge. Die Stressreaktion, die durch Krankheit oder Trauma ausgelöst wird, führt zu einer Einschränkung der Wasser- und Natriumausscheidung bei vermehrtem Kaliumverlust. Derartige Verschiebungen sind meist ungefährlich und können durch Regulationsmechanismen des Organismus ausgeglichen werden. Zu bedrohlichen Verschiebungen des inneren Milieus kommt es, wenn bei Krankheitsbeginn bereits eine schlechte Ausgangslage bestand, wenn die Kontrollorgane des inneren Milieus in ihrer Funktion gestört sind oder wenn Krankheitsfolgen zu abnormen extrarenalen Verlusten führen.

So löste z. B. ein relativ geringer postoperativer Kochsalzverlust bei einem Patienten, der vor der Operation schon lange an Erbrechen litt, plötzlich heftige Symptome von Salzmangel aus. Nierenkranke sind den Belastungen der operativen und postoperativen Phase weit mehr ausgesetzt und kompensierte Nierenfunktionsstörungen können in dekompensierte übergehen.

Tubulusgeschädigte Nieren sind nur dann imstande, den täglichen Anfall an Abfallprodukten auszuscheiden und den Spiegel lebenswichtiger Elektrolyte konstant zu erhalten, wenn ausreichend Wasser und Salz angeboten wird. Zusätzliche Wasser- und Elektrolytverluste durch Erbrechen, Durchfälle, profuse Schweißausbrüche führen sehr rasch zu schweren Verschiebungen im inneren Milieu, wenn die Selbstregulation gestört und der entstandene Verlust nicht wie beim Gesunden durch Speis und Trank ausgeglichen werden kann.

Treffen mehrere dieser Faktoren zusammen, summieren sich die Ausfälle, so entwickelt sich in kurzer Zeit durch relativ geringe Ursachen ein schweres Krankheitsbild, das das Leben des Kranken unmittelbar bedroht oder die Gefahr der akuten Niereninsuffizienz heraufbeschwören kann. Größte Wachsamkeit ist notwendig, um derartige Vorgänge rechtzeitig zu erfassen und der Katastrophe durch entsprechende Maßnahmen vorzubeugen.

Bei jedem chirurgischen Patienten, bei dem die Anamnese und der Krankheitsverlauf auf eine Nierenschädigung oder eine Elektrolyt- und Wasserhaushaltsstörung hinweisen, ist die exakte Messung und Registrierung von Ein- und Ausfuhr notwendig. Bei der Bestimmung der Ausfuhr hängt die Richtigkeit von der Sorgfalt, mit der das Pflegepersonal Verluste durch Schweiß, Erbrechen, Absaugen von Darminhalt und Wund- und Fistelabscheidung mißt oder schätzt, ab. Da die meisten Flüssigkeiten einen ganz verschiedenen Gehalt an lebensnotwendigen Elektrolyten enthalten, bildet die genaue Kenntnis von der Menge und der Art des Verlustes die Grundlage für jede zweckmäßige Korrekturmaßnahme.

Veränderungen im inneren Milieu führen je nach Grad und Art der Verschiebung zwangsläufig zu Störungen der Funktion des Zentralnervensystems, des Kreislaufes und anderer Organsysteme, schließlich zur Beeinträchtigung und zum Sistieren aller Lebensvorgänge. Unsere Beobachtungen müssen sich daher auch auf die Funktion dieser Organsysteme erstrecken.

Nach der Besprechung der vorbeugenden Maßnahmen bleibt zu erörtern, was man tun soll, wenn sich die Zeichen des akuten Nierenversagens einstellen.

Die heutige Behandlung der akuten Niereninsuffizienz basiert auf der Annahme, daß der Funktionsausfall reversibel und die Wiederherstellung normaler Harnausscheidung möglich ist, wenn es gelingt, den Kranken bis zum Eintritt der Regeneration am Leben zu erhalten. Es stehen eine Reihe von therapeutischen Maßnahmen zur Verfügung, und zwar solche, die gegen die Krankheitsursache selbst und solche, die gegen die Krankheitsfolgen gerichtet sind. Die einzuschlagende Behandlung richtet sich nach den Erfordernissen der verschiedenen Stadien der Niereninsuffizienz. Die Erfahrungen, die in den letzten Jahren an besonderen medizinischen Zentren und vor allem im Koreakrieg gesammelt werden konnten, zeigten eindringlich, daß sich der Behandlungserfolg entscheidend bessert, wenn der Kranke beim ersten Auftreten sicherer Zeichen von Niereninsuffizienz unter ein bestimmtes Regime gestellt wird, das die sofortige und exakte Durchführung der notwendigen therapeutischen und diagnostischen Maßnahmen bildet.

In der ersten Phase sind Maßnahmen angezeigt, die die Beseitigung der auslösenden Ursache zum Ziele haben. Dazu gehören Schockbekämpfung, Blutersatz, Korrektur von Verschiebungen im Elektrolyt- und Wasserhaushalt, Sicherung

16

normaler Zirkulationsverhältnisse und Wundbehandlung. Zur
Schockbekämpfung und Stabilisation des Blutdruckes, die für
die Wiederherstellung einer normalen Nierenfunktion von besonderer Bedeutung ist, bewährte sich uns die sofortige Infusion
von Adrenor und Cortison in Glukoselösungen. Ist der Schockzustand beseitigt und der Blutdruck in einer Höhe stabilisiert,
bei der Harnausscheidung möglich ist, kann die Unterbrechung des pathogenetisch wirksamen vasorenalen Reflexes
versucht werden. Dazu verwendet man vor allem Novokain

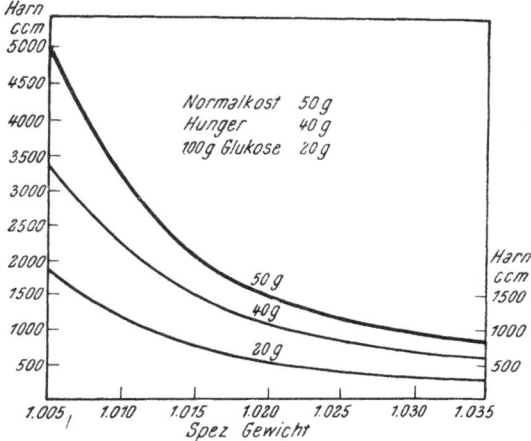

Abb. 7. Täglicher Anfall an harnpflichtigen Substanzen (in g)
Nach S t a t l a n d : Die graphische Darstellung stellt die Menge
der harnpflichtigen Substanzen dar, die bei verschiedener Kon-
zentrationsfähigkeit im 24-Stunden-Harn ausgeschieden werden.
Der tägliche Anfall beträgt bei gewöhnlicher Kost 50 g, bei
Hunger 40 g und bei Zufuhr von 100 g Glukose 20 g

intravenös, Ganglienblocker, Grenzstrangblockade und Grenz-
strangunterbrechung. Mit der transthorakalen Grenzstrang-
unterbrechung nach K u x konnten wir in einigen Fällen eindrucksvolle Erfolge erzielen, in anderen versagte die Methode.
Dieselbe Erfahrung machten wir mit der Dekapsulation der
Niere zur Druckentlastung des Nierenparenchyms.

Von den Behandlungsmethoden, die gegen die Krankheitsfolgen gerichtet sind, ist in erster Linie eine Gruppe von
Maßnahmen, die die Grundbehandlung darstellen, zu besprechen. Die wichtigste Maßnahme der Grundbehandlung ist
die Beschränkung der Wasserzufuhr auf die Menge des extrarenalen Verlustes und der Harnausscheidung. Unter extrarenaler Ausfuhr verstehen wir den Verlust durch die

Perspiratio insensibilis, bei normaler Atmung und normaler Temperatur 600 bis 700 ccm, durch Schweißabsonderung, Erbrechen, Durchfall und Wundsekret.

Die zweite Hauptaufgabe besteht darin, die Zufuhr ausreichender Energie in Form von Kohlehydrat allein oder Kohlehydrat und Fett sicherzustellen. Durch die Zufuhr von 1200 Kalorien pro Tag wird der Anfall von stickstoffhaltigen Abbauprodukten und Kalium aus körpereigenem Eiweiß auf ein Drittel reduziert. Der Raubbau an unserem Körpereiweiß wird aber auch schon durch die Zufuhr von 100 g Glukose pro Tag unterbunden (Abb. 7). Diese Zuckermenge wird am sichersten auf intravenösem Wege verabreicht, wobei gleichzeitig der Wasserbedarf abgedeckt werden kann. Je nach Wasserbedarf werden hyper- oder isotonische Zuckerlösungen durch einen Polyäthylenschlauch, der von der Cubitalis in die Subclavia oder von der Saphena in die Iliaca oder Cava eingeführt wird, infundiert. Alle Maßnahmen, die auf eine Reduktion des Eiweißabbaues und Zellzerfalls hinzielen, richten sich auch gegen Hyperkaliämie und Azidose, da Kalium und organische Säuren bei Eiweißabbau freiwerden.

Durch Bettruhe, energische Bekämpfung von Infektionen, sorgfältige Wundbehandlung, wird der Gewebsverschleiß und Zelluntergang gemildert. Durch Verabreichung von männlichem Keimdrüsenhormon in täglichen Dosen von 15 bis 25 mg wird der Eiweißstoffwechsel gedrosselt. Eine besonders schwer zu bekämpfende Gefahr stellt der Anstieg des Kaliumspiegels im Blut dar, da er die Herztätigkeit beeinträchtigt und nach Erreichung einer gewissen Höhe zum Herzstillstand führt. Es bedarf keiner weiteren Erwähnung, daß die Verabreichung von Obst, Kompotten, Obstsäften und anderen kaliumhaltigen Speisen oder Getränken absolut kontraindiziert ist. Bei bedrohlichem Anstieg des Kaliums im Blut kann temporärer Rückgang des Kaliumspiegels durch Verabreichung von Insulin erzielt werden. Insulin fördert die Glukoseassimilation und die Bindung des Kaliums an die Zellen. Wir setzen gewöhnlich den Zuckerlösungen 20 IE. Insulin zu. Weiters bewährte sich, den Infusionslösungen 5 oder 10% reinen Alkohol zuzusetzen. Verabreichung von Elektrolytlösungen ist zumindest in den ersten Tagen der anurischen Phase nicht indiziert. Die Korrektur einer hochgradigen Azidose wird in den späteren Stadien manchmal notwendig, besonders wenn gleichzeitig eine ausgeprägte Hyperkaliämie besteht. Zur Bekämpfung von Azidosen infundiert man am besten $^1/_6$ Mol. Na-Lactatlösung. Bei der Verabreichung von natriumhaltigen Lösungen ist sorgfältig auf die Zeichen des beginnenden Lungenödems zu achten.

Wie aus dem Fallbericht ersichtlich, ist auch bei akuter Niereninsuffizienz Blutersatz angezeigt, wenn nicht lebens-

bedrohliche Hyperkaliämie besteht. Eine ausreichende Blutmenge stellt die Voraussetzung für das Wiedereinsetzen der
Nierenfunktion dar.

Während es in der anurischen Phase galt, Ueberwässerung und Kaliumanstieg im Blut zu verhindern, ist im polyurischen Stadium das erste Gebot, reichlich Flüssigkeit zuzu-
führen und den enormen Verlust an Elektrolyten auszugleichen.

Die Tubulusschädigung, die lange nach Wiederaufnahme
der Filtration anhält, bedingt neben anderem eine Konzentrationsschwäche, die in einer extremen Polyurie ihren Ausdruck findet. Sie ist die Ursache, daß nach dem Einsetzen der
Diurese der Reststickstoff durch 1 bis 2 Tage ansteigt, da
zur Ausscheidung der Abfallprodukte eine enorme Menge
Lösungswasser gebraucht wird. Die Harnflut bedingt auch
das vorwiegendste Elektrolytproblem, die Kaliumverarmung.
Während der anurischen Phase staute sich das aus den Zellen
ausgewanderte oder durch Zellzerfall freigewordene Kalium
im Blut. Nach Oeffnung der Nierenschleuse strömt der
Elektrolyt unkontrolliert mit der großen Harnmenge ab. Wird
der renale Kaliumverlust durch Durchfälle vermehrt, kann
in kürzester Zeit ein lebensbedrohlicher Kaliumüberschuß in
einen ebenso lebensgefährlichen Kaliummangel umschlagen.

Auch die bei normaler Nierenfunktion wohl kontrollierte
Ausscheidung von Kochsalz ist bei tubulärer Schädigung, wie
wir sie in der polyurischen Phase antreffen, gestört; es geht
Kochsalz verloren. Wird der Verlust nicht ersetzt, kommt es
zu Störungen der Osmolarität im extrazellulären Raum,
schließlich zur Verringerung des Plasmavolumens und Druckabfall. Die Unfähigkeit des kranken tubulären Apparates,
Alkali zurückzuhalten und saure Radikale auszuscheiden,
führten zu Azidose und Zellschädigung, besonders dann, wenn
die kompensatorische Tätigkeit der Lunge durch Erkrankungen des Respirationstraktes eingeschränkt ist. Die Korrektur der Verschiebungen im Elektrolyt- und Wasserhaushalt ist meist einfach, wenn der Patient essen und trinken
kann.

Die Korrektur schwerer Elektrolytverschiebungen durch
parenterale Infusionstherapie ist nur in der Hand des
Arztes, der mit der Klinik und Pathogenese der Störungen des
inneren Milieus vertraut ist, erfolgreich. Die exakte Bestimmung des Defizits als Basis für die Berechnung der zu
verabreichenden Elektrolytlösungen ist nur mit Hilfe eines
modernen Laboratoriums möglich. Klinische Erfahrung, sorgfältige periodische Registrierung aller klinischen Symptome,
Ausnützung der Laboratoriumsmethoden, die überall zur Verfügung stehen, vermögen allerdings bis zu einem gewissen
Grad das Laboratorium zu ersetzen.

Die Richtlinien für die Korrektur von Verschiebungen im Wasser- und Elektrolythaushalt sind heute allgemein bekannt, in zahlreichen Publikationen, auch im deutschen Schrifttum beschrieben. Wir können uns daher in dieser Arbeit auf die Aufzählung der wichtigsten Richtlinien beschränken. Das Minimum der Wasserzufuhr ergibt sich aus Harnausscheidung plus extrarenalem Verlust. Ist die Diurese im Gange, kann der Patient trinken, so viel er will. Die Kaliumverarmung setzt unmittelbar mit der Diurese ein. Bereits in den ersten Tagen muß daher täglich Kalium in Form von Kaliumchlorid intravenös (Aminomel 4 — Firma Phillipp, Graz) in Mengen von 40 bis 60 Millival pro Tag oder viel besser in Form von kaliumreichen Kompotten und Früchten auf oralem Wege zugeführt werden. Der Kochsalzverlust kann durch Zufuhr von gesalzenen Getränken und Speisen oder durch intravenöse Kochsalzinfusionen wettgemacht werden. Zur Korrektur der Azidose infundiert man am besten $1/_6$ Mol. Laktatlösungen.

Führt die Grundbehandlung, die in jedem Fall von akuter Niereninsuffizienz durchzuführen ist, nicht zum Ziele, stellt sich nach 6 bis 8 Tagen die Diurese nicht ein und verschlechtert sich der Allgemeinzustand des Patienten, ist die Anwendung extrarenaler Entschlackungsmethoden angezeigt. Lebensbedrohliche Kaliumintoxikation stellt eine absolute Indikation dar.

Die gebräuchlichsten extrarenalen Entschlackungsmethoden seien kurz besprochen. Durch eine Austauschtransfusion mit 7 bis 8 Litern können dem Blut 15 bis 20 g Stickstoff entzogen und der Reststickstoff um etwa 40 mg% gesenkt werden. Da dieses Behandlungsergebnis keineswegs ausreichend ist und das Risiko des Transfusionszwischenfalles und des vermehrten Kaliumanfalles nicht aufwiegt, wurde die Austauschtransfusion in der Behandlung der akuten Niereninsuffizienz nahezu aufgegeben.

Die Peritonealdialyse, die von F r a n k und S e l i g m a n n in die Behandlung der akuten Niereninsuffizienz eingeführt wurde, bewährte sich nach Berichten zahlreicher Autoren als wirkungsvolle Maßnahme. Sie beruht darauf, daß die im Blut angehäuften Abfallprodukte in Elektrolytlösungen diffundieren, die in die Bauchhöhle eingebracht und später wieder abgesaugt werden. Die Gefahren der Peritonealdialyse sind bei überwässerten Patienten besonders groß. Wir verwenden die Methode nach mehreren schlechten Erfahrungen nur im äußersten Notfall.

Die intestinale Dialyse von M a l u f beruht auf der Auswaschung der in den Magen-Darmtrakt ausgeschiedenen Stoffwechselprodukte und auf Dialyse durch die Darmwand. Das Verfahren ist bei schwerkranken Patienten nicht leicht durchführbar und bedingt darüber hinaus die Gefahr retrograder Aufnahme von Wasser und Salz.

Als Letztes soll noch die Hämodialyse oder künstliche Niere erwähnt werden. K o l f f hat 1943 die erste künstliche Niere konstruiert und die ersten erfolgreichen Dialysen durchgeführt. Seit dieser Zeit wurden eine Reihe von Apparaten angegeben, die alle mehr oder weniger darauf beruhen, daß das Blut aus dem Kreislauf in einen Raum geleitet wird, der durch eine Membran von der umgebenden Dialysierflüssigkeit abgeschlossen wird, die den Uebertritt der angehäuften Abfallprodukte in die Dialysierflüssigkeit gestatten. Die modernen Apparate von A l l v a l l, K o l f f, W a t s c h i n g e r verwenden einen Zellophanschlauch, der auf einem Drahtgeflecht aufgespult ist. Gerinnung, Hämolyse und Infektion schränkten in den Anfangsstadien der Hämodialyse den Wert der Methode beträchtlich ein. Durch Verwendung von Antibiotika und Antikoagulantia konnten diese Probleme weitgehend gelöst werden. Die Behandlungsergebnisse mit der künstlichen Niere bei der akuten Niereninsuffizienz berechtigen zweifellos die Anwendung dieser Methode bei entsprechender Indikation. Allerdings scheinen gleichmäßig gute Ergebnisse nur dann zustande zu kommen, wenn die Behandlung mit der künstlichen Niere nach modernen Gesichtspunkten an einem eigens dafür geschaffenen Zentrum durchgeführt wird.

In den Jahren seit dem ersten Weltkrieg, in dem man dem Problem des Crush-Syndroms zum erstenmal Beachtung schenkte, entdeckte man, daß bei einer Reihe von chirurgischen Patienten der Tod nicht durch Kreislaufversagen oder Schock, sondern durch akute Niereninsuffizienz verursacht wurde. Die ursprüngliche Annahme, daß der tödliche Ausgang der sogenannten Urämie in allen Fällen durch einen irreversiblen Nierenschaden bedingt sei, wurde seither weitgehend entkräftet. Wir lernten, daß die akute Niereninsuffizienz weit häufiger vorkommt als man auch heute noch annimmt und daß die zugrunde liegende Funktionsstörung meist nur temporär ist. Das heißt: Die Wiederherstellung einer ausreichenden Nierenfunktion ist möglich, wenn es gelingt, den Kranken lange genug am Leben zu erhalten. Diese Erkenntnisse zwingen uns, auch im Rahmen der praktischen Chirurgie dem Problem der akuten Niereninsuffizienz mehr Bedeutung anzumessen. Dazu mögen diese Ausführungen beitragen.

L i t e r a t u r : A l w a l l - L u n d, N.: Langenbecks Arch. u. Dtsch. Z. Chir., 287, S. 579 (Kongreßbericht). — B y l o m, F. B.: J. Path. a. Bacter., 45, S. 1—16. — C a m p b e l l, M. F.: Textbook of Urology. Philadelphia: W. B. Saunders. 1957. — F a r m a n, F., L e m o n, K. A. und B r i s k i n, H. L.: J. Ur., 65 (1951), S. 177. — F i e s c h i, A. und B a l d i n i, M.: Lancet,

123, Jan. 15, 1949. — F r a n k, H. A., S e l i g m a n, A. M. und F i n e, J.: J. amer. med. Assoc., 130 (1946), S. 703. — G a m b l e, J. L.: Chemical Anatomy, Physiology and Pathology of extracellular fluid. Harvard Univ. Press, 1947. — G e i s s e n d ö r f e r, B.: Langenbecks Arch. u. Dtsch. Z. Chir., 287 (1957), S. 562 (Kongreßband). — G e i s t h ö v e l, W. und K i r c h h o f f, A.: Die postoperative Anurie. Hildesheim: August Lax. 1950. — H e r b u t, P. A.: Urological Pathology (in two volumes). Philadelphia: Lea and Febiger. 1952. — H e u s s e r, H.: Schweiz. med. Woschr. (1956), S. 391. — K e l l e y, R. A. und H i l l, L. D.: J. Ur., 66, S. 645. — K o l f f, W. J. und H i g g i n s, C. C.: J. Ur., 72 (1954), S. 1082. — K o l f f, W. J. und B e r g, H. T. J.: Acta med. scand., 117 (1944), S. 121. — K u x, E.: Thorakoskopische Eingriffe am Nervensystem, Stuttgart: Georg Thieme Verlag. 1954. — L o w s l e y, O. S. und K i r w i n, Th. J.: J. Ur., 65 (1951), S. 163. — L u c k è, B.: Mil. Surgeon, 99 (1946), S. 371. — M a l u f, N. S. R.: J. Ur., 60 (1948), S. 307. — D e r s e l b e: J. Ur., 64 (1950), S. 268. — M a r b e r g e r, H.: Langenbecks Arch. u. Dtsch. Z. Chir. Kongreßband 1959 (im Druck). — M a u r e r, G. und H o f m e i s t e r, L.: Behandlung der Elektrolytstörungen. Stuttgart: Ferdinand Enke Verlag. 1956. — M e r r i l, L. P.: Die Behandlung der Niereninsuffizienz, Deutsche Ausgabe. München-Berlin: Urban und Schwarzenberg. 1958. — O l i v e r, J.: J. Ur., 63 (1950), S. 373. — D e r s e l b e: Amer. J. Med., 15 (1953), S. 535—557. — O l i v e r, J., M c D o w e l l, M. und T r a c y, A.: J. clin. Invest., 30 (1951), S. 1305—1439. — R i c h a r d s, W.: Zit. nach Campbell: Principles of Urology. — S a r r e, H.: Nierenkrankheiten. Stuttgart: Georg Thieme Verlag. 1958. — S e l k u r t, E. E.: Amer. J. Physiol., 145, S. 699—709. — S m i t h, H.: Physiology of the Kidney. Oxford University Press 1937. — S m i t h, H. W.: Bull. N. Y. Acad. Med., 23 (1947), S. 177. — S n i f e l y, M. R. und Swinney, M. D.: Elektrolyt- und Wasserhaushalt. München-Berlin: Urban und Schwarzenberg. 1958. — S n y d e r, H. E. und C u l b e r t s o n, J. W.: Arch. Surg., 56 (1948), S. 651. — S t a t l a n d, H.: Fluid and Elektrolytes in Practice. Philadelphia: J. B. Lippincott Company. 1957. — S w a n n, R. C. und M e r r i l, J. P.: Medicine, 32 (1953), S. 215. — T h o r n, G. W.: J. Ur., 59 (1948), S. 538. — T r u e t a, J.: Studies of the renal Chulation (from the Nuffield inst. for med. research). Oxford: Blackwell Scientific Publikations. — V a l k, W. L. und M i t c h e l l, A. D.: J. Ur., 64 (1950), S. 254. — Z o l l i n g e r, H. U.: Anurie bei Chromoproteinurie. Georg Thieme Verlag. 1952.

Aus der Urologischen Abteilung
des Allg. öffentl. Krankenhauses der Stadt Linz
(Vorstand: Prim. Priv.-Doz. Dr. H. Weber)

Die chirurgische Therapie der Insuffizienz der Niere

Von Herbert F. J. Weber

Unter Niereninsuffizienz, also unter dem Versagen der Nieren, verstehen wir einen Zustand, bei dem die harnpflichtigen Substanzen von den Nieren nicht mehr in dem erforderlichen Ausmaße ausgeschieden werden können. Es kommt damit zu einer Retention von Harnstoff, Harnsäure, Indikan, Kreatinin usw. im Blut und Gewebe und damit zur Harnvergiftung, zur Urämie.

Die Insuffizienz der Niere kann sich langsam und schleichend entwickeln — dies ist bei der Mehrzahl dieser Erkrankungen der Fall — und ist in der Regel die Folge einer langsam fortschreitenden Erkrankung des Nierenparenchyms selbst. Man spricht von einer chronischen Niereninsuffizienz, wie sie im Laufe einer chronischen Nephritis, bei der pyelonephritischen Schrumpfniere, bei der Nephrosklerose, der sekundären Schrumpfniere und bei tubulären Nierenschäden aufzutreten pflegt. Es sei gleich vorweggenommen, daß diese Form des Nierenversagens chirurgisch kaum oder gar nicht zu beeinflussen ist.

Die akute Niereninsuffizienz, wie wir sie bei der akuten Pyelonephritis, bei der Glomerulonephritis, bei toxischen Nierenschäden oder gar bei urologischen Erkrankungen antreffen, ist zahlenmäßig seltener, jedoch durch chirurgische Maßnahmen besser zu beeinflussen. Wir finden sie immer wieder bei der akuten Glomerulonephritis, bei den verschiedenen Formen der Schockniere, bei der Sublimatniere, bei beiderseitigem Steinverschluß der harnableitenden Wege oder bei einseitigem Steinverschluß mit reflektorischer Schädigung der anderen Niere. Von den urologischen Formen der Niereninsuffizienz soll jedoch heute nicht die Rede sein. Die konservative und chirurgische Therapie dieser Art von Erkrankungen ist streng vorgezeichnet. Das signifikante Zeichen der akuten Niereninsuffizienz ist die Einstellung der Harnproduktion durch das parenchymatöse Organ Niere, womit es zur A n u r i e kommt. Diese tritt bei der akuten Niereninsuffizienz ziemlich plötzlich auf, bei noch gutem Allgemeinbefinden des Patienten. Bei der chronischen Niereninsuffizienz stellt sich nach einer gewöhnlich länger dauernden Oligurie die Anurie dann ein, wenn der Allgemeinzustand des Erkrankten bereits schlecht geworden ist und zahlreiche Symptome der Urämie vorhanden sind. Wenn in diesen Ausführungen das Auftreten der Anurie als Ausdruck der akuten Niereninsuffizienz besonders unterstrichen wird, so deshalb, weil die Anurie gewissermaßen ein Signal zur Anwendung chirurgisch-therapeutischer Maßnahmen gibt. Sie geht selbstverständlich mit anderen klinischen Erscheinungen der Niereninsuffizienz einher, die sich z. B. am pathologischen Harn- und Blutbefund dokumentieren. Diese Symptome und Befunde werden sicherlich ausführlich von internistischer Seite gewürdigt.

Aus dem Gesagten geht hervor, daß heute vorwiegend die Behandlung der akuten Niereninsuffizienz, und zwar deren chirurgische Therapie, zu besprechen ist. Diese bestand vor nicht allzu langer Zeit in einem einzigen Eingriff, nämlich in der Dekapsulation. Bevor ich jedoch auf die Dekapsulation näher eingehe, muß erwähnt werden, daß in den letzten Jahren immer mehr darauf hingewiesen wird, daß außer der rein intern-konservativen medikamentösen Therapie auch Maßnahmen erfolgversprechend sind, die ich als „konservativ-chirurgisch" bezeichnen möchte. Diese Art der Behandlung wurde aus der Erkenntnis geboren, daß die akute Niereninsuffizienz bzw. das Auftreten einer Anurie nicht allein vom Zustand der Nierenepithelien oder des Glomerulusapparates abhängig ist, sondern daß auch der Innervation und dem Gesamtgefäßsystem des Organs eine eminente Bedeutung zukommt. So konnte festgestellt werden, daß die Niere bei einem Absinken des systolischen Blutdrucks auf 60 bis 70 mm Hg ihre Harnproduktion einstellt. Anderseits wurde das Zustandekommen einer r e f l e k t o r i s c h e n A n u r i e auf nervöser Basis sichergestellt (B o e m i n g h a u s). Eine solche tritt z. B. in Narkose oder in periduraler Anästhesie nicht auf. Sie kommt wahrscheinlich nur dann zustande, wenn eine besondere Erregungs- bzw. Reflexbereitschaft des Gefäßsystems vorhanden ist. Eine solche a n g i ospastische Anurie kann intern durch Ganglienbocker, konservativ-chirurgisch durch eine Novocaininfiltration des Nierenlagers beeinflußt werden. Bei der Schockniere handelt' es sich um eine reflektorische Anoxämie des Nierengewebes. Während bei schwerem Allgemeinschock Noradrenalin oder Sympatol angezeigt sind, würden diese Mittel den Gefäßkrampf im Nierenparenchym erhöhen und sind daher kontraindiziert. Hier bewähren sich Transfusionen gruppengleichen Blutes, Plasma- oder Peristoninfusionen. Zollinger konnte nachweisen, daß sich aus diesen Krampfzuständen des Nierengefäßsystems — falls es nicht gelingt, diese in absehbarer Zeit zu beheben — eine interstitielle Nephritis mit ihren Folgen entwickelt. Selbst bei der Sublimatniere tritt zunächst die Anurie durch eine Vasokonstriktion der Nierengefäße auf, wenngleich die Niereninsuffizienz durch die primär-toxische Schädigung des Nierengewebes hervorgerufen wird. Therapeutisch wäre also nach den neueren Erkenntnissen neben der internen Behandlung chirurgisch eine peridurale Anästhesie zu versuchen (Boeminghaus) oder zumindest eine paravertebrale Anästhesie mit Novocain.

Ich selbst konnte mit dieser Methode wiederholt die Anurie durchbrechen und die Nierenfunktion wieder in Gang bringen. Als Beispiel diene ein 67jähriger Mann, bei dem nach einer Prostatektomie eine Oligurie und am dritten Tag eine vollkommene Anurie auftrat. Die Bekämpfung der Oligurie mit internen Mitteln und selbst mit Nierendiathermie war vergeblich. Die vor der Operation nachgewiesenermaßen vollkommen funktionstüchtigen Nieren mußten anscheinend reflektorisch ihre Tätigkeit eingestellt haben. Eine um 20 Uhr ausgeführte beiderseitige paravertebrale Anästhesie löste bis Mitternacht eine Harnflut von 1000 ccm aus. Darauf fiel der auf 156 mg% angestiegene RN innerhalb von 4 Tagen zur Norm ab.

In diesem Zusammenhang sei auch auf die intravenöse Novocaininfusion hingewiesen. Es werden 30 bis 70 ccm 1%iger Novocainlösung auf 500 ccm Flüssigkeit im Laufe von 1 bis 2 Stunden infundiert. Selbstverständlich darf bei allen Formen der Novocaintherapie kein Zusatz von Adrenalin erfolgen. Wenn jedoch dem Organismus nicht zuviel Flüssigkeit angeboten werden soll — und man ist sich darüber einig, daß er nicht mehr bekommen soll, als er ausscheidet —, so empfiehlt Uhlir die langsame intravenöse Injektion von 20 bis 30 ccm 1%igen Novocains. Guinsburg, Awerbouch und Kostanjan berichteten schon 1937, daß sie mit der Novocainblockade bei 14 Fällen von akuter Glomerulonephritis gute Erfolge gehabt hätten. Dennoch fehlt es auch nicht an negativen Stimmen über die Novocainanwendung. So ist sie nach der Meinung von Kolff wirkungslos und nur die künstliche Niere zu empfehlen. Auch Miller konnte von Novocainblockaden keine Erfolge sehen und befürwortet die Peritonealdialyse, während Suermondt die Splanchnicus-blockade vorschlägt. Bei Durchsicht des Schrifttums kann aber nach dem heutigen Stand gesagt werden, daß bei der akuten Niereninsuffizienz die Novocainbehandlung sicher eines Versuches wert ist, und daß sie namentlich bei der Anurie auf reflektorischer Basis unbedingt angewendet werden soll. Ferner ist eine der Formen der Novacainapplikation bei der Crush- und Schockniere angezeigt.

Wir kommen nun zur eigentlichen chirurgischen Therapie der Niereninsuffizienz, die in der Dekapsulation besteht. Sie wird schon seit Jahrzehnten durchgeführt, doch dürfte es kaum eine Operation geben, deren Wert so umstritten ist, wie die Entkapselung der Niere. Schon 1891 wurde die Dekapsulation vorgenommen, um die Niere zu entnerven. Heute wissen wir, daß es sich dabei nur um eine teilweise Denervation handelt und daß diese durch die Entnervung des Nierenstieles vervollständigt werden muß (Papin 1921). In der Therapie der Niereninsuffizienz wurde sie hauptsächlich bei der Anurie infolge akuter hämorrhagischer Nephritis angewendet. Man ging von der Vorstellung aus, daß entsprechend den pathologisch-anatomischen Veränderungen durch die Entfernung der straffen Kapsel dem verquollenen Organ die Möglichkeit gegeben werde, seine sekretorische Tätigkeit wieder aufzunehmen. Demnach wäre aber die Dekapsulation nicht nur bei der akuten Glomerulonephritis angezeigt, sondern bei allen Zuständen, die mit einer Verquellung, mit einem Oedem des Nierenparenchyms einhergehen, Zustände, die per analogiam klinisch auch als „Nieren-glaukom" bezeichnet werden. Dementsprechend müßte sich die Dekapsulation z. B. bei der Sublimatniere, bei der Transfusionsanurie usw. bewähren. Tatsächlich berichtete Oehlecker über gute Erfolge bei der Sublimatniere, ja sogar bei Amyloidnephrosen und Boeminghaus erwähnt diesen Eingriff für die Transfusionsnieren.

Wenn man nun das Schrifttum studiert, so schwanken die Erfolgsziffern der Dekapsulation bei der Niereninsuffizienz zwischen 0 bis 50%. Leider hat jeder Chirurg und Urologe auf diesem Gebiete nur ein sehr beschränktes Material zu überblicken, so daß der einzelne nicht über größere Erfahrungen verfügen kann, weshalb die in letzter Zeit angeregte Zusammenlegung der Beobachtungen aus verschiedenen Kliniken oder Abteilungen sehr zu begrüßen wäre.

Ich möchte zunächst über einen eigenen typischen Fall berichten, der ein 17jähriges Mädchen betraf, bei der nach einer Angina eine akute hämorrhagische Glomerulonephritis aufgetreten war. Trotz guter ärztlicher Behandlung stellte sich eine Anurie ein, und sie wurde 24 Stunden später an meine Abteilung eingeliefert. Nach Feststellung der typischen Symptome und Befunde nahm ich noch am gleichen Tage die beiderseitige Dekapsulation vor. Tags darauf 25 ccm hämorrhagischen Harnes, Ansteigen des RN auf 121 mg%. Nach weiteren 24 Stunden schied sie bereits 400 ccm Harn aus, die Diagnose war inzwischen histologisch nach einer Probeexzision gesichert worden. Rasches Ansteigen der Harnmengen auf 1000 bis 2000 ccm pro Tag, gute Erholung der Patientin. Zwei weitere ähnliche Fälle, die allerdings wesentlich später eingeliefert wurden, endeten letal.

Die eigenen Erfahrungen decken sich mit der allgemeinen Forderung, bei der akuten Niereninsuffizienz die Dekapsulation innerhalb der ersten 48 Stunden nach Auftreten der Anurie durchzuführen. Die Behauptung verschiedener Autoren, daß durch die Dekapsulation keinerlei Erfolge erzielt werden können, kann als unrichtig widerlegt werden. Boeminghaus vertritt wohl den vernünftigsten Standpunkt, nämlich, daß man die doppelseitige Dekapsulation nach Ausschöpfung der internen Therapie möglichst frühzeitig durchführen solle, und zwar auf jeden Fall bevor man einen Patienten an einer Anurie zugrunde gehen läßt.

Als Fürsprecher der Dekapsulation hat sich in den letzten Jahren namentlich Heusser erwiesen. Er glaubt mit dem Eingriff bis zum dritten Tag zuwarten zu können, da sich die intrakapsuläre Drucksteigerung erst allmählich entwickelt. Die Dekapsulation stelle zwar nicht eine Behandlung des Grundleidens dar, wirke aber dennoch kausal, weil sie den gesteigerten Innendruck der Niere und dessen Folgen beseitige. Sie gebe die Möglichkeit, eine gestaute und ischämische Niere zu retten und behalte daher trotz der modernen Dialyseverfahren ihren Wert. So weit die Meinung Heussers, der sich auch Heim anschließt. Beide Autoren befürworten die einseitige Dekapsulation in Lokalanästhesie. Sie behaupten, daß nach In-Gang-kommen der Harnsekretion aus einer Niere sich allmählich die zweite Niere normalisiert, und zwar durch Absinken des intrarenalen Druckes derselben. Von französischer Seite befürworten Couvelaire und Forêt die Dekapsulation, ebenso Oeuirno, Barsotti und Craxatto. Für die Dekapsulation sind ferner die Italiener Cominelli und auch Ciminata sowie der Holländer Suermondt. Sie weisen auf den wichtigen Einfluß der Dekapsulation auf die sensibel-vasomotorischen Reflexe hin und daß durch die Dekapsulation der Vasospasmus behoben werden könne. Ciminata führt gleichzeitig eine Novocainisierung des Nierenhilus durch. Auch W. Pilgerstorfer tritt für die Dekapsulation der Nieren bei akuter Anurie ein. Abgelehnt wird die Dekapsulation vorwiegend im anglo-amerikanischen Schrifttum (K o l f f, M i l l e r usw.).

Die neueren Literaturangaben über die Dekapsulation bewegen sich hauptsächlich in theoretischen Erörterungen, ohne besondere Erfolgsziffern zu nennen. Hingegen berichtet K ü m m e l bereits 1920, daß er von 34 Dekapsulierten 11 und R o v s i n g (1921) von 43 gar 24 Heilungen erzielen konnte. Demgegenüber konnte der Amerikaner E l l i o t von 73 Dekapsulierten keinen durchbringen.

Während sich die Mehrzahl der Autoren darüber einig ist, daß bei der akuten Niereninsuffizienz die Dekapsulation innerhalb der ersten 48 bis 72 Stunden nach Beginn der Anurie durchzuführen sei, berichtet H e i m über einen Patienten, bei dem nach vergeblicher konservativer Therapie anläßlich eines Transfusionszwischenfalles erst am 5. Tag die linksseitige Dekapsulation durchgeführt wurde. Histologisch handelte es sich um eine schwere Nephrose mit Hämoglobin‑zylindern und Blutungen in das Kanälchensystem. Trotzdem trat eine Heilung am 20. Tag nach der Dekapsulation ein. In diesem Zusammenhang sei an die Beobachtungen E p p i n g e r s erinnert, der auch in späteren Stadien der Glomerulonephritis, die nicht mit einer vollständigen Anurie einhergegangen waren, die Dekapsulation durchführen ließ und noch gewisse Erfolge in bezug auf die Harnausscheidung feststellen konnte. Er empfahl daher bei diesem Krankheitsbild die Dekapsulation nach Ablauf von vier Wochen, wenn der Blutdruck noch stark erhöht war. Meiner Meinung nach sollten Internisten und Urologen diesem Problem nochmals nähertreten und es exakt zu überprüfen versuchen. Hingegen muß festgestellt werden, daß sich der Vorschlag von E d e b o h l, auch bei der chronischen Nephritis die Dekapsulation durchzuführen, nicht bewährt hat.

Außer der Dekapsulation der Niere wurde von v. L i c h t e n b e r g die totale Entnervung der Niere vorgeschlagen, wobei auch die von den Nn. splanchnici und Vagus stammenden sekretorischen Fasern durchtrennt werden. Es komme dadurch zu einer noch besseren Durchblutung des Nierenparenchyms. Man neigt jedoch heute eher der Ansicht zu, daß die Vergrößerung des Eingriffes in keinem Verhältnis zu den Erfolgsaussichten stehe.

Z u s a m m e n f a s s e n d kann also gesagt werden, daß sich die chirurgische Therapie vorwiegend auf die akute Niereninsuffizienz beschränkt, während ihr bei der chronischen Niereninsuffizienz keine Erfolge zugebilligt werden. Die akute Niereninsuffizienz wird zunächst versuchsweise mit internen Maßnahmen bekämpft, doch soll sich dieser Versuch möglichst auf die ersten 48 Stunden nach Auftreten der Anurie beschränken. Es erweist sich als zweckmäßig, schon in dieser

Zeit auch die von mir als „konservativ-chirurgisch" bezeichnete Therapie zu beginnen, d. h. die peridurale oder paravertebrale Anästhesie oder Novocaininjektionen bzw. -infusionen anzuwenden. Sollte sich kein Erfolg einstellen, so wäre nach Ablauf von 2 bis 3 Tagen die ein- oder doppelseitige Dekapsulation der Niere durchzuführen. Dies insbesondere bei solchen Fällen, denen klinisch ein sogenanntes „Nierenglaukom" zugrunde liegt. Voraussetzung für einen Erfolg sind allerdings die exakte und minutiöse Zusammenarbeit zwischen Internisten und Operateur, die nur dann möglich ist, wenn der gut ausgebildete, pflichtbewußte praktische Arzt durch rechtzeitige Einlieferung der Kranken in ein Spital seinen so überaus wertvollen Beitrag geleistet hat.

Auf die Behandlung der Niereninsuffizienz durch Peritonealdialyse und die künstliche Niere wird von anderer Seite eingegangen werden.

Literatur: Boeminghaus, H.: Die Medizinische (1954), S. 525. — Ciminata, A.: Arch. et Atti. Soc. ital. Chir., 1 (1956), S. 1. — Cominelli, E.: Arch. ital. Urol., 24 (1950), S. 30. — Couvelaire, R. und Forêt, J.: Rev. med. Liége, 8 (1953), S. 245. — Edebohl: Surgical treatment of Brigths disease. New York 1904. — Elliot: N. Y. a. Philad. med. J., 23 (1904). — Eppinger, H.: Ther. Mh., 35 (1921), S. 225. — Guinsburg, Awerbouch und Kostanjan: Kongr.zbl. inn. Med., 89 (1937), S. 305. — Heim, U.: Helvet. Chir. Acta, 21 (1954), S. 18. — Heusser, H.: Der Chirurg, 26 (1955), S. 145. — Derselbe: Schweiz. med. Wschr. (1956), S. 391. — Kolff, W. J.: Surg. etc., 101 (1955), S. 563. — Kümmel: Dtsch. med. Wschr., 11/12 (1920). — v. Lichtenberg, A.: Zschr. ur. Chir., 42 (1936), S. 191. — Miller, A.: Brit. J. Ur., 21 (1949), S. 243. — Oehlecker, F.: Handbuch der Urologie. Berlin: Springer-Verlag. 1928. — Oeuirne, N., Barsotti, Th. J. und Craxatto, O. C.: J. Ur., 55 (1949), S. 784. — Pilgersdorfer, W.: Wien. med. Wschr., 97 (1947), S. 535. — Rovsing: 3. Congr. scand. Chir. 1921. — Suermondt, W. F.: Arch. néerld. Med., 1 (1949), S. 269. — Uhlir, K.: Urologia (Treviso) Ser. 3, 21 (1954), S. 558. — Zollinger, H.: Die inertstitielle Nephritis. Basel: S. Karger. 1945.

Aus der Urologischen Abteilung
des Krankenhauses der Stadt Wien-Lainz
(Vorstand: Prof. Dr. R. Übelhör)

Die Bedeutung der Hämodialyse mit der künstlichen Niere

Von **Richard Übelhör**

Die nun schon recht bekannte Hämodialye mit einer der zahlreichen Modelle einer künstliche Niere stellt ein Verfahren dar, das sehr geeignet für die Publicity und daher etwas vordergründig ist, jedoch nur einen Teil, wenn auch vielleicht den Höhepunkt jener Bemühungen darstellt, die der Therapie der Niereninsuffizienz gewidmet sind. Diese Therapie geht immer mehr an jene Stellen über, die im Sinne von Nierenzentren ein besonderes Interesse mit der nötigen Erfahrung und allen technischen Einrichtungen vereinen. Es scheint nicht richtig zu ein, wenn man möglichst viele Abteilungen allgemeiner Art mit einer künstlichen Niere ausrüstet und dort nebenbei auch Niereninsuffizienzen behandelt. Die Spezialstation hat an Personal, Laboratorium und sonstiger Einrichtung solche Besonderheiten, daß ein derartiger Aufwand in vielfältiger Auflage nicht gerechtfertigt werden könnte. Nach den Erfahrungen anderer Länder hat man pro Jahr und 100.000 Einwohner etwa mit 4 Kranken zu rechnen, die eine solche Spezialbetreuung dringend nötig haben. Wenn wir für Oesterreich annehmen, daß die zwei in Wien vorhandenen Stationen im Jahr etwa 50 Dialysen machen, so bedeutet dies — nach einem wohl zulässigen Vergleich —, daß etwa 200 Hämodialysen im Vergleich zu anderen Ländern zu wenig ausgeführt werden. Daraus lassen sich zwei Schlüsse ziehen: Die Möglichkeiten einer zweckmäßigen Therapie mit modernen Mitteln sind hierzulande zu wenig bekannt.

Zweitens wird es notwendig sein, solche Spezialstationen in einer guten Verteilung so zu planen, daß sie jeweils vorhandenen medizinischen Zentren angeschlossen sind.

Nach diesen Ueberlegungen wird wohl die Frage auftauchen, wieso erst in allerletzter Zeit ein Bedarf nach solchen Spezialstationen entstanden ist. Es ist nicht nur so, daß die Behandlung der Niereninsuffizienz zu jenen modernen Verfahren zu rechnen ist, die einen echten Fortschritt der Medizin bedeuten und tatsächlich erst jetzt auf dem Wege zu einer gewissen Perfektion sind. Man muß anderseits bedenken, daß eine tatsächliche Steigerung derjenigen Krankheiten und Zwischenfälle zu verzeichnen ist, die zu einer akuten Niereninsuffizienz führen können. Man muß nur an das Schocksyndrom denken, teils im Rahmen der Unfallserien, teils in Zusammenhang mit der Zunahme größter operativer Eingriffe. Man muß ferner die ständig häufigere Anwendung der Bluttransfusionen mit der parallel steigenden Möglichkeit von Unverträglichkeitsreaktionen erwägen, sowie den anschwellenden Medikamentenverbrauch mit dem Mißbrauch an Menge und den unvermeidlichen Ueberempfindlichkeiten.

Man wird, wenn man ein älteres Lehrbuch der Nierenkrankheiten aufschlägt, ganz vergeblich nach Krankheitsgruppen suchen, die jetzt eine so wesentliche Rolle spielen, etwa die akute Niereninsuffizienz tubulärer Genese, die akute Anurie, die interstitielle und Pyelonephritis in ihren gegenseitigen Verflechtungen u. a. Hauptsächlich bei diesen akuten Erkrankungen, aber auch bei manchen Endzuständen chronischer Nierenleiden ist das Vorhandensein von Spezialstationen, die letztlich auch imstande sind, eine Hämodialyse auszuführen, eine Notwendigkeit geworden. In der Zusammenfassung einer der letzten ausführlichen Arbeiten über die Hämodialyse heißt es, daß „das Verfahren lebensrettend ist, aber beschränkt werden sollte auf größere Zentren der Medizin, die genügend Personal. und die entsprechend große Erfahrung haben, Dialysen korrekt zu handhaben". Um zu illustrieren, daß es aber nicht nur auf den Einsatz der Dialyse ankommt, sondern auch auf die Anwendung anderer Verfahren, mögen folgende zwei Krankenberichte kurz angeführt werden.

Eine 26jährige Frau wird erst 11 Tage nach einem fieberhaften Abort an die Abteilung gewiesen. Begründung der Einweisung: Anurie. Die bis dahin durchgeführte Therapie war durchaus nicht falsch, kann aber — und dies gilt für viele ähnliche Beobachtungen — zumindest als planlos bezeichnet werden. Jedem Arzt kommt beim Hören des Wortes Niereninsuffizienz und zunehmender Oligurie verschiedenes ins Gedächtnis, das dann je nach der Vordergründigkeit des Therapeutikums in dieser oder jener Reihenfolge versucht wird. Ich nenne etwa die beliebte paravertebrale Novocain-blockade, Infusionen verschiedener Zusammenstellung, Diuretika, spezielle Entgiftungsmittel usw., alles sehr gut, wenn am richtigen Platz und zur rechten Zeit eingesetzt. Vorbedingung jeder Therapie ist jedoch eine genaue Kenntnis des Zustandes einschließlich des Versuches, die Richtung des Krankheitsgeschehens zu erfassen. Bei schweren Nierenkrankheiten lautet die Fragestellung, die neben der klinischen Untersuchung nur durch das Laboratorium befriedigt werden kann, welche Elektrolytveränderungen vorhanden sind, wie weit die Azidose gediehen ist, wie sich die Nierenfunktion gemessen an Diurese und Konzentrationsfähigkeit verhält. Dazu kommen noch Fragen der Hydrämie oder Exsikkation, des Grades der Anämie, bestimmter Veränderungen des Elektrokardiogramms und vielleicht auch noch die Ausführung einer Nierenbiopsie. Bei der Patientin, auf die sich diese Ueberlegungen beziehen, betrug am Tage der Aufnahme der Rest-Stickstoff 298 mg%, das Serumkalium 32 mg% und die Azidose nach einem nicht mehr exakt meßbaren Wert unter 10 Vol.% Die sofort ausgeführte Hämodialyse hatte zunächst einen schönen Erfolg. Die Patientin erwachte aus dem Koma, die Atmung besserte sich usw. Trotz einer zweiten Hämodialyse 3 Tage später, wieder mit einem ganz guten Effekt, konnte der tödliche Ausgang nicht verhindert werden, der unter dem Bilde einer schwersten Intoxikation eintrat.

Zum Vergleich sei nun die Krankengeschichte einer etwa gleichalterigen Frau angeführt, die ebenfalls nach einem fieberhaften Abort und plötzlich eingetretener Anurie zu uns kam, jedoch schon am Beginn des 3. Tages. Unter ständiger Ueberwachung der Elektrolytwerte, einer sehr sorgfältig dosierten Infusionsbehandlung, einer anfänglichen Zufuhr von Antibiotika und der notwendigen kardialen Therapie, kam es am 10. Krankheitstag zum Wiedereinsetzen der Diurese und zu der üblichen langsamen Normalisierung der Elektrolytverhältnisse mit einem Nachhinken des Rest-Stickstoffes und der Clearancewerte, die erst 14 Tage später annähernd normal wurden. Nach der Entlassung dieser Patientin fanden ständige Kontrollen statt, die auch während einer neuerlichen Schwangerschaft keine Nierenschädigung zeigte. Nach der normalen Geburt von Zwillingen ist die Patientin heute hinsichtlich der Nieren eine vollkommen gesunde Frau.

Der krasse Unterschied beider Krankengeschichten kann herausgearbeitet werden als der völlige Zusammenbruch des Stoffwechsels bei der ersten und der Beginn der Therapie Tage vor diesem Ereignis bei der zweiten Patientin.

Wenn man unter Verzicht auf manche sehr interessante, aber den Rahmen eines Kurzreferates sprengenden theoretischen Details die praktische Frage stellt, welche Gruppen von

Nierenkrankheiten in den Kreis dieser Ueberlegung gehören, dann seien drei aufgezählt: 1. Die akute Niereninsuffizienz bei vorher gesunden Nieren. 2. Die akute Niereninsuffizienz bei vorher kranken Nieren (was allerdings nicht immer bekannt ist) durch Schädigungen verschiedener Art. 3. Das Versagen der Nieren in den Endstadien chronischer Nierenkrankheiten. Für die Therapie sei nun aus allen drei Gruppen je ein klinisches Beispiel angeführt:

1. Ein 35jähriger Mann erkrankt akut an einem Infekt und nimmt eine Menge von etwa 26 Tabletten eines der üblichen schmerzstillenden Mittel innerhalb von 48 Stunden. Zunächst leichte Besserung, dann aber zusätzliche Schädigung durch eine Enteritis nach dem Genuß einer verdorbenen Fleischspeise. Einige Tage später wird der Patient anurisch an die Abteilung eingeliefert. Bei einem Reststickstoff von 280mg% und einem Serumkalium an der oberen Grenze der Norm, wird an dem schwer benommenen, kardial jedoch ganz gut befindlichen Patienten sofort die Hämodialyse ausgeführt. Einige Tage später Beginn der Diurese, die rasch zunimmt und Werte von mehreren Litern erreicht, Mengen, die einen entsprechenden Ersatz durch Infusionen notwendig machten. Nach einem Krankenhausaufenthalt von 40 Tagen wird der Patient geheilt entlassen, spätere Kontrollen ergaben eine normale Nierenfunktion.

2. Eine 56jährige Frau wird oligurisch, in einem ziemlich schlechten Zustand und mäßig benommen eingeliefert, die Vorgeschichte deutet auf frühere Pyelitiden und einen akuten Infekt des Darmtraktes, der offenbar den jetzigen Zustand ausgelöst hatte. Nach einer zunächst antibiotischen und Infusionsbehandlung muß bei steigendem Reststickstoff und steigendem Serumkalium die Hämodialyse ausgeführt werden. Der Erfolg war zunächst kein besonders guter, doch kam es zu einem Stabilisieren der erhöhten Reststickstoffwerte und einer sehr langsamen Besserung, bis schließlich die Entlassung der Patientin mit einem Reststickstoff von 46mg% erfolgen konnte. Die urologische Untersuchung hatte dann noch Zeichen einer beiderseitigen chronischen Pyelonephritis ergeben.

3. Ein 36jähriger Mann wird mit einer schweren Niereninsuffizienz bei bereits lange bekannten Zystennieren eingeliefert. Da von Seiten des Patienten sowie seiner Angehörigen der Wunsch geäußert wird, alles nur Mögliche zu tun, und bei sonst gutem Zustand des Herzens und der Gefäße an eine Igni punctur der Zysten gedacht wird, wird zunächst durch eine Infusionsbehandlung versucht, eine Entschlackung des Patienten zu erreichen. Da dies unvollständig gelingt, wird eine Hämodialyse ausgeführt. Diese hatte einen sehr schönen Effekt. Etwa 1 Woche nach dieser Behandlung konnte die Operation durchgeführt werden. Nach einem neuerlichen Ansteigen des Reststickstoffes kam es zu einer sehr langsamen Besserung des Zustandes und der Nierenfunktion, so daß der Patient etwa 2 Monate nach der Operation mit einem zwischen 50 und 60mg% schwankenden Reststickstoff, aber einem subjektiv viel besseren Zustand entlassen werden konnte.

In der Epikrise zu diesen drei Krankengeschichten dürfte es erlaubt sein zu sagen, daß der Verlauf ohne Einsatz der Hämodialyse ein ganz anderer und sicherlich schlechterer gewesen wäre. Zu beweisen war, daß es die Möglichkeit gibt, in sonst unaufhaltsame Vorgänge einzugreifen. Um dies rechtzeitig tun zu können, gehört die zeitgerechte Inanspruchnahme der entsprechenden therapeutischen Möglichkeiten. Daß es auch auf eine gewisse Aufmerksamkeit gegenüber beginnenden Niereninsuffizienzen ankommt, z. B. an chirurgischen Stationen, sei nebenbei erwähnt. Einige sehr einfache und praktische Ueberlegungen dazu sind folgende: Eine Feststellung, die besonders an chirurgischen oder gynäkologischen Abteilungen viel zu wenig gemacht wird, ist die tägliche Messung der Harnmenge. Es genügt bekanntlich nicht, vom Patienten oder der Schwester die Versicherung hinzunehmen, es sei genügend Harn abgegeben worden. Es muß bei allen schweren Krankheiten und nach großen Operationen verlangt werden, daß die Harnmenge täglich gemessen wird. Die nächste notwendige Feststellung ist diejenige, ob eine vorhandene Oligurie mit hoher Harnkonzentration einhergeht, also funktionsmäßig ausreicht. Dazu gehört die Bestimmung des spezifischen Gewichtes oder irgend eine chemische Untersuchung, wie die Bestimmung des Harnstoffes. Dem Fachmann, der im Zweifelsfalle zu befragen sein wird, genügt etwa die Bestimmung des Kreatinins im Serum und im Harn zusammen mit der Kenntnis der Harnmenge zu einer groben Beurteilung des Nierenzustandes. Schon solche einfachen Untersuchungen schützen z. B. vor einer planlosen Infusionstherapie, sie schützen aber auch vor dem Uebersehen einer drohenden Niereninsuffizienz. Vorbeugend kann hier viel geleistet werden. In Zusammenarbeit zwischen dem Chirurgen, dem Internisten und dem Urologen wird es möglich sein, eine ganze Reihe von Zwischenfällen, deren Deutung bis jetzt gar nicht immer möglich war, zu vermeiden oder rechtzeitig auszugleichen.

Aus der II. Medizinischen Universitätsklinik, Wien
(Vorstand: Prof. Dr. K. Fellinger)

Eigenschaften und Wirkungsweise des Spulendialysators

Von B. Watschinger

Mit 4 Abbildungen

Schätzungsweise 5000 bis 6000 bisher an Menschen durchgeführte künstliche Dialysen haben die klinische Bedeutung und die therapeutischen Möglichkeiten der relativ noch jungen Methode erwiesen. Die Erfolge wurden mit verschiedenen Typen sogenannter „künstlicher Nieren" erzielt. Welche Apparatur verwendet wird, mag von vorhandenen Gegebenheiten bestimmt werden. Neue Modelle „künstlicher Nieren" haben nur dann Berechtigung, wenn sie zumindest die Leistungsfähigkeit bekannter Apparaturen besitzen, in irgend einem wesentlichen Punkt aber darüber hinaus einen weiteren Vorteil bieten. Dies trifft für den Spulendialysator zu, den wir 1955 konstruierten[1] und der bisher an verschiedenen Kliniken schätzungsweise 900mal angewendet wurde.

Große Dialysieroberflächen (10.000 bis 20.000 qcm) und ausreichende Minutendurchflußmengen von 150 ccm Blut pro Minute und mehr bestimmen als zwei der wichtigsten Grundvoraussetzungen die gute Dialyseleistung einer „künstlichen Niere", unabhängig von der Bauart der verwendeten Apparatur. Die endgültige Funktionsleistung eines bestimmten Dialysators aber wird darüber hinaus noch durch eine Reihe weiterer Faktoren bestimmt, die bei differenten Apparaturen durchaus verschieden sein mögen.

Die Spulenniere nach K o l f f und W a t s c h i n g e r entspricht mit einer Dialyseoberfläche von 18.000 qcm bei einer Minutendurchflußmenge von optimal etwa 200 ccm den ge-

2

forderten Grundbedingungen. Sie erreicht unter den Gegebenheiten des experimentellen Testversuches eine Urea-
clearance von 140 ccm und bei der therapeutischen Anwendung, je nach den klinischen Voraussetzungen, einen Wert
um 100 ccm pro Minute mit einer Schwankungsbreite von
etwa 75 bis 120 ccm pro Minute. Die Größe der zur Verfügung stehenden Dialysieroberfläche als bestimmender Faktor der Dialyseleistung erscheint

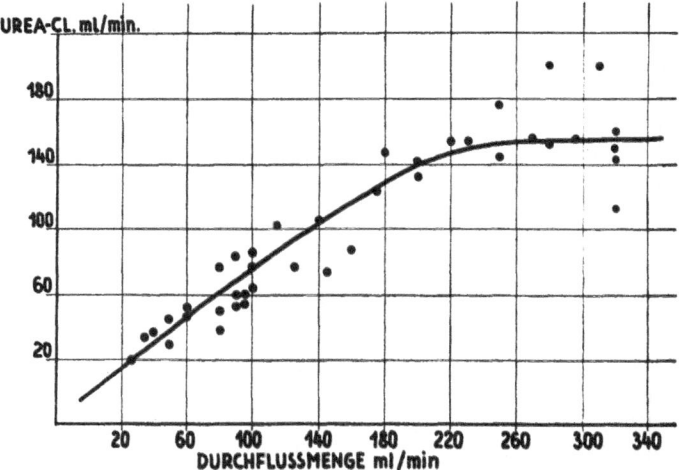

Abb. 1. Spulenniere K o l f f - W a t s c h i n g e r. Beziehung
zwischen Clearancegröße und Minutendurchflußmenge

auch ohne weitere Diskussion verständlich. Hier besteht die
einfache Korrelation, daß Verdoppelung der Oberfläche etwa
eine ebensolche Erhöhung der Leistung nach sich zieht. Für
die Minutendurchflußmenge gilt diese einfache Beziehung nur
in gewissen Bereichen. Wie Abb. 1 zeigt, steigt der Clearance
vorerst mit zunehmender Minutendurchflußmenge an, erreicht aber bei 200 ccm oder darüber einen Maximalwert, der
auch bei Vergrößerung der Minutendurchflußmenge meist
nicht mehr wesentlich ansteigt. Dies bedeutet, daß die Dialysekapazität der vorhandenen Dialysieroberfläche endgültig
erreicht ist und deshalb die weitere Erhöhung der Minutendurchflußmenge für die Dialyseleistung ohne Bedeutung
bleiben muß. Diese Tatsache gilt übrigens auch für die
anderen Modelle von künstlichen Nieren und wurde z. B. für
die Kolffsche rotierende Niere in einer ausführlichen Arbeit
durch W o l f und Mitarbeiter[2] nachgewiesen. Abb. 1 zeigt

diese Abhängigkeit der Clearancegröße von der jeweiligen Minutendurchflußmenge.

Die angegebene Dialyseleistung der Spulenniere wird aber auch dadurch erreicht, daß auf Grund einer speziellen Konstruktion die Zelluloseschläuche nur etwas über 1 mm weit entfaltet werden können, womit das durchfließende Blut sehr günstige, wenn auch lange nicht absolut optimale Kontaktmöglichkeiten mit der Innenfläche des Dialysier-

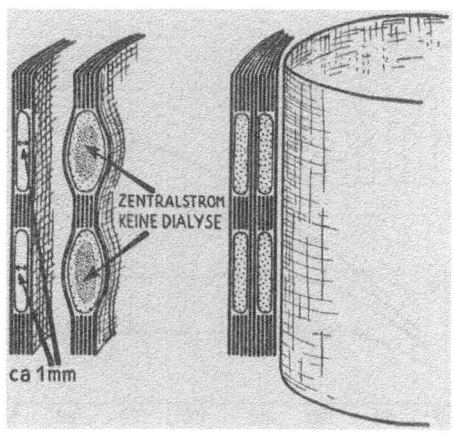

Abb. 2. Aufbau der Nierenstreifen (Schema)

schlauches vorfindet (Abb. 2). Der Aufbau der Nierenstreifen, in deren Kanal die Zelluloseschläuche laufen und die aus breiten und schmalen Plastikgitterbändern bestehen, die durch Nähte oder Schweißstellen aneinander fixiert sind, sichert die gewünschte Blutfilmdicke und verhindert die wurstförmige Aufblähung des Zelluloseschlauches mit Bildung eines undialysierten Zentralstromes an Blut, wie dies auf Abb. 2 theoretisch skizziert ist. Der gewünschte dünnflüssige Blutfilm wird außerdem noch dadurch gesichert, daß die Nierenstreifen zirkulär zu einer Spule aufgewickelt werden und damit die seitliche Ausbuchtung der Zelluloseschläuche durch das Blut ebenfalls verhindert wird.

Die früher erwähnte Abhängigkeit der Dialyseleistung von der Dialyseoberfläche zeigt Abb. 3. Bei gleichem Minutendurchfluß liegen die Clearancewerte um so höher, je länger die zur Spule gewickelten Zelluloseschläuche sind. Dementsprechend steigen auch die pro Stunde dialysierten Gesamtmengen an Stoffwechselendprodukten an. Theoretisch

4

wünschenswert wäre daher die Verwendung möglichst langer
Zelluloseschläuche. Ihre Länge wird aber in der Praxis dadurch begrenzt, daß die Schläuche der Apparatur vor Dialysebeginn mit Konservenblut gefüllt werden müssen und
getrachtet werden muß, diese Mengen möglichst klein zu
halten. Für die Spulenniere wird die endgültige Länge zusätzlich noch durch den in der Spule entstehenden Wider-
stand bestimmt, der mit zunehmender Länge der auf-
gewickelten Nierenstreifen unerwünscht zunähme und bei

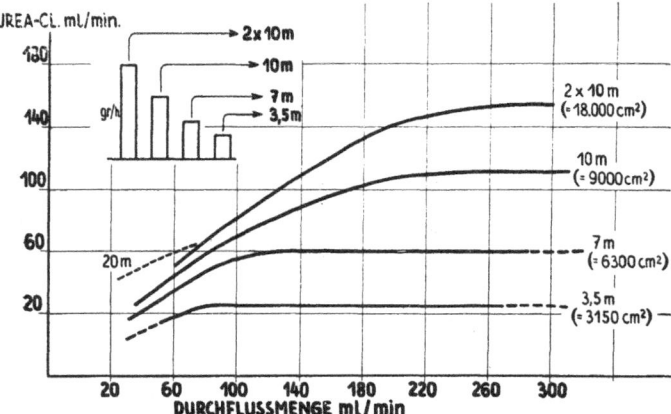

Abb. 3. Beziehung zwischen Dialyseoberfläche und Clearancegröße, sowie Menge dialysierter Stoffwechselprodukte

20 m trotz größerer Dialyseoberfläche durch widerstands-
bedingte Verminderung der Minutendurchflußmenge eine Abnahme der Dialyseleistung bedingen würde (Abb. 3).
   In den Spulennieren werden daher zwei je 10 m lange,
parallellaufende Zelluloseschläuche aufgewickelt und so die
Verdoppelung der Dialyseoberfläche und damit eine weitere
Erhöhung der Dialyseleistung erreicht. Die früher genannten
Clearancewerte beziehen sich auf dieses, auch Zwillingsniere
genanntes Modell, das heute allein kommerziell erzeugt wird.
   Abb. 4 zeigt die Clearance von Kreatinin und Elektrolyten bei der Dialyse von Testlösungen gegen Wasser. Daß
auch diese Kurven die Tendenz zeigen, zur Horizontalen ab-
zubiegen, bedeutet wieder, daß bei einem bestimmten
Minutendurchfluß die Dialysekapazität der verarbeiteten
Zelluloseschläuche erreicht ist. Alle Substanzen erreichen hohe
Clearances. Dementsprechend dürfen wir bei der therapeutischen Anwendung der Spulenniere die Eliminierung be-
achtlicher Mengen von Stoffwechselendprodukten aus dem

Blut erwarten, die für Harnstoff z. B. erfahrungsgemäß
zwischen 7 und 20 g pro Stunde liegen. Die relativ große
Schwankungsbreite darf nicht überraschen, da die tatsächliche Leistung in der Praxis natürlich nicht allein von der
Leistungsfähigkeit der Dialyseapparatur bestimmt wird. Sie

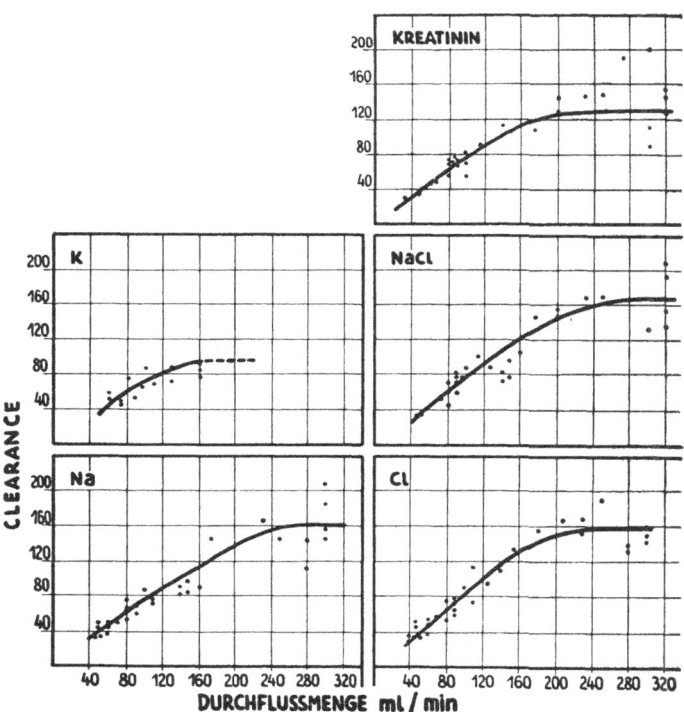

Abb. 4. Spulen. Beziehung zwischen Clearancegröße und Durchflußmenge von: Kreatinin, K, NaCl, Na und Cl

ist verständlicherweise auch von der Höhe der Blutkonzentra-
tion der betreffenden Substanz bei Dialysebeginn, vom
Körpergewicht des zu dialysierenden Patienten, von seiner
Extrazellularflüssigkeitsmenge usw. abhängig.

Ein weiterer Faktor, der die Dialyseleistung beeinflußt,
ist durch die Dialysierflüssigkeit gegeben. Wechsel und aus-
giebige mechanische Bewegung dieser an der Außenseite der
Dialysierschläuche erhöhen die Dialysierleistung unter Umständen bis zu 100%, wie von uns durchgeführte Experimente
ergaben. Wir zirkulieren daher mittels einer Umwälzpumpe

die Dialyseflüssigkeit von unten her durch den Plastikbehälter der Spulenniere und wählten dafür eine Fördermenge von 8 bis 10 Liter pro Minute, weil Experimente, die
inzwischen von Merrill und Mitarbeitern in Boston nach-
geprüft wurden, ein Optimum bei zumindest 5 Liter pro
Minute ergeben hatten[3].
Weitere Eigenschaften der Spulenniere, die sie wesentlich von anderen Modellen unterscheidet, sind: Ihr Gewicht,
das einschließlich des Plastikglasbehälters kaum 3 kg erreicht,
und ihre Größe von 21 : 20 cm. Die Spulenniere wird ge-
brauchsfertig einschließlich steriler Anschlußschläuche für
den Blutkreislauf geliefert, sie ist unbeschränkt lagerfähig
und jederzeit einsatzbereit. Bei absoluter Notwendigkeit ist
sie schließlich außerdem auch transportabel. Jede Spule wird
samt den Spezialanschlußschläuchen nur einmal verwendet.
Damit wird auch für die künstliche Dialyse erstmalig der
Weg des Einmalgerätes beschritten, der durch den Wegfall
der Sterilisation nach dem Gebrauch des Gerätes die Möglichkeit von Virusübertragungen z. B. ausschließt, gleichzeitig
aber auch eine Ersparnis an Zeit bedeutet, ein Faktor, der
vielleicht auch in Europa in wenigen Jahren bedeutungsvoll
werden mag, wenn wir uns den ständig steigenden Mangel
an ärztlichem Hilfspersonal vor Augen halten.
Die Gesamtheit der eben aufgezählten Eigenschaften
und die einfache Bedienungsweise der Apparatur, über die im
nachfolgenden Referat noch gesprochen werden wird, haben
bisher bereits mehr als ein Dutzend von Kliniken bewogen,
eine Dialysestation neu einzurichten. Dazu haben sich aber
außerdem noch eine Reihe von Kliniken, die bisher eine der
bekannten größeren Modelle von künstlichen Nieren benützt
hatten, inzwischen auf die einfache Spulenniere umgestellt.
Kolff selbst hat z. B. seine weltberühmte Niere vom
rotierenden Typ seit Juni 1955 nicht mehr benützt.

Literatur: [1] Kolff, W. J. und Watschinger, B.:
J. Lab. a. clin. Med., 47 (1956), S. 969. — [2] Wolf, A. V., Remp,
D. G., Kiley, J. E. und Curvil, G. D.: J. clin. Invest., 30
(1951), S. 1062. — [3] Meyer, R., Straffon, R. A., Rees, S. B.,
Guild, W. R. und Merrill, J. P.: J. Lab. a. clin. Med., 57
(1958), S. 715.

Aus der II. Medizinischen Universitätsklinik in Wien
(Vorstand: Prof. Dr. K. Fellinger)

Handgriffe
zur Durchführung einer künstlichen Dialyse

Von J. **Wutte** und B. **Watschinger**

Mit 7 Abbildungen

Noch vor wenigen Jahren begründete man die geringe Anzahl der in der Welt vorhandenen Dialysestationen mit der Kompliziertheit der gegebenen Materie, vor allem aber mit den großen technischen Schwierigkeiten bei der Durchführung der Dialysen. Mancherorts vertrat man noch kürzlich die Ansicht, daß europäische Länder je nach der Größe auch in Zukunft nur eine einzige Dialysestation haben sollten. Inzwischen ist mancher Wandel eingetreten. Die klinisch-therapeutischen Probleme sind zwar dieselben geblieben, gestiegen aber ist die Zahl der mit den Problemen des Nierenversagens vertrauten Aerzte und verbessert wurde ganz wesentlich die praktisch-technische Seite der extrakorporalen Dialyse.

Eine kurze Bilderserie soll zeigen, daß die Inbetriebnahme einer „künstlichen Niere" heute kein technisches Problem mehr darstellt und mit wenigen leicht erlernbaren Handgriffen durchgeführt werden kann, wenn die gebrauchsfertige Spulenniere nach K o l f f und W a t s c h i n g e r verwendet wird.

Abb. 1. Die Spulenniere wird zusammen mit einem zu- und abführenden Spezialschlauchsystem in einer geeigneten Verpackung steril geliefert. Die Abbildung läßt die Anschlußschläuche der Spulenniere erkennen, an die die beiden Teile des Spezialschlauchsystems später angeschlossen werden.

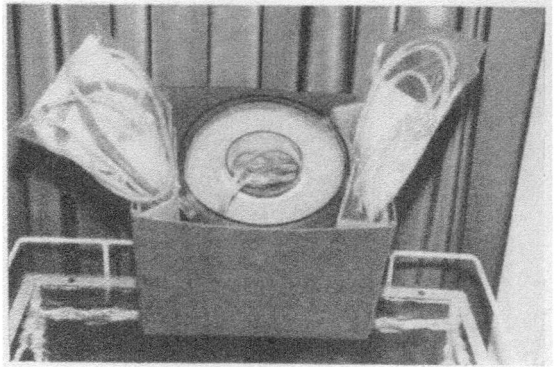

Abb. 1

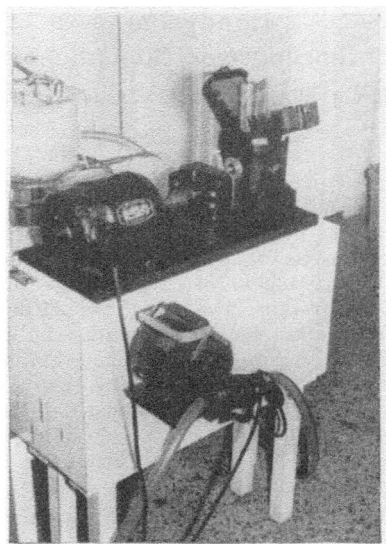

Abb. 2

Abb. 2. Zu unserer Dialyseeinrichtung gehören weiter eine Pumpe zur Blutzirkulation und ein Pumpe für die Umwälzung der Spülflüssigkeit sowie ein transportabler, zusammenfaltbarer Plastiktank, der aufgepumpt zur Aufnahme der Spülflüssigkeit dient.

Abb. 3. Die 3 Hauptteile der Dialyseeinrichtung sind in geeigneter Form auf zwei fahrbaren Tischchen aufgestellt. Auf die zusammenklappbare Plattform kommt der Plastiktank, über den durch einen Haltearm der Dialysator gehalten wird, aber auch ein Thermoelement mit Thermostat, der in die Dialyseflüssigkeit eintaucht und deren Temperatur konstant auf 37° C hält.

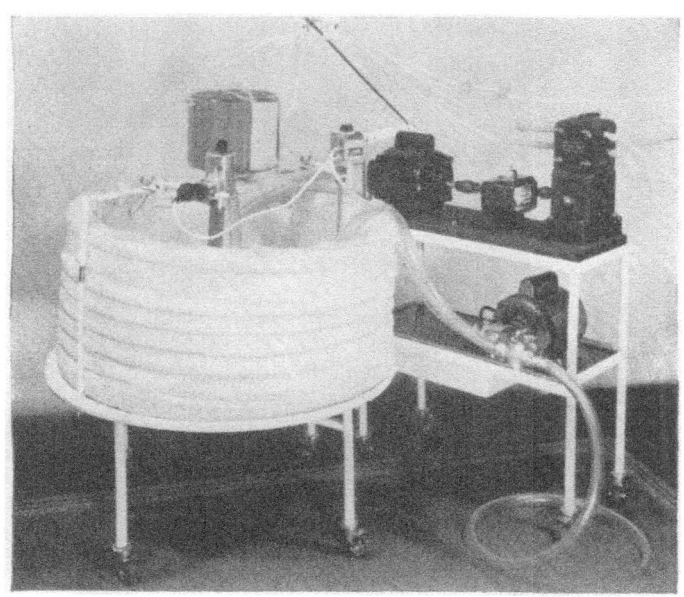

Abb. 3

Abb. 4. An den Bodenansatz des Spulenbehälters, aus dem auf diesem Bild lediglich zu Demonstrationszwecken die Spule herausgehoben ist, wird nun der fördernde Schlauch der Dialysierflüssigkeitspumpe angedreht, der saugende Schlauch wird frei in den Tank eingelegt. Damit ist der Kreislauf für die Zirkulation der Spülflüssigkeit gegeben. Diese wird später durch die Pumpe aus dem Tank angesaugt, von unten her durch den Nierenbehälter gepumpt, fließt über und dadurch wieder in den Tank zurück.

Abb. 5 zeigt, wie das in sich geschlossene Schlauchsystem für die Blutzirkulation ebenfalls mit wenigen Handgriffen hergestellt wird, indem der blutzuführende Spezialschlauch nach Einlegen in die Blutpumpe durch einfache

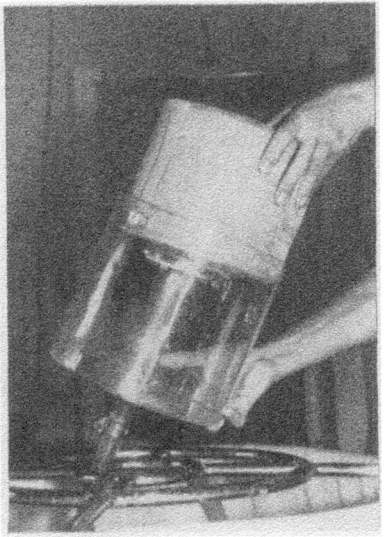

Abb. 4

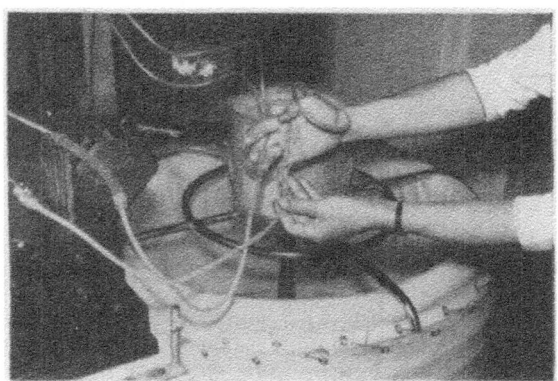

Abb. 5

Kupplung an die Anschlußschläuche der Spulenniere an-
gesteckt wird, nachdem deren verschlossenes Ende ab-
geschnitten wurde. Dasselbe geschieht mit dem blutabführen-
den Schlauchteil, der einen Blutfilter enthält, den das dyali-
sierte Blut beim Rückfluß zum Patienten passiert.

Der nächste Schritt gilt der Bereitung der Dialyseflüssigkeit. Der gezeigte Plastikbehälter wird nun mit 80 Liter Leitungswasser oder auch Aqua dest. aufgefüllt. Nun wird die Dialyseflüssigkeit durch Einschalten der Pumpe kurz-

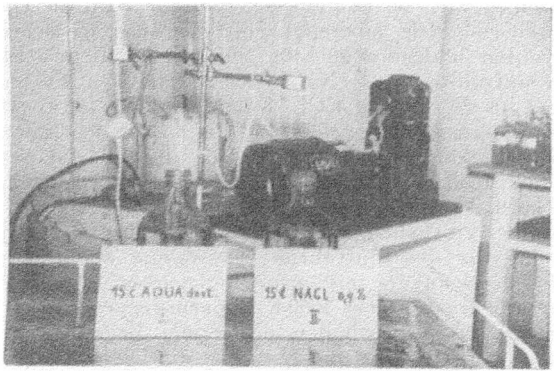

Abb. 6

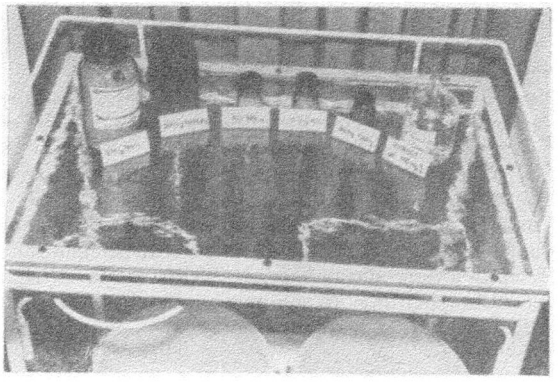

Abb. 7

dauernd zirkulieren gelassen und damit die Zelluloseschläuche der Spule von außen befeuchtet.

Abb. 6. Jetzt beginnt man zuerst etwa 15 Liter Aqua dest., danach 15 Liter physiologische Kochsalzlösung durch das später blutführende Schlauchsystem zu pumpen, vorerst langsam, später mit einer Fördermenge von über

400 ccm pro Minute. Der Geschwindigkeitsregler an der
Sigma-Motor-Blutpumpe läßt jede gewünschte Geschwindigkeit einstellen. Dazwischen wird mit 2 Ampullen sterilem
Kongorot die Dichtheit des blutführenden Schlauchsystems
geprüft. Abb. 7. Nach Beendigung der Spülung wird die Dialyseflüssigkeit endgültig zubereitet. Folgende Salze werden in den
auf 100 Liter fehlenden 20 Liter Spülflüssigkeit in 2 Plastik-
kübeln aufgelöst: 570 g NaCl, 300 g NaHCO$_3$, 15 bis 30 g
MgCl$_2$, 0 bis 20 bis 40 g KCL. Kalziumchlorid (28 g) wird in
wenigen Litern separat gelöst und als letztes den Salzen der
Dialyseflüssigkeit beigegeben, in der durch Glukosezusatz
schließlich noch eine Konzentration von 200 mg^0/o oder mehr
erzielt wird.

Ist dies geschehen, wird nach Durchführung der Kreuz-
probe das für die Blutführung bestimmte Schlauchsystem
und die Spulenniere mit gruppengleichem Konservenblut,
welcher pro Blutkonserve 3000 E Heparin beigegeben wurden,
aufgefüllt. Das Füllvolumen der Spule liegt bei 800 bis
900 ccm. Nach Auffüllen der Spule ist die Dialyseeinrichtung
arbeitsbereit und es kann nun die Verbindung mit dem
Patienten hergestellt werden. Dazu werden vorteilhafterweise
bereits in der Zwischenzeit eine Arteria radialis und eine
Kubitalvene präpariert, in die feine Glaskanülen mit kurzen
Gummiansatzschläuchen, die mit physiologischer Kochsalzlösung und je 1000 bis 2000 E Heparin gefüllt sind, ein-
gebunden werden.

Die Dialyse beginnt, indem vorerst der extrakorporale
Kreislauf mit geringer Geschwindigkeit (etwa bis 30 ccm pro
Minute) gestartet wird. Erst nach mehr als einer halben
Stunde wird auf das gewünschte Minutenvolumen von zirka
200 ccm pro Minute Durchflußmenge gesteigert.

Vorstehende Ausführungen und Bilder sollen eine Art
Kurzanleitung zur Durchführung von künstlichen Dialysen
mit der Spulenniere darstellen, die selbstverständlich durch
praktische Einarbeitung an einer schon in Betrieb stehenden
Dialysestation ergänzt werden sollen.

Aus der Urologischen Abteilung des Landeskrankenhauses
Graz
(Vorstand: Prof. Dr. R. Herbst)

Zur Frage der Peritonealdialyse bei Urämie

Von R. Herbst

Mit 4 Abbildungen

Besteht das Prinzip der sogenannten künstlichen Niere in einer selektiven Diffusion, d. h. Dialyse, zu der das temporär dem Körper entzogene Blut gezwungen wird und deren Leistung durch die konstante Porengröße einer leblosen Membran bestimmt wird, so wird bei der Peritonealdialyse dieser Austausch in eine Körperhöhle, nämlich in den Bauchraum, verlegt, wobei die Membranfunktion das lebende Peritoneum übernimmt. Wir können beide Methoden nicht vergleichen, denn wir haben im ersten Fall den rein physikalisch-chemischen Vorgang der Diffusion vor uns, im letzten Falle aber einen auf lebendige Kräfte beruhenden Austausch durch Resorption und Ausscheidung als Membranfunktion des Bauchfelles. Daneben aber auch eine aktive Zelltätigkeit der Deckzellen und des Interstitiums inklusive Kapillaren. Gleichbleibend ist in beiden Fällen das Prinzip der Spülflüssigkeit, die dem Blute harnpflichtige Stoffe entziehen soll. Die Funktion des Peritoneums wird durch den anatomischen Bau bestimmt. Wir unterscheiden das Peritoneum parietale, viszerale und daneben das Omentum majus und minus. Alle drei mit einer Lage von Deckzellen versehen, die wohl die primäre Membranfunktion zu übernehmen haben. Darunter aber findet sich im Peritoneum parietale ein faserreiches Bindegewebe mit Kapillaren, Lymphgefäßen und Nerven. Im Omentum aber hat das Bindegewebe netzartige Struktur und in den Löchern finden sich reichlich Kapillaren, Lymphgefäße,

Nerven, Fibrozyten usw. Der Nervenreichtum des Interstitiums weist auf eine nervale Steuerung des Säfte-
stromes hin. Wir ersehen daraus den wesentlichen Unterschied: bei der künstlichen Niere zwangsweise Entschlackung
durch die tote Membran, im Falle der Peritonealdialyse der
schwer zu berechnende aktive Austauschmechanismus des

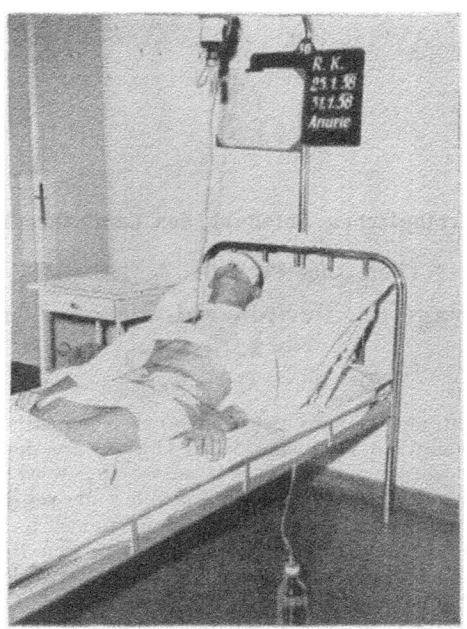

Abb. 1

Mesothels und Interstitiums, der nicht nur physikalisch-
chemisch, sondern auch nerval gesteuert wird. Hervorzuheben
ist die große Austauschfläche, die immerhin 2˙2 qm beträgt.

Vom praktischen Standpunkt aus hat die Peritonealdialyse den Vorteil der relativen Einfachheit. Sie läßt sich
auch in kleineren Krankenhäusern durchführen.

Methodisch unterscheidet man:

1. Die kontinuierliche Kurzzeit-Peritonealdialyse nach
Legrain und Merrill und

2. die diskontinuierliche von Grollmann.

Wir bedienten uns einer kontinuierlichen Langzeit-
Strömungsdialyse. Von dieser erhofften wir im Gegensatz zu

den anderen Methoden durch eine lang dauernde Durch-
strömung des Bauchraumes eine bessere Austauschmöglich-
keit mit der lebenden Zellmembran des Peritoneums und somit auch einen besseren Erfolg, als mit den bisherigen, nur
ganz kurze Zeit dauernden Dialysen.

Durch einen Wechselschnitt medial der Spina iliaca
anterior superior rechts und links wird ein Plastikschlauch
in Richtung Douglas eingeführt und mit einem Dauertropf-
apparat verbunden. Der Abfluß geschieht in eine sterile
Flasche (Abb. 1). Die Funktion dieses Systems kann auf diese
Weise einfach kontrolliert werden. Kontrolliert kann auch
sehr leicht die dem Körper entzogene Flüssigkeit und ihre
Zusammensetzung werden. Wir konnten in einem einschlägigen Fall eine solche Dialyse durch 17 Tage unterhalten. Es
ist natürlich, daß sich die Oeffnungen des Abflußrohres nur
allzu leicht durch vorgelagerte Darmschlingen, besonders aber
durch Netzzipfel verstopfen. In diesem Falle hört der Abfluß auf. Diesen Uebelstand konnten wir dadurch beheben,
daß wir zwar die beiden Schläuche, die in den Bauchraum
führten, beließen, aber den die Dialysenflüssigkeit zuführen-
den Schlauch mit jenem Bauchdrain in Verbindung setzten,
von dem bisher der Abfluß geschah. Es wird damit bezweckt,
daß vorgelagerte Darmschlingen und Netz durch den Flüssig-
keitsdruck der Dialysenflüssigkeit abgedrängt werden und
kein Hindernis für das Einfließen in den Bauchraum mehr
bedeuteten, anderseits der Abfluß durch das ohnehin bisher
freie Zufluß-Drain garantiert erscheint. Bei neuerlicher Verstopfung des Abflusses kann durch ein Umstöpseln der zu-
und ableitenden sterilen Schläuche das Weiterfunktionieren
der Dialyse garantiert werden. Die Austauschflüssigkeit, der
wir uns bedienten, hatte folgende Zusammensetzung:

4 Teile 5%iger Dextrose, 1 Teil 40%ige Lävulose, dazu
im Liter 250 mg Terramycin zur Verhütung einer Peritonitis.
Wir möchten aber betonen, daß es geraten sein kann, je nach
Fall die Zusammensetzung zu wechseln. Von Mineral-
zusätzen zur Dialysenflüssigkeit halten wir nicht viel, denn
die Regelung des Mineralhaushaltes sollte durch entsprechende Infusionen geschehen. Die Durchspülungsgröße
betrug 3 Liter in 24 Stunden, sie kann aber auch erhöht werden. Wir müssen darauf verzichten, die Funktion der Spülflüssigkeit eingehend zu erörtern, betonen aber, daß die
Glykose eine größere Wasserresorption verhindert, die Lävulose aber durch Resorption nebenbei die Leberfunktion und
Herzfunktion verbessert, und vor allem wird ihre Toleranz
durch die Azidose nicht gestört. Um gleich von vornherein
einen Irrtum aufzuklären: weder die künstliche Niere noch
auch die Peritonealdialyse entheben uns einer konservativen Therapie der Niereninsuffizienz. Vor allem aber werden

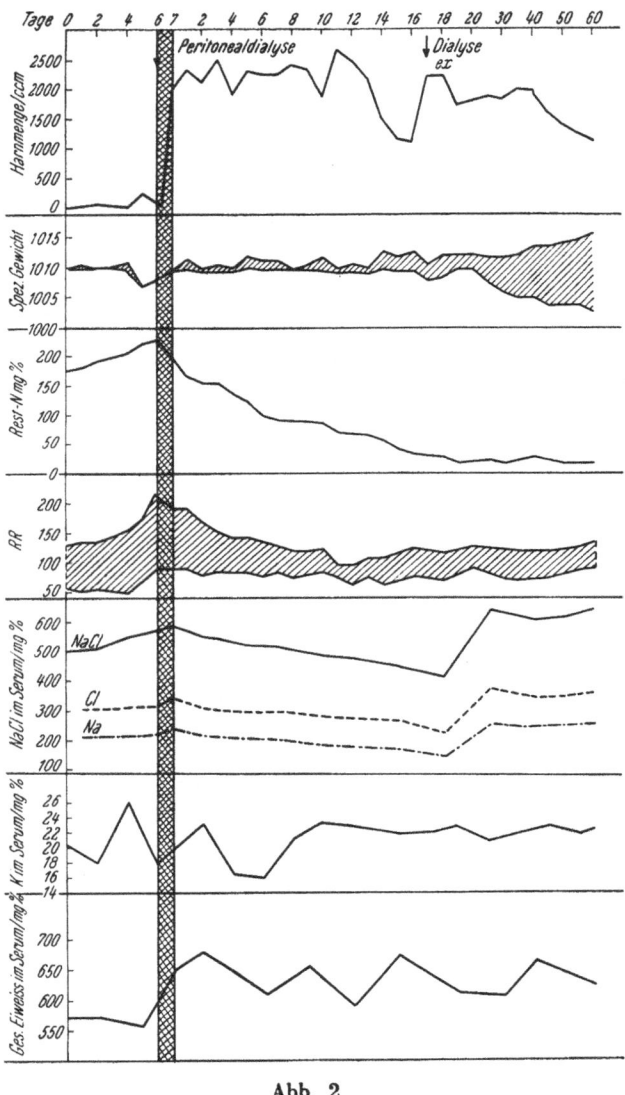

Abb. 2

wir auf die Kontrolle des Wasser- und Mineralhaushaltes und des Eiweißspektrums unser besonderes Augenmerk richten, um durch Ersatz fehlender Stoffe rechtzeitig eingreifen zu können. Da wir in unseren Fällen die Dialyse immer mittels

Eröffnung des Peritoneums anlegten, waren wir imstande, Unterschiede in den einzelnen Fällen der Niereninsuffizienz in bezug auf das Peritonum festzustellen. In dieser Hinsicht glauben wir zwei Formen zu unterscheiden:

1. Die feuchte und
2. die trockene Form.

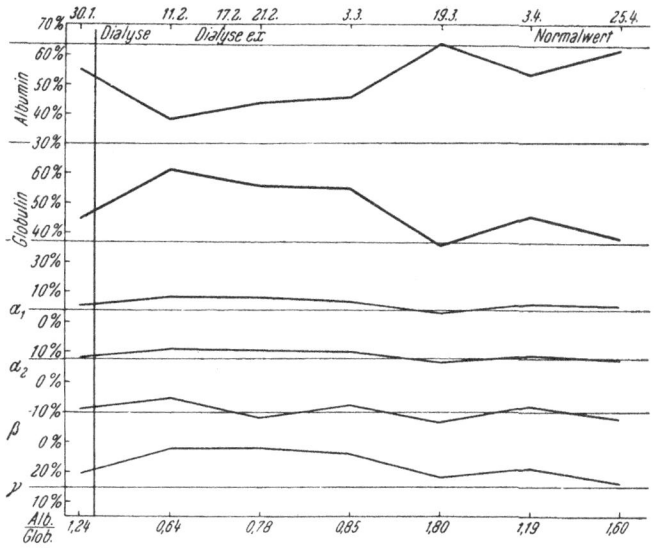

Abb. 3. Elektrophorese

Wir wollen es dahingestellt sein lassen, inwieweit sich diese Einteilung verallgemeinern läßt. Wir fanden bei der feuchten Form ein außerordentlich eiweißreiches Transsudat im Bauchraum bei einer toxischen tubulären Schädigung der Niere, die trockene Form aber bei einem Fall einer reflektorischen Anurie (Schockniere).

Fall 1. 36jähriger Mann, der seit einem Flugzeugunfall an Kopfschmerzen litt und dauernd Mischpulver, Pyramidon und Iromin einnahm. Gelegentlich einer Grippe im Oktober 1957 nahm er innerhalb von 10 Tagen 60 Tabletten Chinin-Novalgin, daneben Mischpulver. Nach einem Rezidiv im Dezember desselben Jahres 40 Tabletten mit reichlich Alkohol. Er wurde subikterisch, urämisch an die medizinische Klinik gebracht und nach 4 Tagen an meine Abteilung. Die zunächst angewandte konservative Behandlung und Nierenbeckenspülung war erfolglos, die Anurie oder Oligurie blieb gleich, es trat am 11. Tag eine

schwere Eklampsie mit Reststickstoffsteigerungen auf 237 mg%,
Schleimhautblutungen und Koma hinzu. Der Blutdruck stieg auf
220/150. In diesem Zustand wurde die Peritonealdialyse angelegt
und dabei zirka 2½ Liter gelblichen Transsudates aus der
Bauchhöhle entfernt. Diese Transsudatbildung halten wir für
einen Selbstschutz für eine Autodialyse, die naturgemäß nur
begrenzt in ihrem Erfolg sein kann und durch die Anhäufung
der toxischen Produkte im Bauchraum für den Organismus gefährlich wird. Schon innerhalb der ersten 24 Stunden setzte
eine beträchtliche Harnflut ein, es wurden 2400 ccm ausgeschieden. Die Veränderungen des Mineralhaushaltes und vor allem
des Serum-Eiweißbildes zeigen die Kurven Abb. 2 und 3. Abb. 2
zeigt in Kurvenform alle wichtigen Werte vor und nach der
Dialyse, wobei bemerkenswerterweise keine signifikante Hyperkaliämie vorliegt, ja im Gegenteil, das Kalium sank vor Einsetzen
der Dialyse auf normale Werte ab. Die spezifischen Gewichte
zeigen die höchsten und tiefsten Werte innerhalb von 24 Stunden
an. Es erschien uns besonders wichtig, auch die Blut-Eiweiß-
Körper einer Analyse zu unterziehen. In Abb. 3 werden diese
Werte verzeichnet. Sie zeigen uns, wie sich der im Anfang durch
den Abfall der Albumine und Steigen der Globuline auf mehr als
die Hälfte reduzierte Albumin : Globulin-Index langsam erst
nach 2 Monaten normalisierte. Es ist bemerkenswert, daß der
Anstieg der Globuline hauptsächlich den γ-Globulinen zuzu-
schreiben war. Die Deutung dieser Veränderungen wollen wir
einer späteren Arbeit vorbehalten. Zusammenfassend können wir
in diesem Falle sagen, daß es sich um eine toxische Form einer
schweren Tubulusschädigung handelt. Durch Beseitigung des
Transsudates aus dem Bauchraum und vor allem durch die lange
Dauer der Dialyse (17 Tage) war es möglich, nicht nur die akute
Gefahr abzuwenden, sondern auch die Niere über die Zeit der
einsetzenden Tubulusregeneration hinaus zu entlasten. Der
Patient konnte geheilt mit normalem Reststickstoff und Blutdruck
entlassen werden.

In einem z w e i t e n F a l l handelte es sich um einen
50jährigen Mann mit einem Rezidivnierenbeckenstein bei gesunder
zweiter Niere. Die Nephrektomie war durch die völlige Ver-
schwielung des perirenalen Gewebes schwierig. Am ersten postoperativen Tag war die Harnausscheidung 800 ccm, sank aber
dann unter Ansteigen des Reststickstoffes auf ungefähr 100 ccm.
Am vierten Tag wurde bei einem Reststickstoff von 109 mg%
die Peritonealdialyse angelegt. In diesem Fall konnten wir kein
Transsudat im Bauchraum beobachten und es war eigenartig,
daß auch eine stärkere Transsudation von Körperflüssigkeit in
die Spülflüssigkeit nicht erfolgte. Die Menge der zu- und ablau-
fenden Flüssigkeit war annähernd gleich. Hatten wir in unserem
ersten, erfolgreich verlaufenden Fall einer Peritonealdialyse bei
toxischer, tubulärer Schädigung, hauptsächlich auf die Serum-
werte und auch auf das Eiweißspektrum des Blutes Wert gelegt,
so haben wir es in unserem zweiten Fall, den wir in die Kate-
gorie der Schocknieren einreihen können, unternommen, auch die
Dialysenflüssigkeit einer eingehenden Analyse zu unterziehen,
um uns über die Fähigkeit des Bauchfelles, harnpflichtige Stoffe

auszuscheiden, zu orientieren* (Abb. 4). Aus den p$_H$-Werten ersehen wir die zunehmende azidotische Verschiebung des Dialysates, die allerdings knapp vor dem Tode sich mehr der neutralen

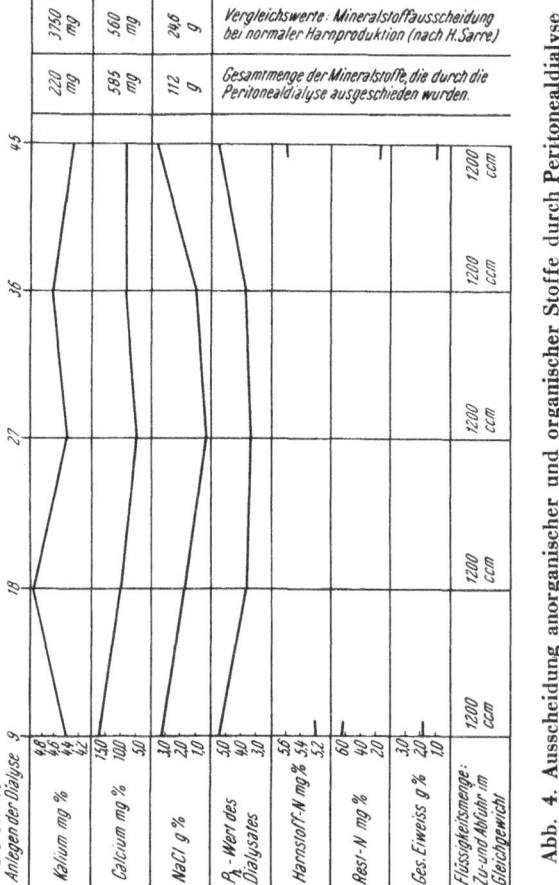

Abb. 4. Ausscheidung anorganischer und organischer Stoffe durch Peritonealdialyse

Lage näherte. Einem Abfall des Reststickstoffes stand ein Anstieg des ausgeschiedenen Harnstickstoffes gegenüber. Besonders bemerkenswert ist das Verhalten des Kochsalzes, dessen Wert ebenso wie das Kalzium bei Zunahme der Azidose der Spülflüssigkeit

---

* Wir verdanken die Werte zum Großteil dem Medizinisch-Chemischen Institut der Universität Graz, Vorstand Professor Dr. L i e b.

auch einen Abfall der Ausscheidung zeigte, während die ausgeschiedene Kaliummenge nach kurzem Anstieg einen Abfall zeigte.
Wenn wir die Gesamtausscheidung aus der Dialysenflüssigkeit
in 45 Stunden vergleichen mit den Werten normaler Ausscheidung der Niere durch den Harn (auch auf 45 Stunden berech-
net), so fällt vor allem das fünffach erhöht ausgeschiedene NaCl
durch die Dialyse gegenüber dem Normalwert durch den Harn
auf. Wohingegen die Kalziumausscheidung der normalen Harnausscheidung entspricht, der Kaliumwert aber nur $1/_{10}$ des
durch den Harn normalerweise ausgeschiedenen Kaliums. Der
Patient kam unter Ansteigen des Blutdruckes und Entwicklung
eines Lungenödems infolge des Linksversagens des Herzens
nach 45 Stunden ad exitum.

Pathologisch-anatomisch fand sich außer den Zeichen
einer Urämie mit Lungen- und Hirnödem ein starkes Oedem
der Niere, die Glomeruli waren intakt. Daneben eine streifen-
förmige Infiltration im Sinne einer Pyelonephritis, die möglicherweise durch die vorangegangene Nierenbeckenspülung
ausgelöst wurde.

In diesem Falle nehmen wir an, daß das Versagen der
Dialyse bei einem relativ zum ersten Fall nicht allzu hohen
Reststickstoff, auf einen völlig anderen Mechanismus des
Nierenversagens zurückzuführen ist. Wir nehmen in diesem
Falle an, daß die nicht wieder herzustellende Harnabsonderung durch eine Kreislaufstörung innerhalb der Niere, wohl
infolge eines Kurzschlußmechanismus, entstanden ist, und
nehmen an. daß ein Zusammenhang mit den fehlenden Transsudation ins Peritoneum einerseits und dem Versagen der
Dialyse anderseits gegeben ist. Das würde bedeuten, daß
möglicherweise jene Fälle eine bessere Prognose haben, die
ein solches Transsudat in der Bauchhöhle aufweisen.

Unser erster Fall zeigt, daß die kontinuierliche Strömungsdialyse, wenn sie genügend lange Zeit fortgesetzt
werden kann, durchaus noch eine Berechtigung hat, besonders in jenen Fällen, wo eine künstliche Niere nicht er-
reichbar ist. Bei tubulären Schädigungen müßte eine solche
Dialyse über die Zeit der erfahrungsmäßig festgestellten
Tubulusregeneration hinaus durchgeführt werden. Was den
pathologisch-physiologischen Vorgang bei einer Bauchfell-
dialyse in bezug auf die verschiedensten Formen des Nierenversagens betrifft, so soll eine weitere Arbeit darüber berichten.

Aus der medizinischen Abteilung (Vorstand: Univ.-Dozent
Primararzt Dr. F. Lasch) des Landeskrankenhauses Villach

Wandlungen des Krankheitsbildes der akuten Nephritis

Von Fritz Lasch

Das Krankheitsbild der akuten Nephritis hat sich in
den letzten 10 Jahren grundlegend geändert. Die akute
hämorrhagische Glomerulonephritis mit Hypertension, wie
sie von V o l h a r d und F a h r[1] seinerzeit beschrieben
wurde und bis 1948 als die wesentlichste Form der akuten
Nephritis allgemein anerkannt wurde (P i l g e r s d o r f e r[2]),
ist heute eine seltene Erkrankung geworden. S a r r e[3],
S p ü h l e r und Z o l l i n g e r[4], W o l l h e i m[5] u. a. haben
in den letzten Jahren darauf hingewiesen und unsere eigenen Erfahrungen stimmen hiemit überein.

Im Jahre 1951 kam auf meiner Abteilung ein 23jähri-
ger Landwirt (Nichtkriegsteilnehmer) mit dem Bild einer
typischen chronischen Nephritis im urämischen Endstadium
einer Schrumpfniere zur Aufnahme. Es fanden sich aber
weder eine Blutdruckerhöhung noch eine Herzvergrößerung
oder Augenhintergrundsveränderungen; in der Vorgeschichte konnten keinerlei Anhaltspunkte hinsichtlich einer
früheren akuten Nephritis, eines Infektes oder einer Intoxikation festgestellt werden. Es ergab sich daher für uns die
Frage, was für eine Form der akuten Nephritis diesem Endstadium einer anhypertonen chronischen Nephritis entsprechen könnte. Durch die Beobachtungen von H. E p p i n g e r[6]
über die akute oder interstitielle Marknephritis mit tubulärer Schädigung infolge Albuminurie ins Nierengewebe
ohne Blutdrucksteigerung mit eventuellem Uebergang in
Urämie und Azidose und die im Jahre 1952 und 1953 erschienenen grundlegenden Arbeiten von S p ü h l e r und
Z o l l i n g e r (l. c.) über die sogenannte chronische interstitielle Nephritis angeregt, haben wir uns mit der Frage

beschäftigt, wie die akute Form der interstitiellen Nephritis klinisch verläuft, wie sie differentialdiagnostisch gegenüber den anderen Formen der akuten anhypertonen Nephritis, insbesondere der akuten hämatogenen Pyelonephritis (B e r - n i n g[7]), der sogenannten Herdnephritis bei Infekten (R. E. M a r k[8]) und der akuten Glomerulonephrose (Basalmembrannephritis) (R a n d e r a t h[9], E h r i c h[10], P a r - r i s h, W a t t und H o w e[11]) abzugrenzen ist und welche therapeutischen Maßnahmen erforderlich sind, um den Uebergang in das unheilbare Stadium der chronischen interstitiellen Nephritis zu verhindern. Dieser Versuch, das Krankheitsbild der akuten interstitiellen Nephritis soweit wie möglich abzugrenzen, erschien um so dringender, als der Phenazetinmißbrauch, wie er in der Schweiz von G s e l l, R e c h e n b e r g und M i e s c h e r[12], M o e s c h l i n[13] u. a. als Aetiologie für die sogenannte primär chronische interstitielle Nephritis beschrieben wurde, in anderen Ländern [Deutschland (S a r r e), Oesterreich (Ü b e l h ö r und U l l - r i c h[14], e i g e n e E r f a h r u n g e n)] nicht gefunden werden konnte, so daß andere Ursachen hiefür in Betracht gezogen werden müssen (H e n s l e r[15], R e u b i[16] u. a.).

Zur Lösung dieser Frage haben wir unsere in der Zeit vom 1. Januar 1948 bis 30. Juni 1958 bei 444 Nierenkrankungen (davon 346 mit akuter Nephritis) unserer Abteilung erhobenen klinischen und Sektionsbefunde herangezogen; es handelte sich hiebei ausschließlich um Kranke, die unter meiner Leitung, von einheitlichen Gesichtspunkten aus, zum Teil wiederholt, beobachtet wurden.

Die Tab. 1 zeigt übersichtlich das ganze Krankengut, die für die Differentialdiagnose der einzelnen Krankheitsbilder maßgebenden Richtlinien werden anschließend kurz besprochen, hinsichtlich weiterer Einzelheiten sei auf die ausgezeichnete Monographie von H. S a r r e (l. c.) verwiesen.

Es ergaben sich somit folgende Krankheitsbilder:

1. D i e a k u t e h ä m o r r h a g i s c h e G l o m e r u l o - n e p h r i t i s m i t H y p e r t e n s i o n entsprach den Angaben von V o l h a r d und F a h r mit Hypertonie, Hämaturie, typischem Sedimentbefund, Oedemen und entsprechender Anamnese. Nur insgesamt 46 der 444 Patienten, davon 346 mit akuter Nephritis, boten dieses Krankheitsbild, auf dessen Seltenheit in letzter Zeit auch S a r r e, W o l l h e i m u. a. hingewiesen haben.

2. 43 Fälle von c h r o n i s c h e r G l o m e r u l o - n e p h r i t i s m i t H y p e r t e n s i o n, Nierenversagen im Volhard und in den Clearancemethoden, erhöhten RN, Retinitis albuminurica oder angiospastica usw. 12 Patienten verstarben an Urämie.

Tabelle 1

Jahr	Zahl der Fälle	Akute hämorrh. Glom.-Nephr.	Chron. Nephr. mit Hypertonie	Akute Pyelo-Nephr.	Akute Glomerulonephrose	Akute tubuläre Insuffizienz	Akute interstit. Nephr.	Primär chron. interstit. Nephr.	Akute Herd-Nephr. (bei Infektion)
1948	34	8	8	8	—	1	7	2	—
1949	32	2	3	9	4	—	10	4	—
1950	26	2	4	4	3	—	11	2	—
1951	29	5	1	3	3	—	11	6	—
1952	34	3	2	4	3	—	15	5	2
1953	55	2	5	17	3	1	14	10	3
1954	23	6	2	6	1	—	3	5	—
1955	48	11	1	12	1	—	17	6	—
1956	46	4	4	13	1	1	18	5	—
1957	72	2	12	11	2	2	38	5	—
1958 (bis 30. VI.)	45	1	1	5	5	—	25	5	3

3. 92 Kranke mit **akuter hämatogener Pyelonephritis** mit Fieber, Schüttelfrost, Leukozytose, typischem urologischem Befund und meist positiver Harnkultur. Die Nierenfunktionsprüfungen waren (einschließlich der Clearancemethoden und der Phenolrotausscheidung) normal, es bestand keine Anämie oder Azidose. Es handelte sich fast ausschließlich um jüngere weibliche Patienten, teilweise auch in der Schwangerschaft, anamnestisch wurden öfters Angina tonsillaris oder andere Infekte angegeben; aszendierende renale Harninfektionen mit Stauung der ableitenden Harnwege, besonders bei älteren Patienten, sind in diese Krankheitsgruppe nicht einbezogen worden.

4. 169 Kranke mit **akuter interstitieller Nephritis**. Anamnestisch fanden sich hier öfters Infekte (Angina tonsillaris, Zahngranulome, Nebenhöhleneiterungen usw.), der Blutdruck war stets normal, ebenso der Augenhintergrund. Im Harn war die Proteinurie (mit überwiegendem Albuminanteil) manchmal stärker (bis mehrere Promille), manchmal betrug sie aber auch nur Spuren, im Sediment fanden sich regelmäßig Erythrozyten und Leukozyten und bei genauem Suchen auch stets Zylinder aller Art, wenn auch spärlicher als bei der akuten, hämorrhagischen Glomerulonephritis mit Hypertonie. Es bestanden keine Anämie, aber öfters stärkere Oedeme. Immer war die Phenolrotausscheidung als Zeichen tubulärer Funktionsstörung beträchtlich vermindert (unter 35% innerhalb 15 Minuten), in einzelnen Fällen war auch die Kreatinin-

und PAH-Clearance herabgesetzt, die Harnkonzentration im Durstversuch stieg nicht über 1024—1025 an. Die Alkalireserve war noch normal oder leicht vermindert, öfters bestand eine deutliche RN-Erhöhung im Serum. In der Harnkultur fanden sich bei vielen Fällen bei wiederholter Untersuchung (aber nicht regelmäßig) Staphylokokken, Streptokokken, Enterokokken oder Colibazillen. Auf entsprechende antibiotische Therapie, wobei wir über sehr günstige Erfahrungen mit Chloromycetin verfügen, gingen alle klinischen Symptome zurück und auch die Phenolrotausscheidung, ebenso die eventuell verminderten Clearancewerte stiegen an und die Harnkonzentration im Durstversuch ergab jetzt normale Werte. Bei Nachuntersuchungen einzelner Kranker nach 1 bis 2 Jahren fand sich eine völlig einwandfreie Nierenfunktion, auch hinsichtlich des Ausfalls der Inulin- und PAH-Clearance, so daß in diesen Fällen wohl von einer klinischen Ausheilung gesprochen werden kann; die gezielte Herdsanierung wurde außerdem durchgeführt.

5. Chronische (oder primär-chronische) interstitielle Nephritis. Bei 55 Kranken fanden wir dieses Krankheitsbild, das im wesentlichen dem von Spühler und Zollinger, Spühler[17], Gsell, Rechenberg und Miescher, Moeller[18] u. a. beschriebenen entspricht, das in der Schweiz in erster Linie durch Phenazetinmißbrauch bedingt sein soll. Wir selbst konnten bei unseren Patienten diese Aetiologie mit Wahrscheinlichkeit nur bei einem Kranken nachweisen. Das Krankheitsbild der chronisch-interstitiellen Nephritis unterscheidet sich nur quantitativ von dem oben beschriebenen der akuten Form, es ist sozusagen seine natürliche Fortsetzung, wenn die akute Erkrankung nicht rechtzeitig erkannt und behandelt wird. Der Blutdruck bleibt weiter normal (außer in den Endstadien einzelner Fälle, in denen infolge Narbenbildung im Interstitium sekundär die Glomerulusgefäße veröden), im Harn ist die Eiweißausscheidung (unter Absinken des Albuminanteiles) oft sehr gering, im Sediment finden sich bei genauem Suchen oft noch einzelne granulierte Zylinder. Veränderungen des Augenhintergrundes fehlen. Es besteht fast immer eine mehr oder weniger starke hypochrome Anämie (oft mit verminderten Serumeisenwerten). Die Phenolrotausscheidung ist beträchtlich vermindert, sie kann in einzelnen Fällen ganz fehlen, auch Kreatinin-, Inulin- und PAH-Clearance sind stets herabgesetzt, ebenso die Alkalireserve, es besteht eine deutliche, oft beträchtliche Azidose. Die Harnkonzentration erreicht im Durstversuch nie 1025, es besteht meist eine Iso- und Hyposthenurie zwischen 1010 und 1020. Der RN im

Serum ist erhöht. In der Harnkultur finden sich noch öfters Erreger, und eine gezielte antibiotische Therapie und eventuelle Herdsanierung vermag oft noch eine wesentliche Besserung des klinischen Krankheitsbildes und der Nierenfunktionen zu erzielen.

6. **Akute Glomerulonephrose (Basalmembrannephritis)**. Diese Form der akuten Nephritis wurde pathologisch-anatomisch von R a n d e r a t h, E h r i c h und klinisch vor allem von P a r r i s h, W a t t und H o w e (l. c.) auf Grund ihrer bioptischen Befunde nach Nierenpunktionen beschrieben und abgegrenzt. Im Vordergrund steht stets das akute nephrotische Syndrom mit hoher Proteinurie vom Nephrosetyp, das Harnsediment enthält außer reichlichen Zylindern aber auch Erythrozyten und außerdem doppelbrechende Substanzen. Der Blutdruck ist normal, ebenso der Augenhintergrund, stets bestehen starke Oedeme. Im Serum findet sich das Bluteiweißbild der Nephrose mit Hypoproteinämie und starker Vermehrung der Alpha- und Beta-Globuline mit vermindertem Albumin- und Gammaglobulinanteil, sowie stark erhöhte Cholesterin- und Gesamtlipoidwerte, der RN ist nicht vermehrt. Die Phenolrotausscheidung und die Clearancewerte sind anfangs noch normal, können aber im späteren Verlauf stark abfallen. Diese Krankheitsform beginnt wie eine akute Glomerulonephritis (nach Infekten), wir haben sie bei insgesamt 26, meist jungen Kranken gesehen; niemals sahen wir aber eine völlige Ausheilung trotz jeder Therapie (Antibiotika, Herdsanierung, Hormonbehandlung, Albumin- und Plasmatransfusionen usw.).

7. **Akute tubuläre Insuffizienz (akutes Nierenversagen)**. Es fand sich bei 5 Patienten, vor allem als Crush-Syndrom, bei Vergiftungen mit Schwermetallen oder Schlafmitteln und als Schockniere bei akutem Kreislaufversagen. Es handelte sich um eine primäre Tubulusschädigung, eventuell sogar mit Tubulusnekrose, das Krankheitsbild ist von dem der akuten Nephritis abgrenzbar.

8. **Akute Herdnephritis im Anschluß an Infekte** (Endokarditis, Angina tonsillaris, Zahngranulome, Nebenhöhleneiterungen usw.), wie sie in klassischer Form von F. V o l h a r d beschrieben wurde und u. a. von R. E. M a r k (l. c.) auch heute noch als wesentlich hervorgehoben wird (er fand unter 300 Nephritiden 21 mit akuter infektiöser Herdnephritis). Wir selbst konnten dieses Krankheitsbild aber wesentlich seltener, und zwar nur bei 8 Patienten (von 444) mit Sicherheit feststellen, wobei allerdings folgende diagnostische Forderungen streng beachtet wurden: Normaler Blutdruck, akuter Infekt in der Anamnese (noch bestehend), im Harn nur geringe Proteinurie

und im Sediment nur Erythrozyten und Leukozyten, keine
Zylinder. Die Alkalireserve, der RN und alle Funktionsprüfungen der Nieren, besonders aber auch die Phenolrotausscheidung waren normal, ebenso der Konzentrationsver-
such. Es bestanden keine Anämie oder Veränderungen am
Augenhintergrund. Die bakteriologischen Befunde der Harnkultur waren nicht immer positiv. Die Einhaltung dieser
Richtlinien für die Diagnose der akuten Herdnephritis halten
wir unbedingt für erforderlich, um eine sichere differential-
diagnostische Abgrenzung gegenüber der akuten und primär-
chronischen interstitiellen Nephritis zu ermöglichen.

Besprechung der Ergebnisse

Wir möchten unsere Erfahrungen über die akuten
Nephritisformen dahingehend zusammenfassen, daß die am
häufigsten beobachtete akute interstitielle Nephritis besondere Beachtung erfordert. Sie wird in vielen
Fällen nicht richtig erkannt oder bewertet und daher, obwohl sie bei gezielter Therapie oft einer völligen Ausheilung zugänglich wäre, nicht entsprechend behandelt und
geht dann in die chronische interstitielle Nephritis über.
Viele solche Krankheitsfälle werden erst in diesem Stadium
(ohne Kenntnis des akuten Beginns) als sogenannte primär-
chronische interstitielle Nephritis der ärztlichen Behandlung zugeführt. Der in der Schweiz hiebei angenommene
Phenazetinmißbrauch erscheint in Oesterreich und Deutschland gegenüber dem Beginn als akute interstitielle Nephritis
nicht von wesentlicher ätiologischer Bedeutung.

Eine weitere, ebenso wichtige Form der akuten Nephritis
ist die akute, hämatogene Pyelonephritis der
jungen Menschen, die ebenfalls, falls nicht richtig
behandelt und restlos ausgeheilt, in die chronische interstitielle Nephritis übergehen kann. Linneweh[19], Brainerd und Cecil[20], Cottier und Mitarbeiter[21] haben
ebenfalls in letzter Zeit darauf hingewiesen.

Auch die akute Glomerulonephrose (Basalmembrannephritis) stellt das erste Stadium des
späteren Krankheitsbildes der chronischen interstitiellen
Nephritis mit nephrotischem Einschlag dar; inwieweit ihre
Ausheilung beim Erwachsenen im akuten Stadium heute
überhaupt möglich erscheint, sei zur Diskussion gestellt, uns
selbst ist es nie gelungen.

Alle diese Formen der akuten Nephritis verlaufen, das
sei nochmals hervorgehoben, ohne Blutdrucksteigerung und
oft sehr symptomarm, manchmal auch hinsichtlich des
Harnbefundes und imponieren daher oft weit weniger als die
relativ so seltene klassische hämorrhagische Glomerulo-

nephritis mit Hypertension; ihre genaue Kenntnis erscheint daher besonders wichtig, um schwerwiegende Fehldiagnosen mit ihren Folgen zu vermeiden. Unsere Zusammenstellung zeigt aber, daß unter Heranziehung der modernen Methoden der Nierendiagnostik eine Abgrenzung der einzelnen Krankheitsbilder der akuten Nephritis ohne Blutdrucksteigerung, insbesondere der akuten interstitiellen Nephritis, möglich erscheint, es sollte dies daher bei jedem Patienten versucht werden.

Z u s a m m e n f a s s u n g : Auf Grund einer einheitlichen Beobachtungsreihe von 346 akuten Nephritisfällen (bei insgesamt 444 Nierenkranken) in den Jahren 1948 bis 1958 wurde als weitaus häufigste und wichtigste Nephritisform die der anhypertonen und nicht die akute hämorrhagische Glomerulonephritis mit Blutdrucksteigerung herausgestellt. Von den Krankheitsbildern der akuten anhypertonen Nephritiden erscheint die akute interstitielle Nephritis von besonderer Bedeutung, ebenso die akute hämatogene Pyelonephritis junger Menschen, da beide Formen, ebenso wie die seltenere akute Glomerulonephrose (Basalmembrannephritis), falls sie nicht völlig ausgeheilt werden, später in die unheilbare chronische interstitielle Nephritis übergehen. Bei entsprechender Beachtung und gezielter Therapie im akuten Stadium wird die Zahl der sogenannten primär-chronischen interstitiellen Nephritiden wesentlich geringer werden. Der bei diesem Krankheitsbild in der Schweiz beobachtete vorhergehende Phenazetinabusus kann in Deutschland und Oesterreich ursächlich hiefür nicht in Betracht gezogen werden.

L i t e r a t u r : [1] V o l h a r d , F. und F a h r , Th.: Brigthsche Nierenkrankheit, Berlin 1914. Handb. inn. Med., Bd. 6, 2. Aufl., Berlin 1931, und Dtsch. Arch. klin. Med., 188, 473 (1942). — [2] P i l g e r s d o r f e r , W.: Die Nephritiden. Wien: Urban & Schwarzenberg. 1948. — [3] S a r r e , H.: Nierenkrankheiten. Stuttgart: G. Thieme. 1958. — [4] S p ü h l e r , O. und Z o l l i n g e r , H. U.: Zschr. klin. Med., 151, 1 (1953). — [5] W o l l h e i m , E.: Helv. med. Acta, 18, 340 (1951). Verh. dtsch. Ges. inn. Med., Wiesbaden, 1952, S. 211. Pathologische Physiologie und Klinik der Nierensekretion. Springer, 1955, S. 213. — [6] E p p i n g e r , H.: Permeabilitätspathologie. Wien: Springer-Verlag. 1949, S. 520. — [7] B e r n i n g , F.: Münch. med. Wschr., 1956, S. 234. — [8] M a r k , R. E.: Münch. med. Wschr., 1958, S. 633. — [9] R a n - d e r a t h , E.: Erg. Path., 32, 91 (1937); Klin. Wschr., 1941, S. 281 u. 305, und Zschr. Urol. (Sonderband), 1957, S. 147. — [10] E h r i c h , W. E.: Klin. Wschr., 1957, S. 1149. — [11] P a r - r i s h , A., W a t t , M. und H o w e , J.: Arch. of intern. Med., 100, 620 (1957). — [12] G s e l l , O., R e c h e n b e r g , K. H. v. und M i e s c h e r , P.: Dtsch. med. Wschr., 1957, S. 1673 u. 1718. — [13] M o e s c h l i n , S.: Schweiz. med. Wschr., 1957, S. 123. —

8

[14] Übelhör, R. und Ullrich, G.: Wien. med. Wschr., 1958, S. 443. — [15] Hensler, L.: Dtsch. med. Wschr., 1957, S. 202 u. 213. — [16] Reubi, F.: J. Urol. med. chir., 60, 816 (1954). — [17] Spühler, O.: Die Medizinische, 1954, S. 1183. — [18] Moeller, J.: Med. Klin., 1958, S. 737. — [19] Linneweh, F.: Dtsch. med. Wschr., 1957, S. 765. — [20] Brainerd und Cecil: Ann. Int. Med., 45, 232 (1956). — [21] Cottier, P. H., Strausak. A. und Hiltbold, P.: Schweiz. med. Wschr., 1958, S. 463.

Aus der Universitäts-Kinderklinik in Wien
(Vorstand: Prof. Dr. K. Kundratitz)

Die anhypertone, allgemeine, tubulo-glomeruläre Niereninsuffizienz im Kindesalter

Von A. Rosenkranz

Da der Begriff der Niereninsuffizienz im Kindesalter derartig vielgestaltig ist, soll zuerst seine Definition etwas näher umrissen werden. Prinzipiell können
1. mehr oder weniger latente Funktionsstörungen, die erst durch spezielle Untersuchungsmethoden erfaßbar sind, und
2. manifeste Erscheinungen des Nierenversagens kompensierter oder dekompensierter Art[1,2]
den Ausdruck einer Niereninsuffizienz darstellen. Von einem anderen Gesichtspunkt aus gesehen, wäre
A. eine akute Niereninsuffizienz und
B. eine chronische Niereninsuffizienz
zu unterscheiden, wobei das a k u t e, a n h y p e r t o n e N i e r e n v e r s a g e n, das fast immer unter überwiegend tubulär bedingten Symptomen, wie Anurie, ausgeprägter Hyperazotämie, Störungen des Wasser- und Mineralhaushaltes und einer im Verlaufe der Erkrankung einsetzenden isosthenurischen Polyurie, abläuft, nur erwähnt werden soll.
Bei dem außerordentlich komplexen Bild des c h r o - n i s c h e n N i e r e n v e r s a g e n s könnte nach dem Verhalten des Blutdrucks
a) eine häufigere hypertone Form und
b) eine weniger häufige, anhypertone Form
abgegrenzt werden.
Gerade in letzter Zeit konnte das Vorliegen von Hypertonie und Niereninsuffizienzsymptomen bei nicht vorwiegend oder ausschließlich glomerulonephritisch bedingten Nierenerkrankungen näher studiert werden. So beschrieb F a n - c o n i[3] eine mit Insuffizienzsymptomen des distalen Nieren-

tubulus und Hypertonie einhergehende „benigne postpylitische Hypertension" und S a r r e und D r e y e r[1] fanden bei chronischen Pyelonephritiden eine mittlere Hypertoniehäufigkeit von 44%. Auch Z o l l i n g e r[4] konnte an Hand seiner Untersuchungen über die einseitigen Zwergnieren bei Jugendlichen zeigen, daß in einem sehr hohen Prozentsatz der Fälle eine Hypertonie nachweisbar war, und ihre pyelonephritische Natur wahrscheinlich machen.

Gerade aber die Tatsache, daß im allgemeinen noch eine gewisse Unklarheit hinsichtlich der Aetiologie, Pathogenese, Differentialdiagnose und Therapie bei der a n - h y p e r t o n e n, c h r o n i s c h e n, a l l g e m e i n e n N i e - r e n i n s u f f i z i e n z herrscht, was teils auf die geringere Häufigkeit dieser zurückzuführen sein könnte, berechtigt, diesem Thema erhöhte Aufmerksamkeit zuzuwenden.

S y m p t o m a t i k u n d D i a g n o s t i k d e r t u b u l o - g l o m e r u l ä r e n N i e r e n i n s u f f i z i e n z i m a l l g e - m e i n e n.

Die klinischen Erscheinungen der tubulo-glomerulären Niereninsuffizienz sind durch Polyurie, Polydipsie, Nykturie, manchmal auch Enuresis gekennzeichnet. Bei längerer Dauer der Erkrankung ist meist auch eine Wachstumsretardation auffällig. Die Harnuntersuchung ergibt außer einer Proteinurie und wechselnden Sedimentbefunden insbesondere eine hypo- oder isosthenurische Polyurie, die an Hand des Carter-Robbins-Testes als pitressinresistenter Diabetes insipidus renalis charakterisiert werden kann.

Die Insuffizienz der Nierentubuli ist durch die verminderte oder fehlende Phenolrotausscheidung, durch ein pathologisches Resultat bei der PAH-Clearance (Paraaminohippurat-Clearance) sowie durch eine Starre der renalen Elektrolytausscheidung nachweisbar, wobei diese Funktionsproben schon vor Manifestwerden der Erscheinungen einen abnormen Befund ergeben können. Die Elektrolytstarre kommt dadurch zum Ausdruck, daß nach Ansäuerung, Alkalisierung, Acetazolamidverabreichung und im tageszeitlichen Rhythmus keine Aenderung der renalen Elektrolytausscheidung im Harnionogramm eintritt[5, 6, 7], wobei meist auch eine beträchtliche Störung der Ausscheidung für Ammonium und titrierbare Säuren besteht.

Die zunehmende tubuläre Insuffizienz führt weiters infolge der beeinträchtigten Reabsorption von fixen Basen zu ausgeprägten Störungen des Elektrolythaushaltes. Die verminderte Rückresorption von Kochsalz bewirkt klinische und serumchemisch objektivierbare Erscheinungen des Salzmangelzustandes, der durch Exsikkose, Blutdruckabfall und sogar Kollaps mit tödlichem Ausgang sowie durch urämische

Zeichen (hypochlorämische Hyperazotämie) gekennzeichnet
sein kann und als Diabetes salinus renalis bezeichnet wird.
Die Störung der Kaliumrückresorption (potassium loosing
nephritis) kann zu intensiven klinischen Symptomen, wie
lebensbedrohlicher Adynamie und Lähmung, Anlaß geben.
Die Insuffizienz des distalen Tubulus ruft auch schwere
Störungen des Säure-Basen-Gleichgewichtes hervor, was
durch die Beeinträchtigung der Ionenaustauschmechanismen
bedingt ist. Der Verlust an fixen Basen Natrium und Kalium
infolge der Anazidogenese und der Störung der Ammonium-
exkretion sowie eine noch umstrittene Rückresorptionsstö-
rung von Bikarbonat erklärt eine hyperchlorämische Azidose.
Während die bisher erwähnten Symptome als Ausdruck einer tubulären Insuffizienz aufzufassen sind,
sprechen Hyperphosphatämie, Hyperkaliämie und teilweise
auch die Hyperazotämie für eine gleichzeitig bestehende
glomeruläre Insuffizienz, wobei klinisch urämische Erscheinungen nicht sonderlich intensiv ausgeprägt
vorhanden sein müssen.[6] Allerdings kann eine Hyperazotämie auch rein tubulär bedingt sein[8], wie bereits bei der
Erwähnung der akuten tubulären Insuffizienz dargestellt
wurde. Dagegen ist der Serumkaliumspiegel davon abhängig,
ob die tubuläre Komponente, die zur Hypokaliämie führen
kann, im Vordergrund der Niereninsuffizienz steht, oder
ob das glomeruläre Versagen mit Hyperkaliämie überwiegt.
Der Nachweis der Verminderung der Glomerulusfiltra-
tionsrate an Hand der Inulin- oder endogenen Kreatinin-
clearance erhärtet die Diagnose der glomerulären Insuffizienz.
Bei Röntgenuntersuchungen des Skeletts finden
sich meist die Zeichen einer fibrösen Osteodystrophie (Akro-
osteolyse, Schwund der Lamina dura der Zahnalveolen) im
Sinne eines sekundären Hyperparathyreoidismus, der unter
dem Anreiz der glomerulär bedingten Hyperphosphatämie
zustande kommt. Meistens sind beim Kind diese Veränderungen mit rachitischen Befunden kombiniert (hyperphos-
phatämische, renale Rachitis).

Ursachen und Differentialdiagnose der
anhypertonen, allgemeinen, chronischen
Niereninsuffizienz.

Alle bisher erwähnten Erscheinungen sind für jede allgemeine tubulo-glomeruläre Niereninsuffizienz charakteristisch und erst das Ausbleiben einer Blutdrucksteigerung mit manchmal sogar niedrigen diastolischen Werten erlaubt eine weitere differentialdiagnosti-
sche Abklärung aus der ätiologischen Vielfalt der allgemeinen chronischen Niereninsuffizienz.

Ursächliche Möglichkeiten einer solchen anhypertonen Niereninsuffizienz stellen im Kindesalter vor allem folgende Krankheitsbilder dar:
1. Chronisch-interstitielle Nephritis;
2. Die im Verlaufe von Partialfunktionsstörungen des Nierentubulus auftretende globale Niereninsuffizienz;
3. Pyelonephritische Schrumpfnieren (nur teilweise);
4. Mißbildungen (insbesondere Hypoplasien mit meist sekundärer Entzündung).

Die Abgrenzung dieser einzelnen Erscheinungsformen untereinander ist im Einzelfall manchmal recht schwierig, da einerseits die Endstadien der chronisch-interstitiellen Nephritis und verschiedenen Tubulopathien sowohl in klinischer als auch in biochemischer Hinsicht weitgehend dasselbe Bild hervorrufen und anderseits auch in praxi nur fließende Uebergänge bzw. graduelle Unterschiede zwischen einer Schrumpfniere durch chronisch-interstitielle Nephritis oder Pyelonephritis klinisch und histologisch bestehen können[8]. Insbesondere sind beim Vorliegen einer anhypertonen, allgemeinen Niereninsuffizienz die Spätstadien der idiopathischen, renalen, hyperchlorämischen Azidose vom Typ Lightwood-Albright und der von F a n c o n i[9] beschriebenen familiären, juvenilen Nephronophthise besonders schwierig, überhaupt nicht oder nur theoretisch von einer chronisch-interstitiellen Nephritis zu unterscheiden, weil alle diese erwähnten Leiden unter dem gleichen geschilderten Bild einer Funktionsstörung im distalen Tubulus ablaufen und sich dabei im weiteren Verlauf ein identisches Bild des komplexen Nierenversagens einstellen kann.

Die histologischen Befunde einer chromischen Entzündung des Niereninterstitiums bei der als primäre Aufbrauchskrankheit des Nephrons gedeuteten familiären, juvenilen Nephronophthise, das Vorkommen von tubulärer Azidose bei chronisch-interstitieller Nephritis im engeren Sinn[10-14] sowie umgekehrt die entsprechenden histologischen Befunde bei der idiopathischen, renalen Azidose[8] beleuchten diese differentialdiagnostischen Schwierigkeiten.

Die im Verlaufe eines Debré-de Toni-Fanconi-Syndroms mit oder ohne Zystinose auftretende, allgemeine Niereninsuffizienz ist zum Unterschied von den bisher geschilderten tubulären Syndromen durch die zusätzlichen Symptome einer Affektion im proximalen Tubulusabschnitt, wie Hyperphosphaturie, Hyperaminoazidurie und Glykosurie, gekennzeichnet.

Es erhebt sich somit zwangsläufig die Frage, inwieweit eine Notwendigkeit bzw. überhaupt eine Möglichkeit besteht, eine pathologisch-anatomisch wohl definierte „primär chronisch-interstitielle Nephritis" im Kindesalter als eigenes klinisches Krankheitsbild abzugrenzen. Dies muß nach den bisherigen Untersuchungen in Uebereinstimmung mit der Ansicht von F a n c o n i verneint werden, dagegen soll zur Diskussion gestellt werden, ob verschiedene mit einem eigenen Namen versehene Krankheitsbilder, wie „idiopathische" renale Azidose nur variierende Ausdrucksformen einer interstitiellen Nephritis als Grundkrankheit darstellen.

Das Ausbleiben der Blutdrucksteigerung wird unter anderem bei der interstitiellen Nephritis durch das Fehlen der Reninproduktion erklärt, da durch die Drosselung der intertubulären Durchblutung infolge der Bindegewebswucherung auch die Renin produzierenden Zellsprossen geschädigt werden sollen.

Liegt eine allgemeine anhypertone Niereninsuffizienz vor und präsentieren sich bei einer urographischen Untersuchung, die zum Ausschluß einer gröberen Formanomalie stets durchgeführt werden sollte, k l e i n e N i e r e n, kann theoretisch entweder eine primäre Hypoplasie mit aufgepfropfter interstitieller Nephritis oder eine Schrumpfung durch einen primär entzündlichen Prozeß angenommen werden, wobei auch das Urogramm und die Auszählung der Nierenkelche nur eine beschränkte Unterscheidungsmöglichkeit gestattet[15], sofern die Schrumpfung nicht bei vorher bekannt großen Nieren aufgetreten ist[16].

B e h a n d l u n g d e r a n h y p e r t o n e n, t u b u l o - g l o m e r u l ä r e n N i e r e n i n s u f f i z i e n z.

Diese umfaßt in erster Linie eine Kompensation der gestörten Elektrolytverhältnisse und der Azidose durch alkalische Mischpulver* oder Lösungen** unter laufender Kontrolle des Serumchemismus, wobei dem Verhalten des Kalziums erhöhte Aufmerksamkeit zugewendet werden muß. Durch Bekämpfung der Azidose ohne gleichzeitige Kalziumzulagen kann nämlich die bei diesem Krankheitsbild meist vorhandene Hypokalzämie durch Zurückdrängung der Ionisation des Kalziums zu einer manifesten Tetanie führen. Bei einer therapeutischen Kalziumzufuhr ist aber zu bedenken, daß dabei nur eine phosphatfreie Substanz (z. B. Calcium gluconicum) und auch eine Restriktion der Milchzufuhr verordnet werden sollte. Aber auch der, infolge der glomerulären Insuffizienz bestehenden, Möglichkeit einer medikamentös hervorgerufenen Hyperelektrolytämie muß Beachtung geschenkt werden.

Zur Verminderung der Hyperazotämie können neben einer eiweißarmen und nicht zu kochsalzarmen Diät kleine

---

* z. B. Natr. bicarb., Natr. citric., Kal. bicarb., Kal. citric. aa.
** z. B. S h o h l sche Lösung: Acid. citric. 140,0, Natr. bicarb. 68,0, Aqu. ad 1000,0.

Blutaustauschtransfusionen, Darmspülungen und Vitamin B$_6$ herangezogen werden. Neben einer Behandlung begleitender oder auslösender Harnwegsinfektionen mit Antibiotika und einer fast immer vorhandenen Anämie durch kleine Bluttransfusionen kommt noch die Beeinflussung einer rachitischen Komponente der Osteopathie durch Vitamin D in Frage, was aber wegen der Gefahr einer zusätzlichen Nierenschädigung nur unter besonderen Kautelen durchgeführt werden sollte

Zusammenfassung und Schlußfolgerungen.

Zusammenfassend kann in theoretischer Hinsicht festgestellt werden, daß beim Vorliegen einer anhypertonen, tubulo-glomerulären Niereninsuffizienz differentialdiagnostisch chronisch-interstitielle Nephritiden, Terminalstadien verschiedener Tubulopathien, pyelonephritische Schrumpfnieren sowie Mißbildungen, und zwar insbesondere Nierenhypoplasien mit aufgepfropfter interstitieller Entzündung erwogen werden müssen. Es wird die Ansicht vertreten, daß den chronischen Entzündungen des Niereninterstitiums auch im Kindesalter erhöhte Aufmerksamkeit zukommen sollte, da diese offensichtlich verschiedenen, terminologisch definierten Nierenkrankheiten zugrunde zu liegen scheinen, ohne daß aber im Einzelfall eine scharfe Abgrenzung der vielfach sich überschneidenden Ursachen einer anhypertonen Niereninsuffizienz möglich und notwendig erscheint.

Folgende Schlußfolgerungen erscheinen uns von großer praktischer Bedeutung:

1. Einer beim Kind auftretenden Polydipsie, Polyurie und Enuresis ist auch nach Ausschluß eines Diabetes mellitus besondere Aufmerksamkeit zuzuwenden und es sollten dann zur weiteren Klärung unbedingt Spezialuntersuchungen durchgeführt werden. Diese Symptome sollten aber niemals ohne weitere diagnostische Maßnahmen auf eine schlechte Angewohnheit oder Neuropathie zurückgeführt werden.

2. Jede auch nur banal erscheinende Harnwegsinfektion muß frühzeitig und konsequent bis zur möglichst völligen Sanierung behandelt werden, da sich sehr rasch eine Entzündung des interstitiellen Gewebes der Niere etablieren kann. In der Tat kann mitunter schon einige Tage nach Erkrankungsbeginn mittels der Phenolrotprobe eine Funktionsstörung der Tubuli aufgedeckt werden.

3. Kinder mit Wachstumsdefizit, genua valga oder anderen deformierenden .Skelettveränderungen dürfen erst nach eingehender pädiatrischer Untersuchung einem orthopädischen oder anderen chirurgischen Eingriff unterzogen

werden, da eine an der Toleranzgrenze arbeitende Niere
keiner zusätzlichen Belastung gewachsen ist und sonst die
Gefahr des Manifestwerdens der Urämie besteht.

4. Beim Vorliegen einer nicht näher geklärten Hypertonie im Kindesalter sollen urographische Untersuchungen
vorgenommen werden, die einseitige Nierenveränderungen
(z. B. Zwergnieren) aufdecken können. Bei Außerachtlassung
dieser Untersuchungen und Weiterbestehen der pathologischen Veränderungen können irreparable Schäden der anderen Niere auftreten. Auch der Allgemeinpraktiker sollte
daher zur Diagnostik solcher Veränderungen auch bei
jugendlichen Patienten stets die Blutdruckmessung in die
Routineuntersuchung einbeziehen, wenngleich auch nach
den bisherigen Ausführungen ein normaler Blutdruck eine
komplexe Niereninsuffizienz keineswegs ausschließt.

5. Durch eine entsprechende Therapie einer anhypertonen, allgemeinen Niereninsuffizienzz kann nicht nur das
Leben dieser Kinder verlängert, sondern die Patienten können auch mitunter jahrelang in erträglichem Allgemeinzustand gehalten werden.

Literatur: 1 S a r r e, H.: Nierenkrankheiten. Stuttgart,
1958. — 2 S a r r e, H., G a y e r, J. und R o t h e r, K.: Dtsch.
med. Wschr., 82 (1957), S. 1093. — 3 F a n c o n i, G.: Arch.
Kinderhk., 141 (1951), S. 205. — 4 Z o l l i n g e r, H. U.:
Schweiz. med. Wschr., 87 (1957), S. 990. — 5 R o s e n k r a n z,
A.: Mschr. Kinderhk., 106 (1958), S. 199. — 6 D e r s e l b e:
Neue Oesterr. Zschr. Kinderhk., 3 (1958), S. 29. — 7 R o s e n -
k r a n z, A. und S w o b o d a, W.: Arch. Kinderhk., 155 (1957),
S. 109. — 8 L i n n e w e h, F.: Dtsch. med. Wschr., 82 (1957),
S. 369, 438, 499, 765. — 9 F a n c o n i, G., H a n h a r t, E., A l -
b e r t i n i, A. v., U e h l i n g e r, E., D o l v o, G. und P r a -
d e r, A.: Helv. Paed. Act., 6 (1951), S. 1. — 10 M i t c h e l l, A.
G.: Amer. J. Dis. Childr., 40 (1930), S. 101, 345. — 11 H a m -
p e r l, H. und W a l l i s, K.: Erg. inn. Med., 45 (1933), S. 589.
— 12 L ö s c h k e, A.: Mschr. Kinderhk., 78 (1939), S. 298. —
13 G l o o r, H. U.: Zschr. urol. Chir. u. Gyn., 46 (1943), S. 7. —
14 Z o l l i n g e r, H. U.: Schweiz. med. Wschr., 85 (1955), S. 746.
— 15 C a m p b e l l, M.: Clinical Pediatric Urology. Philadelphia
und London. 1951. — 16 S p ü h l e r, O. und Z o l l i n g e r,
H. U.: Zschr. klin. Med., 151 (1953), S. 1.

Aus der Urologischen Abteilung
des Landeskrankenhauses Graz
(Vorstand: Prof. Dr. R. Herbst)

Zur Frage der Entstehung des Hochdruckes bei einseitigen Nierenerkrankungen

Von R. Herbst

Die experimentelle Forschung hat auf zweifache Weise versucht, dem Problem der Hypertonie nahezukommen. Beiden Wegen liegt eine gemeinsame Voraussetzung zugrunde, nämlich, daß die Herabsetzung der Nierendurchblutung als primäre Ursache der Entstehung des Hochdruckes angesehen wird. So hat man auch experimentell die Drosselung der Nierenfunktion auf zweifache Weise versucht:

1. durch Einschnürung der Arterie renalis und

2. der Niere selbst.

Im ersten Fall wird der intrarenale Druck herabgesetzt, während er im zweiten Fall gesteigert wird. Es braucht bei diesen Versuchen die Ausscheidungsfunktion der Niere nicht wesentlich herabgesetzt zu werden. Man nimmt an, daß in diesen Fällen ein Stoff, das Renin, freigesetzt wird, der mit dem Hypertensinogen der Leber den blutdrucksteigernden Stoff des Hypertensins bildet.

Es gibt nun klinisch einseitige Nierenerkrankungen, die imstande sind, einen Hochdruck zu erzeugen. Sie sind durchaus nicht einheitlich. In der Literatur sind in dieser Hinsicht pyelonephritische Schrumpfnieren, einseitige Nierentuberkulosen bzw. Kittniere, Steinnieren, Hydronephrosen beschrieben worden. Der Prozentsatz des durch solche einseitige urologische Erkrankungen hervorgerufenen Hochdruckes wird unter allen Hochdruckfällen mit 2% bis 10% angegeben. In allen Fällen, und dies sei gleich vorweggenommen, ist die einzige rationelle Therapie zur Beseitigung des Hochdruckes, die Entfernung der erkrankten Niere. Der exakte Beweis aber, daß der Hochdruck tatsächlich nur renal bedingt war, ist nur durch eine langdauernde Beobachtung des Patienten zu erbringen. Es genügt nicht, wenn, wie in einem unserer Fälle, bei der an sich noch jungen, 30jährigen Patientin, die mit einer tuberkulösen Schrumpfniere und Hochdruck an meine Abteilung kam, der Blutdruck postoperativ sinkt und nur durch einige Wochen beobachtet wird. In letztem Fall konnte eine Kontrolle nach 2 Monaten einen neuerlichen Anstieg des Blutdruckes auf die alte Höhe feststellen. In diesem Fall kommt die erkrankte Niere, die zweite war vollständig gesund, nicht als Ursache des Hochdruckes in Frage. Denn wir sehen den postoperativen Blutdruckabfall nach einer Nephrektomie oder einer Operation überhaupt als ein Stress-Symptom an. Wenn wir unsere einschlägigen Fälle überblicken, so können wir folgendes sagen:

Wir beobachteten den Fall eines 15jährigen Mädchens mit einer Hypertonie 195/135 und einer schon bestehenden Retinitis albuminurica. Urologisch handelte es sich um eine Hypoplasie der Niere, der sekundär eine chronische Infektion mit Colibazillen aufgepfropft wurde und die letzten Endes zu einer Pyelonephritis und weiteren Schrumpfung geführt hat. Die Ausscheidungsfunktion dieser Niere war in Bezug auf Indigo-carmin herabgesetzt, eine getrennte Clearance-Probe beider Nieren konnte nicht gemacht werden, der Reststickstoff war normal. Im Vollhardschen Versuch konnte vorübergehend eine geringe Konzentrationsschwäche festgestellt werden. Das intravenöse Pyelogramm zeigte eine gute Kontrastmittelausscheidung der kranken Niere.

Unter der Annahme der Verursachung des Hochdruckes durch diese Niere wurde die Nephrektomie durchgeführt und hatte durchschlagenden Erfolg. Der Blutdruck sank auf die Norm und blieb auch nach 3 Monaten auf normaler Höhe. nämlich 115/80. Wir haben die Patientin leider seit dieser Zeit nicht mehr zu Gesicht bekommen. Wenn wir diesen Fall im Hinblick auf die Genese des Hochdruckes analysieren, so kommt die Pyelonephritis als alleinige Ursache nicht in Betracht. Denn es gibt viele andere Fälle von einseitigen pyelonephritischen Schrumpfnieren ohne Hypertonie. Wenn wir aber in unserem Falle die Annahme machen wollten, daß nicht die Infektion und die daraus folgende Schrumpfung der Niere die Ursache des erhöhten Blutdruckes, sondern die primäre Hypoplasie, also eine Mißbildung, die Ursache war, so können wir diesem Fall einen ganz gleich gearteten anderen Fall entgegenstellen mit primärer Hypoplasie und sekundärer Infektion, bei dem ein Hochdruck nicht festgestellt werden konnte. Abgesehen davon, sehen wir häufig

Fälle von Nierenhypoplasien ohne Infektion und ohne Hochdruck.

Die experimentellen Untersuchungen von H a r t w i c h und G o l d b l a t t schienen die Ursache der Blutdrucksteigerung in erster Linie auf eine Drosselung der Nierenarterie zurückzuführen. Dementsprechend wird von den meisten Autoren auch beim Menschen die primäre Ursache des Hochdruckes in die Nierengefäße verlegt. Dieser Ansicht aber können wir entgegenhalten, daß ausgedehnte arteriographische Untersuchungen bei Nierenerkrankungen verschiedenster Art, die ich im Zentral-Röntgeninstitut des Landeskrankenhauses Graz, Prof. Dr. L e b, an meinem Krankengut durchführen ließ, mich zur Ueberzeugung brachten, daß in vielen Fällen, sofern nicht eine primäre arterielle Erkrankung vorlag, die Einschränkung der Nierendurchblutung vom parenchymatösen Krankheitsprozeß ausgelöst wird, wenn wir die Durchblutung der Niere an der Weite des röntgenologisch festgestellten Gefäßkalibers messen. Zu Beginn der Erkrankung mag es sich vielleicht um eine reflektorische Engstellung der Nierenarterie handeln. Diese wird bleibend, wenn die Erkrankung, z. B. eine durch einen obturierenden Stein progrediente Hydronephrose, nicht behoben wird. Es scheint nach meinen klinischen Beobachtungen so zu sein, daß die Einengung des Arterienlumens erst sekundär erfolgt. Bei angeborenen Hypoplasien ist es selbstverständlich, daß von vornherein auch das Gefäßsystem hypoplastisch ist. Wir können daher nicht so ohneweiters das Gefäßsystem an sich für die Ursache der Hypertonie beschuldigen. Im Gegenteil, wir konnten den Fall eines juvenilen Hochdruckes bei einem 18jährigen Patienten beobachten, der in seinem 14. Lebensjahr gelegentlich einer Einstellung in einem Werk gründlich untersucht wurde und bei dem ein annähernd normaler Blutdruck von 140/90 bei normalem Harnbefund festgestellt wurde. Während seiner Lehrlingszeit kam es, ohne nachweisbarer Ursache, zu einem dauernden, langsam ansteigenden Blutdruck und daneben zu einer Albuminurie. Wegen seiner Kopfschmerzen, die nun einsetzten, wurde der Patient an die medizinische und von dort an meine Abteilung gebracht. Die klinische Untersuchung zeigte einen normalen Reststickstoff bei normaler Blutsenkung und einer beiderseitigen normalen Blauausscheidung. Im intravenösen Pyelogramm war die Ausscheidung ebenfalls normal, es stellte sich rechts eine wesentlich kleinere Niere dar. Eine Infektion des Nierenbeckenharnes konnte nicht festgestellt werden. Die Arteriographie zeigte eine vollständig normal kalibrierte renale Arterie. Auch in der Aufzweigung des Gefäßbaumes im Parenchym fanden sich keinerlei Veränderungen. Eine getrennte Clearance-Untersuchung zeigte, daß die rechte Niere nur 14%

des Normalwertes erreichte. Es handelte sich somit um eine einseitige Insuffizienz mit mäßiggradiger Hypoplasie, von der man annehmen konnte, daß sie die Ursache des Hochdruckes war. Auch in diesem Falle hatte die Nephrektomie einen durchschlagenden Erfolg, der Blutdruck sank sofort auf die Norm und blieb auch 5 Monate nach der Operation normal, nämlich 120/80. Interessant war in diesem Fall die Verschiebung der Blut-Eiweiß-Werte, wobei der Albumin-Globulin-Index zunächst erniedrigt war und erst 4 Monate nach der Operation etwas über die Norm anstieg. Dabei fand sich zuerst eine dauernde Erhöhung der γ-Globuline bei herabgesetzten α-1-Globulinen. Die histologische Untersuchung ergab keine Arteriosklerose, lediglich eine alte Infarktnarbe. Die Nierenarterie, soweit sie untersucht werden konnte, zeigte keinen pathologischen Befund.

Auch in diesem Falle sehen wir, daß bei intaktem Gefäßsystem eine Hypertonie aufgetreten war. Freilich könnte man den Einwand machen, daß der Infarkt möglicherweise die Ursache der Blutdrucksteigerung war und als Beweis die experimentellen Untersuchungen nach Unterbindung der Nierenarterien anführen. Wir selbst aber haben an einem einschlägigen Fall einen Ast der Arterie renalis gelegentlich einer Steinoperation unterbinden müssen, wobei der ganze untere Pol der Niere aus der Ernährung ausgeschaltet wurde. Selbst nach monatelanger Beobachtung des Patienten zeigte sich keine Steigerung des Blutdruckes. Dabei waren am Arteriogramm ein völliger Durchblutungsausfall des unteren Poles der Niere festzustellen.

Das Experiment stimmt also nicht mit den klinischen Beobachtungen überein und so müssen wir uns fragen, ob nicht die Ursache an der Niere selbst gelegen ist. Wir kommen in dieser Hinsicht auf die Untersuchungen von G o o r - m a g h t i g h zurück, der allerdings am Tier Zellen in den Arteriolen der Niere fand, denen er endokrinen Charakter zuschreibt. Immerhin zeigen seine Untersuchungen und Präparate ein deutliches Sekret dieser Zellen. Er selbst äußerte schon die Vermutung, daß diese endokrinen Zellen im Zusammenhang stehen könnten mit einer Blutdruckregulation. B e c h e r hat schon 1936 in der Niere Zellen und Zellhaufen beschrieben, deren Funktion aber damals nicht gedeutet werden konnte. G o o r m a g h t i g h beschreibt außer diesen Zellen auch Zellhaufen in der Umgebung des Vas afferens. F e y r t e r hat Sprossungen an den Schaltstücken feststellen können und nimmt ebenfalls eine endokrine Funktion der genannten Zellhaufen an. Unsere diesbezüglichen histologischen Untersuchungen, die einer späteren Publikation vorbehalten sind, zeigten zunächst keinerlei Veränderung der genannten Zellhaufen, also keine Hyperplasie, die man theoretisch zur Erklärung einer Hyperfunktion und als Ursache des Hochdruckes annehmen könnte. Immerhin glauben wir, ohne die morphologischen Ergebnisse überwerten zu wollen, die Ursache des Hochdruckes in diese endokrinen Organe der Niere verlegen zu müssen. Freilich ist damit noch nicht die Frage beantwortet, warum gerade in dem einen Teil gleichartig gelagerter Fälle ein Hochdruck auftritt, während er in dem anderen Teil der Fälle fehlt. Wir nehmen an, daß es sich hier um eine Dysfunktion der endokrinen Nierenorgane handelt und es wäre möglich, daß auf diesem Wege auch andere, den Blutdruck regulierende Organe beeinflußt werden. Das kann einerseits auf direktem Wege durch Endokrinie bewirkt werden, anderseits aber indirekt auf neuralem Wege durch Parakrinie, wobei wir darauf hinweisen, daß die Niere und auch die entsprechenden Zellhaufen reichlich nervöse Versorgung zeigen.

Im vorhergehenden sollte in einer vorläufigen Mitteilung versucht werden, die Ursache der Hypertonie bei einseitigen Nierenerkrankungen zu ergründen, wobei wir die Annahme machen, daß diese Ursache in die endokrinen Organe der Niere zu verlegen sind.

Aus der Chirurgischen Abteilung des Landeskrankenhauses Klagenfurt
(Vorstand: Prof. A. Winkelbauer)

Die Indikation der Nierenteilresektion

Von K. Rauchenwald

Mit 6 Abbildungen

Aehnlich wie a n d e r e Teilgebiete der Chirurgie hat auch die moderne urologische Chirurgie in dem Bemühen, soweit als möglich organerhaltende Eingriffe durchzuführen, Operationsverfahren ausgearbeitet, die zum Teil zwar schon vor 50 und mehr Jahren ausgedacht und vereinzelt auch durchgeführt worden sind, wofür aber erst in den letzten zwei Jahrzehnten durch die Entdeckung der Sulfonamide, der Antibiotika, der Tuberkulostatika und mit Hilfe einer unglaublich verfeinerten Diagnostik die Voraussetzungen für eine erfolgreiche Durchführung geschaffen werden konnten.

Dazu gehört auch die N i e r e n t e i l r e s e k t i o n, auch als p a r t i e l l e N e p h r e k t o m i e oder -P o l r e s e k t i o n bekannt. S i e h a t d e n Z w e c k, eine Niere, die sonst durch Ausbreitung eines — meist polständigen — Krankheitsherdes oder durch wiederholte Rezidive so weit geschädigt wird, daß sie früher oder später entfernt werden müßte, rechtzeitig dadurch zu sanieren, daß man den erkrankten Teil der Niere möglichst frühzeitig durch Resektion entfernt.

Nach dem S t u d i u m d e r D u r c h b l u t u n g s v e r h ä l t - n i s s e in den Nieren hat sich die K e i l r e s e k t i o n in der Sagittalebene als günstigstes Verfahren herausgestellt.

Die Kapsel wird inzidiert, an der Vorder- und Rückseite zurückgestreift und bleibt für den späteren Verschluß der Nierenwunde erhalten. Dann wird unter Abklemmung oder — schonender — durch digitale Kompression des Nieren-

2

stieles die Resektion aus dem Parenchym unter Mitnahme des Krankheitsherdes durchgeführt, sodann der eröffnete Kelch oder das eröffnete Nierenbecken mit Knopfnähten oder durch fortlaufende Catgutnaht verschlossen, die die Blutungen der größeren Gefäße durch Umstechungsligaturen gestillt, die Parenchymflächen sodann aneinandergedrückt und durch tiefgreifende Nähte dicht vernäht. Man kann dabei die Kapsel gleich in die Nähte einbeziehen oder erst später darüberstülpen und vernähen.

Dieses Verfahren hat sich als günstiger erwiesen als die Resektion in einer p l a n e n E b e n e mit Aufpflanzen von Fettgewebe oder resorbierbarem Material.

Und nun die Indikationen:

1. Bestimmte Formen des Nierensteinleidens,
2. kavernöse Nierentuberkulose,
3. gewisse Hydronephrosen und verhältnismäßig selten
4. gutartige Tumoren und Solitärzysten der Nieren,
5. Teilverletzungen der Niere, etwa Absprengung eines Poles,
6. Nierenkarbunkel,
7. Nierenfisteln,
8. Niereninfarkt,
9. maligne Tumoren einer Einzelniere als zwingende Alternative.

Wird die Indikation zu einer Nierenteilresektion gestellt, so müssen f o l g e n d e V o r a u s s e t z u n g e n erfüllt sein:
1. muß der zurückbleibende Organteil genügend funktionstüchtig sein,
2. darf im verbleibenden Nierenrest ein Rezidiv nicht zu erwarten sein,
3. muß die Blutversorgung des restierenden Organs in allen Teilen einwandfrei sein, da sonst die Gefahr einer Infektion, einer Nachblutung oder der Entstehung einer Hypertonie besteht.

U n t e r d i e s e n V o r a u s s e t z u n g e n wurden bei den eben genannten Erkrankungen in den letzten Jahren immer häufiger Nierenresektionen mit gutem Erfolg durchgeführt.

A m h ä u f i g s t e n wird die Nierenteilresektion beim S t e i n l e i d e n durchgeführt, und zwar bei folgenden Formen des Steinleidens:

a) Bei sogenannten Steinnestern in einem Kelch mit Zerstörung des anliegenden Nierenparenchyms, meist mit einer Striktur des Kelchhalses verbunden,

b) bei Kelchsteinen, die zur Zerstörung der umgebenden Kelchwand führen und meist einen Hydro- oder Pyokalix erzeugen,

c) bei Nierenausgußsteinen, wenn sie eine Kelchpartie, besonders die im unteren Pol, erweitert und zerstört haben.

Bei länger bestehenden Kelchsteinen kommt es zu irreparablen Schäden der Kelchwand und des umgebenden Parenchyms, die durch die beiden Hauptfaktoren der Steinbildung, nämlich Stauung und Infektion, herbeigeführt werden und eine umschriebene Pyelonephritis erzeugen.

Selbst wenn der Stein entfernt wird, bleibt ein starrwandiger, erweiterter, nicht mehr kontraktionsfähiger Kelch übrig, in den aus dem umgebenden geschädigten Parenchym nur ein minderwertiger, alkalischer Harn sezerniert wird.

Sitzt der Herd noch dazu in einem Kelch des unteren Poles, kommt es neuerlich zur Stagnation und Zersetzung des Harnes, besonders wenn eine narbige Stenose des Kelchhalses vorhanden ist. Der Kelch fungiert gewissermaßen als Schlammfänger. Für Infektion und neuerliche Steinbildung sind somit die Voraussetzungen wieder gegeben.

Die Amerikaner haben dafür den bezeichnenden Ausdruck „Stone bearing area" geschaffen.

Durch die Resektion des ohnehin minderwertigen Parenchymteiles wird die Niere wirklich saniert und vor Rezidiven weitgehendst geschützt.

Welche besondere Bedeutung die Sanierung einer Niere durch Teilresektion bei doppelseitigem Steinleiden gewinnen kann, mögen Ihnen zwei von uns operierte Fälle veranschaulichen.

Man muß sich beim doppelseitigen Steinleiden, wie Sie sehen werden, meist entschließen, die funktionstüchtigere Seite zuerst zu operieren, d. h. beizeiten so zu sanieren, daß man dann auch die andere Seite entweder retten oder ohne Gefahr nephrektomieren kann, wenn dies erforderlich wird. Nun die zwei Fälle:

Fall 1. B. A., 46jähriger Oberwerkmeister, seit 4 Jahren immer wieder Steinabgänge, seit 4 Wochen Koliken in der rechten Niere und Hämaturie. Untersuchung ergibt Ausgußsteine in beiden Nieren. Blauausscheidung: rechts 6, 7, 8; links (7), —, —. Rest-N: 32·4 mg%.

Sanierung der rechten Niere durch Polresektion und Steinentfernung. $2^1/_2$ Jahre später Einlieferung mit neuerlicher Hämaturie und Koliken rechts. Nach Durchspülung und Entfernung von Uratschlamm aus dem rechten Harnleiter und konservativer Behandlung wieder Beschwerdefreiheit und Normalisierung des anfänglich auf 72 mg% erhöhten Rest-N. 10 Monate später wieder Koliken und Hämaturie. Nun Harnleitersteine rechts nachzuweisen. Rest-N erhöht 63 mg%. Freilegung des Nierenbeckens und des ganzen Harnleiterverlaufes. Ausspülen des Nierenbeckens und Entfernung mehrerer

4

Steine aus dem Harnleiter. Heilung. Seither 2 Jahre beschwerdefrei (Abb. 1 und 2).

F a l l 2. W. R , 29jährige Landwirtsgattin wird mit einem rie-
sigen paranephritischen Abszeß links und davon ausgehendem
Pleuraempyem links in schwerstkrankem Zustand auf unsere Abteilung überstellt. Sofortige Eröffnung und Drainage des paranephritischen Abszesses, häufige Pleurapunktionen und Penicillininstilla-

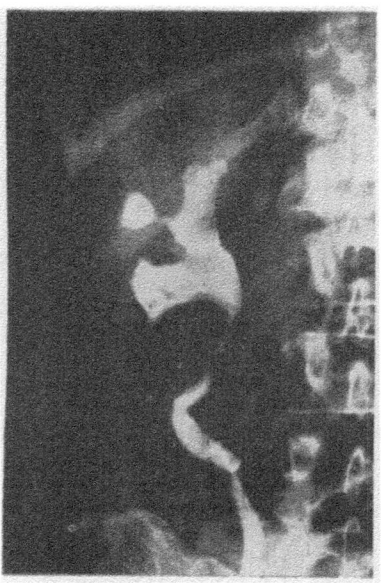

Abb. 1

tionen in die Pleurahöhle führen nach 2 Monaten zur vorläufigen
Genesung.

Da die Untersuchung einen Ausgußstein l i n k s ergibt,
ohne jegliche Nierenfunktion, r e c h t s einen typischen Kelch-
stein im unteren Kelch, entschließt man sich zur Sanierung der
noch gut funktionierenden rechten Niere durch Resektion des
unteren steintragenden Poles, damit es hier in Zukunft nicht auch
zu einem Ausgußstein und einer weiteren Schädigung der Niere
kommen kann. D i e N i e r e n t e i l r e s e k t i o n w i r d
3 M o n a t e nach der ersten Operation durchgeführt. Heilung.
Entlassung nach 4 Wochen. In der linken Niere treten immer
wieder Schmerzen auf, außerdem subfebrile Temperaturen. Daher 6 Monate später Nephrektomie der linken Niere, in der
bereits wieder einige Eiterherde vorhanden sind.

Patientin konnte 3 Wochen später endgültig geheilt entlassen werden und ist seit $1^1/_2$ Jahren gesund.

An zweiter Stelle im Rahmen der Häufigkeit steht wahrscheinlich noch immer die Teilresektion bei der Nierentuberkulose.

Genau so wie bei der Lungentuberkulose stellen gerade auch bei der Nierentuberkulose die pathophysiologischen Vorgänge ein sehr komplexes, sich über Jahre hinziehendes Geschehen dar, auf das ich heute leider nicht näher eingehen

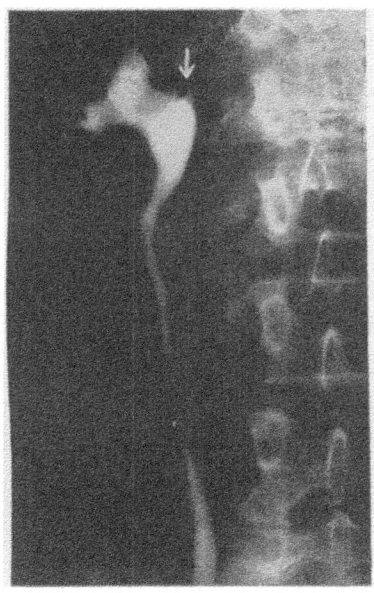

Abb. 2

Abb. 1 und 2. Nierenausgußstein vor und nach Nierenteilresektion

kann. Dieses Bild zeigt die Ähnlichkeit des Geschehens in Lunge und Niere.

Sie müssen damit vorliebnehmen, daß ich Ihnen dann die Grundsätze mitteile, die eine Arbeitsgemeinschaft der bekanntesten europäischen Urologen, die sich ausschließlich mit der Erforschung der Behandlung der Nierentuberkulose beschäftigt, in den letzten fünf Jahren ausgearbeitet und als vorläufige Richtschnur festgelegt hat.

Wenngleich namhafte und auf dem Gebiete der chirurgischen Behandlung der Organtuberkulose erfahrenste Spezialisten, wie Semb in Oslo, über geradezu erstaunlich gute Resultate mit der Nierenteilresektion bei der Tuberkulose

6

berichten konnten, so hat sich doch unter dem Eindruck der Fortentwicklung und der Behandlungserfolge mit immer wirkungsvolleren tuberkulostatischen Mitteln wieder ein etwas zurückhaltenderes Vorgehen durchgesetzt. Bei der Nierentuberkulose wird die Teilresektion dann durchgeführt, wenn es sich um eine tuberkulöse Kaverne im Nierenparenchym handelt,

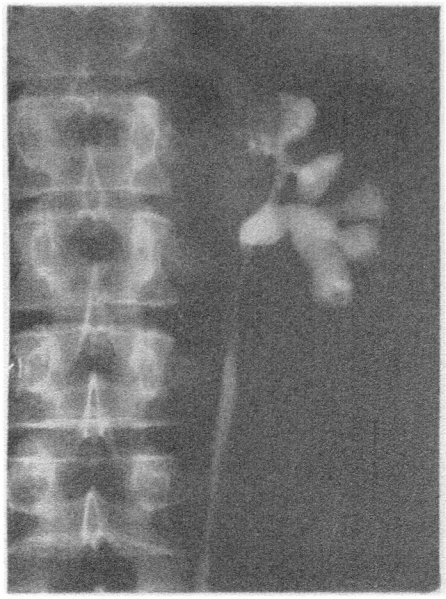

Abb. 3

die entweder trotz energischer tuberkulostatischer Therapie keine Heilungstendenz zeigt, oder trotz dieser Behandlung wieder rezidiviert. Dann kann durch die Resektion die Niere geheilt werden.

Es ist jedoch unbedingt erforderlich, daß eine mindestens 6- — besser bis zu — 12monatige ununterbrochene Vorbehandlung mit Tuberkulostatika der Operation vorausgeht, und eine ebenso lange Nachbehandlung mit diesen Mitteln nach der Operation stattfindet. Nur so ist die Gewähr gegeben, daß die ja auch den übrigen Teil des Organs befallende Tuberkulose, insbesondere die Medlarsche Rindentuberkulose, ausheilt und durch die Operation nicht eine Streuung stattfindet.

Bei der grundsätzlich konservativ zu beginnenden Behandlung tuberkulöser Nierenkavernen zeichnen sich auf Grund eingehender Untersuchungen und Beobachtungen durch die früher genannte Arbeitsgemeinschaft folgende klinische und pathologisch-anatomische Formen ab:

1. Narbige Ausheilung, nicht zu operieren!

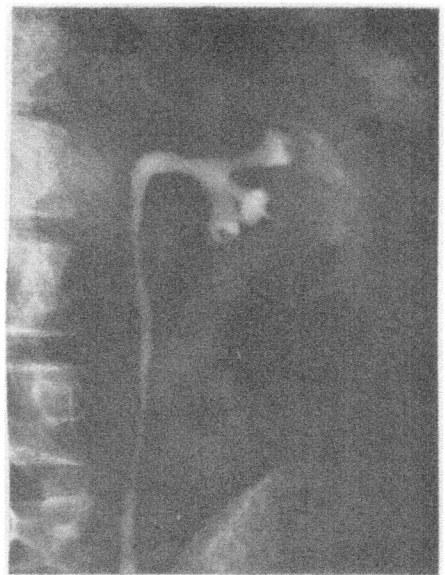

Abb. 4

Abb. 3 und 4. Tuberkulöse Kaverne im oberen Nierenpol mit Kelchhalsstenose vor und nach der Operation

2. Gesäuberte Kavernen mit negativem Bazillenbefund im Harn:

a) mit offenbleibendem Kelch: Operation nicht erforderlich!

b) mit langsam stenosierendem Kelch, weiter konservativ oder Operation.

3. Kavernen mit schneller Kelchstenosierung, eitriger Detritus, der sich nicht genügend entleeren kann.

Rezidive mit positivem Bazillenbefund, auf jeden Fall zu operieren (Abb. 3 und 4).

Wir haben in unserem Krankengut 4 Fälle mit Polresektion bei Nierentuberkulose, die alle 4 bis 5 Jahre zurückliegen und jährlich 2- bis 4mal zur Kontrolle erscheinen und völlig gesund sind.

Entschließt man sich zur konservativen Behandlung, so ist eine 2- bis 3jährige Behandlung mit tuberkulostatischen Mitteln unter laufender Kontrolle von Harnkultur und Röntgen eine unumstößliche Forderung!

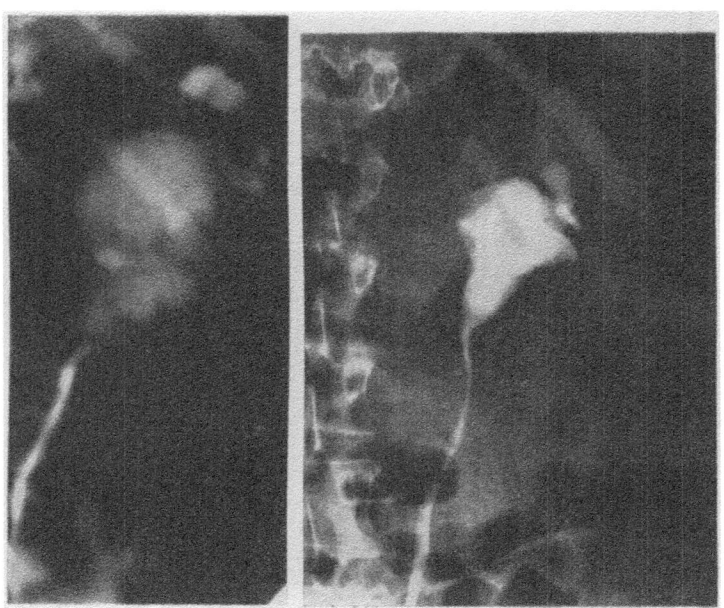

Abb. 5   Abb. 6

Abb. 5 und 6. Ausgedehnte Hydronephrose vor und nach Nierenbeckenplastik mit Resektion des unteren Nierenpoles

Gerade vor diesem Forum möchte ich besonders darauf hinweisen. Sie werden zugeben, daß es unter diesen Gesichtspunkten bei uns auch hin und wieder Fälle geben wird, wo sich soziale Momente in die Indikationsstellung zur Operation einschleichen.

Neben dem Steinleiden und der Nierentuberkulose kommt es immer wieder einmal vor, daß man bei Hydronephrosen gezwungen wird, eine Teilresektion auch aus dem Nierenparenchym vorzunehmen, und zwar:

1. wenn ein zum unteren Pol führender aberranter Gefäßstrang durchgetrennt werden muß, weil er die Ursache

der Hydronephrose ist und im Parenchym nach der Durchtrennung einen anämischen Bezirk hinterläßt und

2. wenn bei einer Hydronephrosenplastik im unteren Pol im Parenchym eine sackartige Kelcherweiterung übrigbleibt, aus welcher die Harnentleerung wieder erschwert wäre. Auch hierzu die Bilder eines eigenen Falles (Abb. 5 und 6).

Dies waren die drei wesentlichsten Indikationsgebiete der Nierenteilresektion. Die übrigen kommen im Vergleich dazu so selten vor, daß ich auf eine eingehende Besprechung verzichten kann, nur die unter Punkt 9 aufgezählte Indikation muß ich noch besonders erwähnen:

Bei bösartigen Tumoren einer Einzelniere, wird man sich nolens volens zu dem Versuch entschließen müssen, eine Teilresektion mit Entfernung des Tumors zu versuchen, um den Patienten damit vielleicht das Leben zu retten, das sonst sicher verloren wäre.

Bei Einzelnieren, auch solchen mit anderen Indikationen, wie fortschreitend destruierenden Steinen oder Steinnestern und bei der Nierentuberkulose wird man vor eine sehr schwierige und verantwortungsvolle Entscheidung gestellt.

Man muß hier die Indikation zur Teilresektion nach strengsten Maßstäben stellen, muß sich aber anderseits rechtzeitig zu dem einzig lebensrettenden Eingriff entschließen und bei der Parenchymresektion sparsam und so schonend wie möglich vorgehen.

Bekanntlich braucht der Mensch, um leben zu können, nur ein Viertel seiner gesamten Nierenleistung, d. h. es genügt das Vorhandensein einer halben Niere auf einer Seite.

Zum Abschluß eine kurze Aufstellung der von uns in den letzten 5 Jahren operierten Fälle mit Nierenteilresektion·

21 Patienten (10 Frauen, 11 Männer)   22 Nierenteilresektionen
Alter der Patienten: 17 bis 72 Jahre.

Indikationen:

Nierensteine .. 14	Kelchsteine 5	doppelseitige Steine 3
	Steinnester 2	doppelseitig oper.. 1
	Ausgußsteine 7	Stein in Einzelniere 1
Tbc. 4		
Hydronephrose 3		
aberrantes Gefäß 1		

Ergebnisse: 21 Pat. op. (1 doppelseitig) alle geheilt.
1 nachnephrektomiert.   Komplikationen: 1 Harnfistel,   nach 3 Wochen Funktion spontan geschlossen. Mortalität: 0.

Aus der II. Medizinischen Universitätsklinik in Wien
(Vorstand: Prof. Dr. K. Fellinger)

Anämien bei Nierenkrankheiten

Von E. E. Reimer und K. Stattmann

Mit 1 Abbildung

Es ist eine alte klinische Erfahrung, daß chronische Nierenkranke in der Regel eine auffallende Blässe der Hautdecke aufweisen. Schon seit jeher war es bekannt, daß die Ursache hierfür nicht nur durch eine echte Verminderung der roten Blutkörperchen bedingt ist, sondern daß Spasmen der Hautgefäße das Bild der Scheinanämie erzeugen. Weiter wissen wir, daß außer der echten Erythrozytenverminderung Diuresestörungen zur Hydrämie führen, die eine relative Anämie zur Folge hat.

Becher steht unseres Wissens das große Verdienst zu, als erster auf die Zusammenhänge von Anämie und Nierenkrankheit hingewiesen zu haben. Er zeigte auf, daß die Blutveränderungen nicht nur von der Art und Schwere des Nierenleidens abhängen, sondern daß in vielen Fällen komplexe, zum Teil schwer faßbare Ursachen, wie Blutverlust, mangelhafte Regeneration, hämolytische Faktoren usw., vorhanden sind.

Um Art und Form dieser Anämien im Rahmen dieser kurzen Uebersicht zu erfassen, ist es zweckmäßig, eine klinische Einteilung der Nierenleiden zu treffen und an Hand dieser die zu erwartenden Blutveränderungen bzw. deren Ursachen abzuhandeln. Wir stützen uns dabei auf die Erfahrung an über 250 Patienten mit Nierenerkrankungen, die in den letzten 5 Jahren an der II. Medizinischen Universitätsklinik (Vorstand Prof. Dr. K. Fellinger) stationär beobachtet wurden.

Die akute hämorrhagische Glomerulo-
nephritis imponiert klinisch zumeist durch das blasse,
etwas gedunsene Aussehen. Demgegenüber sind im akuten
Stadium Anämien äußerst selten, wie Metzger und Levy
und auch unsere eigenen Erfahrungen an 25 Fällen bestätigen.
Treten leichte, normochrome Forme auf, so sind sie zumeist
durch die Flüssigkeitsretention bedingt, die eine Vermehrung
der Plasmamenge zur Folge hat. Hartwich und May
fanden einen Anstieg des Plasmavolumens um zirka 30%. Die
einfache Hämatokritbestimmung gibt bei einer normochromen
Anämie schon gewisse Anhaltspunkte, der Hämatokrit ist hier
deutlich vermindert. Nach Oedemausschwemmung normalisiert sich zumeist das Blutbild. Die Anämie der akuten Nephritis ist also als eine Pseudoanämie, durch Hydrämie bedingt, aufzufassen (Volhard). Der Blutverlust bei der
akuten Nephritis ist im Gegensatz z. B. zu dem der chronischen Herdnephritis ohne Bedeutung, Eisenstoffwechselunter-
suchungen ergaben normale Werte (Lato).
    Das Blutbild der subakuten Nephritis verhält
sich in der Regel durchaus verschieden. Leichte hypochrome
Anämien treten insbesondere dann auf, wenn latente Infekte
(z. B. chronische Tonsillitis) nachgewiesen werden können.
Die Anämie ist vom Typ der Infektanämie mit den entsprechenden Knochenmarksveränderungen, leicht vermindertem Serumeisenspiegel sowie vermindertem Eisenbindungsvermögen. Hier ergeben sich wohl fließende Uebergänge zum
Bild der chronischen Nephritis, die ja eigene, fast gesetzmäßige Blutbildveränderungen bietet.
    Die Anämie der chronischen Nephritis reicht von
leichten hypochromen Formen bis zur schweren aregenera-
torischen Form. Schon die verschiedenen, äußerst komplexen
Ursachen, die zur Anämieentwicklung führen, können im
Einzelfalle verschiedene Anämieformen verursachen. Ein
direkter Zusammenhang zwischen Harnsäure und Harnstoff
einerseits und der Schwere der Anämie anderseits besteht
scheinbar nicht. Während die hohe Reststickstoffvermehrung
nach Vogel allein keine direkte Beziehung zur Schwere der
Anämie erkennen läßt, ist bei einem Anstieg des Blut-
kreatinins über 2 mg% eine Anämisierung zu erwarten, wobei
das Kreatinin selbst ursächlich offenbar keine Rolle spielt
(Bock und Thedering) (Abb. 1). Es kann angenommen
werden, daß die Retention aromatischer Substanzen, wie
Phenolderivate, zur Schädigung der Blutbildungsstätten
führen (Becher u. a.). Anderseits haben auch tierexperimentelle Untersuchungen von Rhoads aufgezeigt, daß Indol zur
Erythrozytenhämolyse führt. Die Lebensdauer transfundierter
Erythrozyten ist bei chronischer Nephritis im urämischen
Stadium deutlich herabgesetzt (Emerson und Durrows bei

3

D a c i e). Autoaggressionserkrankungen, wie Immunohämo-
lysen, scheinen überraschenderweise recht selten zu sein
(Dacie). Auch wir selbst haben bei wiederholten Untersuchungen nie positive Antiglobulinteste gesehen.

Unsere Erfahrungen zeigen, daß bei der chronischen
Nephritis normochrome bzw. leicht hypochrome Formen
überwiegen. Unter 200 Fällen wiesen 50% Anämien bei
3,000.000 Erythrozyten auf. Ein Zusammenhang mit dem Reststickstoff ist nicht immer vorhanden. Oft tritt die Anämisierung schon bei noch normalem RN, aber erhöhtem Blut-

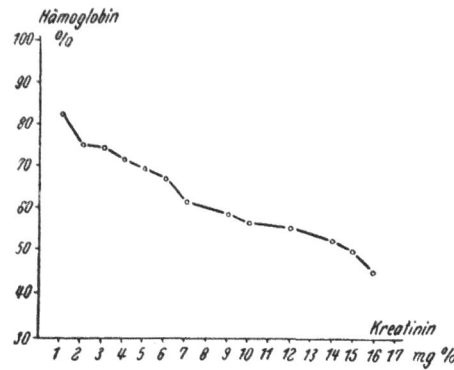

Abb. 1. Grad der Anämie in Abhängigkeit vom Grad der Niereninsuffizienz (dargestellt durch die Höhe des Kreatininspiegels).
(Nach S e m m e l r o t h.)

kreatinin auf. RN-Werte über 70 mg% sind immer mit Anämie vergesellschaftet, hohe RN über 150 mg% zeigen hingegen schwere Formen unter 3,000.000 Erythrozyten.

Der Verminderung der roten Blutkörperchen im peripheren Blut steht eine geringe Erythropoese im Knochenmark gegenüber. Meist fanden wir retikuläre Markverhält-
nisse, leichte Reifungsstörungen, mangelhafte Proliferation.
Der Eisenspiegel ist zumeist normal oder eher etwas erhöht,
das Eisenbindungsvermögen vermindert.

Die Anämiediagnose bei chronischer Nephritis wird
sich im wesentlichen an folgende Kriterien zu halten haben:
Liegt eine hypochrome Form mit niedrigem Färbeindex vor,
so wird an einen Blutverlust, z. B. urämische Blutungen aus
dem Magen-Darmtrakt, gedacht werden müssen. Bestim-
mungen des Eisenspiegels bzw. des Eisenbindungsvermögens
geben die Indikation zur parenteralen Eisentherapie. Die perorale Eisentherapie scheitert zumeist an der Unverträglichkeit. Eisenbelastungsversuche haben schlechte Resorptions-

verhältnisse ergeben (B o c k und T h e d e r i n g, eigene Erfahrungen).
Normochrome Anämien sind entweder hyporegenera-
torisch bedingt — dementsprechend finden sich zellarmes
Knochenmark und niedrige Retikulozytenzahlen im Knochenmark — oder sie sind durch hämolytische Vorgänge bedingt,
die nur mit exakten Untersuchungen faßbar sind. Hämolytischen Vorgängen kann im chronischen Stadium eine mangelhafte Regeneration gegenüberstehen.
Die Behandlung der normochromen Anämie ist dadurch
erschwert, als die Substitution durch Transfusion infolge der
herabgesetzten Erythrozytenlebensdauer nur kurzzeitige Erfolge bringt, denen die Belastung durch den erhöhten Zellzerfall gegenübersteht.
Hyperchrome bzw. megalozytäre Anämien werden durch
das Nierengeschehen allein selten verursacht; häufiger sind
makrozytäre, teils exogen nutritive, teils endogen proteoprive
Formen, die erfahrungsgemäß auf Plasmatransfusionen und
Folsäure ansprechen können.
Die Blutverhältnisse bei v a s k u l ä r - d e g e n e r a t i v e n
N i e r e n e r k r a n k u n g e n, z. B. der m a l i g n e n N e p h r o -
s k l e r o s e, weichen insofern vom Bild entzündlicher Formen
ab, als hier die Anämieentwicklung dem faßbaren Nierenversagen vorausgehen kann. Zweifellos spielt hier die mangelhafte Regeneration im Knochenmark eine bedeutende Rolle.
Im Gegensatz dazu treten bei benignen Nephrosklerosen keine
Anämien auf, gelegentlich sind sogar leichte Polyglobulien
beschrieben worden (V o l h a r d).
Bei der i d i o p a t h i s c h e n N e p h r o s e sind absolute
Anämien verhältnismäßig recht selten, wie die Literatur und
die relativ geringen eigenen Erfahrungen aufzeigen. Nur bei
schwerster Eiweißverarmung können gelegentlich hypo-
regeneratorische, makrozytäre Anämien leichten Grades beobachtet werden. Die Oedemausschwemmung aus dem Gewebe kann zu einer relativen normochromen Anämie führen,
die nach der Diurese verschwindet. Bei den viel häufigeren
symptomatischen oder begleitenden Nephrosen (Infekt, chronische Nephritis usw.) wird die Anämie durch die Grundkrankheit ausgelöst.
Abschließend sei noch auf die medikamentös verursachte
Nierenschädigung mit Anämisierung verwiesen, die in der
letzten Zeit erhöhtes Interesse hervorruft. S p ü h l e r und
Z o l l i n g e r haben ein besonderes Krankheitsbild aufgezeigt,
das sie als chronische interstitielle Nephritis bezeichnen.
Durch lang dauernden Abusus von phenazetinhaltigen An-
algeticis bei prädisponierten Personen und bei Anwesenheit
von Cofaktoren (Coliinfektion des Nierenbeckens usw.) treten
zunächst interstitielle Nierenveränderungen auf, die letztlich

zum Untergang der Glomeruli führen können. Nun kann Phenazetin als Anilinabkömmling schon von sich aus zu hämolytischen Anämien mit Innenkörperbildung führen. Die geschädigte Niere anderseits retiniert Phenazetin und verstärkt seine toxische Wirkung. Während im Anfangsstadium dieser Erkrankung die Anämie durch das Medikament ausgelöst wird, treten im urämischen Zustande die nephrogen bedingten Ursachen für die Anämieentwicklung, wie Hämolyse, verminderte Erythrozytenlebensdauer, Knochenmarkhemmung, in den Vordergrund. Obwohl hier die Anämie primär durch das Medikament erzeugt wird und erst sekundär durch das Nierengeschehen, hat uns die zunehmende Bedeutung dieses neuen Krankheitsbildes bewogen, in Kürze darauf hinzuweisen.

Zusammenfassung

Chronisch entzündliche und degenerative hämatogene Nierenerkrankungen haben Anämien zur Folge, deren Ursachen äußerst komplex sein können und vorwiegend in einem vermehrten Blutabbau bei verminderter Regeneration bestehen.

Im Gegensatz dazu zeigt die akute Form der diffusen hämorrhagischen Nephritis keine schweren Blutveränderungen. Liegt hier eine echte Anämie vor, so muß an ein Rezidiv einer chronischen Nierenerkrankung gedacht werden.

Blutarmut bei idiopathischen Nephrosen wird nur durch eine schwere Hypoproteinämie bedingt; beim nephrotischen Syndrom wird sie durch die Grundkrankheit ausgelöst.

Literatur: Becher, E.: Nierenkrankheiten, 1. Band. Jena: Verlag Gustav Fischer. — Bock, H. E. und Thedering, F.: Dtsch. Arch. klin. Med., 199 (1952), S. 130. — Dacie, J. V.: The Haemolytic Anaemias. London: J. und A. Churchill Ltd. 1954. — Desforges, J. F. und Dawson, J. P.: Arch. int. Med., 101 (1958), S. 326. — Emerson, C. P. Jr. und Burrows, B. A.: J. clin. Invest., 28 (1949), S. 779. — Hartwich und May: Zschr. exper. Med. (1928), S. 53. Zit. bei Becher. — Lachnit, V.: Wien. klin. Wschr., 22 (1940), S. 441. — Lato, Michele: Clin. pediatr., 32 (1950), S. 610. — Loge, J. P., Lange, R. D. und Moore, C. V.: Amer. J. Med., 24 (1958), S. 4. — Metzger, H. und Levy, J. G.: Ann. Méd., 50 (1949), S. 607. — Rhoads, C. P., Barker, B. H. und Miller, P. K.: J. exper. Med., 67 (1938), S. 299. — Semmelroth, R.: Zit. bei H. Sarre, Nierenkrankheiten. Stuttgart: Georg Thieme Verlag. 1958. — Spühler, O. und Zollinger, H. U.: Zschr. klin. Med., 151 (1953), S. 1. — Vogel, K. H.: Die Medizinische (1957), S. 110.

Aus der II. Medizinischen Universitätsklinik in Wien
(Vorstand: Prof. Dr. K. Fellinger)

Zur Zytologie des Harnsedimentes

Von V. Lachnit und L. Peschl

Die Untersuchung des Harnsedimentes brachte erst in den letzten Jahren wieder einen gewissen Fortschritt. Da das Sediment meist unter nicht gut reproduzierbaren Bedingungen des Zentrifugierens, Dekantierens usw. beurteilt wird, sind die verschiedenen Zählmethoden für Erythrozyten, Leukozyten und andere Formelemente des Harnsedimentes, die seit A d d i s eingeführt worden ·sind, bereits als vorteilhaft anzusehen. Diese Untersuchungen sind besonders für Beurteilung der Therapie und Prognosestellung der akuten und chronischen Nephritis wertvoll. Ein zweiter Weg war — und über diese Versuche wollen wir hier sprechen —, die Leukozyten des Harnsedimentes hinsichtlich ihrer Morphologie durch besondere Färbemethoden zu differenzieren.

Vor einigen Jahren gelang es S t e r n h e i m e r und M a l b i n, mit einer besonderen Färbemethode zwei Arten von Leukozyten im Harnsediment zu unterscheiden. Die genannten Forscher griffen mit ihren Untersuchungen Beobachtungen deutscher Autoren auf, die bereits vor einigen Jahrzehnten verschiedene Färbemethoden anwandten, um eine Differenzierung der Harnleukozyten vorzunehmen. S t e r n h e i m e r und einige Nachuntersucher gaben an, daß das Vorkommen der sogenannten Sternheimer-Zellen (St.-Z.) für das Bestehen entzündlicher Prozesse im Sinne einer Pyelonephritis spräche. Manche Nachuntersucher sahen aber die Bedeutung dieser St.-Z. als relativ gering an.

Bei der Färbung der Leukozyten nach der Originalmethode geht man so vor: 3 Teile der Lösung I (die im

wesentlichen eine alkoholische Gentianaviolettlösung darstellt) werden mit 97 Teilen der Lösung II (verdünnte
alkoholische Safraninlösung) durchgemischt und filtriert*.
Das frisch zentrifugierte Harnsediment wird nach Abgießen
der überstehenden Flüssigkeit mit einem Tropfen der Farb-
mischung versetzt und gut durchgeschüttelt. Ein Tropfen
dieses gefärbten Sedimentes wird nun mit der Immersion
betrachtet. Im normalen Harnsediment findet man bei
dieser Färbung vereinzelt Leukozyten, deren Kern klein ist,
sich gut orangerot bis violett anfärbt. Die Zellen haben
meist einen dünnen Plasmasaum, die wenigen Granula, die
zu sehen sind, sind unbeweglich.

Bei akuten eitrigen Entzündungen der ableitenden
Harnwege treten neben diesen Leukozyten die sogenannten
St.-Z. auf. Sie sind wesentlich größer, ihre Kerne sind
kaum oder nur schwach bläulich angefärbt, erscheinen ge-
lappt bzw. geteilt. Das helle Protoplasma der Zellen ist von
glitzernden Granula ausgefüllt, die mehr oder weniger aus-
giebige Bewegung zeigen; deswegen werden diese Zellen
auch Glitzerzellen genannt.

In unseren Untersuchungen wollten wir erstens die
Bedingungen studieren, unter denen diese färberisch und
morphologisch so auffälligen Granulozyten entstehen.
Weiterhin wollten wir die praktische Bedeutung des Auf-
tretens dieser Zellen bei den so häufig zu Chronizität nei-
genden Pyelonephritiden feststellen.

Es zeigte sich nun, daß sowohl die Morphologie der
Zellen, als auch die Motilität der Granula außerordentlich
vom M i l i e u der Umgebung abhängig ist. Bringt man nämlich diese Glitzerzellen aus dem Harn einer Pyelonephritis
mit einem niedrigen spezifischen Gewicht in einen normalen
Harn mit hohem spezifischen Gewicht, so werden die Zellen
kleiner, der Plasmasaum schmäler und die Granula verlieren
ihre Motilität. Allerdings bleibt die schlechte Anfärbbarkeit
des Kernes meist bestehen. Dieser Prozeß erweist sich
häufig als reversibel. Einbringen der Zellen eines solchen
Harnes mit einem relativ niedrigen spezifischen Gewicht
(etwa 1010) in einen Harn eines Gesunden von gleichem
spezifischem Gewicht zeigt jedoch keine morphologische
Aenderung. Die oben erwähnte Aenderung der Zellen bei
Einbringung in ein Milieu von höherem spezifischem Gewicht
kann man auch durch Beigabe anderer Elektrolyte, wie
Natrium- oder Kaliumsalze und Glukose, erzielen. Mensch-
liches Albumin verhält sich jedoch anders. Hier zeigt sich

---

* Lösung I (Gentianaviolett 3·0, 90%iger Aethylalkohol
20·0, Ammoniumoxalat 0·8, Aqua tridest. 80·0); Lösung II
(Safranin 0·25, Aethylalkohol 10·0, Aqua tridest. 100·0).

noch eine Granulabewegung der fast unverändert großen Zellen bei einem spezifischen Gewicht von 1027! Bringt man jedoch gut gefärbte Leukozyten aus einem normalen Harn (gut angefärbte Kerne, kleine Zellen, schmaler Plasmasaum) in einen pyelonephritischen Harn, so zeigt sich keine Aenderung der Anfärbbarkeit und keine Granulabewegung.

Auch die Wasserstoffionenkonzentration hat einen gewissen Einfluß auf die Zellform und die Beweglichkeit der Granula. Senkt man das p_H eines Pyelonephritikerharnes von 6'2 auf 5'2, so sistiert die Bewegung der Granula bei gleichzeitiger Zellverkleinerung, jedoch ohne Aenderung der Anfärbbarkeit. Diese Veränderungen sind jedoch irreversibel.

Beigabe von Kolikeimen in vitro führen zu keiner Aenderung der Leukozytenmorphologie. Die St.-Z. sind jedoch keineswegs organspezifisch. Wir konnten z. B. im Eiter eines frischen Furunkels oder im Urethralsekret von gonorrhoischen Urethritiden bis 80% St.-Z. nachweisen. Auch hier sieht man bei Erhöhung des spezifischen Gewichtes deutliche Aenderungen der Zellgröße und -morphologie. Hingegen fehlten z. B. bei einem alten Spritzenabszeß diese Glitzerzellen vollkommen. Die Eiterzellen waren eher blaß angefärbt und ihre Zellgrenzen verwaschen. Hingegen waren die Zellen eher klein und Granula nicht nachzuweisen. Diese Beobachtungen sprechen vielleicht für eine gewisse Aktivität der sogenannten Glitzerzellen.

Bringt man Blutleukozyten in ein Milieu mit niedrigem spezifischem Gewicht, so imponieren bei dieser Färbung etwa 80% der Leukozyten als blasse Zellen mit feinen beweglichen Granula, während die restlichen Leukozyten (= Lymphozyten?) klein sind und tief angefärbte Kerne haben.

Die diagnostische Bedeutung des Vorkommens und Nachweises dieser Glitzerzellen geht daraus hervor, daß z. B. bei antibiotischer oder Sulfonamidbehandlung einer akuten Pyelonephritis die Zahl der St.-Z. deutlich abnimmt und schließlich nur mehr wenige, gut gefärbte Zellen, wie sie auch im normalen Harn vorkommen, zu sehen sind. Ein Wiederauftreten der St.-Z. spricht mit ziemlicher Sicherheit für ein Neuaufflackern des entzündlichen Prozesses. Allerdings müssen bei Verdacht auf eine Harnwegsinfektion unbedingt mehrere Harnuntersuchungen durchgeführt werden, weil ja auch der Befund des ungefärbten Harnsedimentes besonders bei chronischen Pyelonephritiden sehr stark wechselt. Jedenfalls konnten bei allen unseren St.-Z.-positiven Fällen aus dem Harn stets pathogene Keime gezüchtet werden.

Bei manchen Patienten, die wegen einer chronischen Nephritis oder eines nephrotischen Syndroms in Behandlung standen, wurden wir durch das Auftreten der St.-Z. auf eine aufgepfropfte Harnweginfektion aufmerksam. Die wiederholt positive Harnkultur und der Erfolg der antibiotischen Therapie verifizierte diese Annahme. Eine strenge Korrelation zwischen der Zahl der St.-Z. im Sediment und den histologischen Nierenveränderungen dürfte jedoch nicht gegeben sein.

Auch für die Therapie erscheint der Nachweis der St.-Z. wichtig. Bekanntlich bedürfen gerade die chronischen Pyelonephritiden wegen ihrer großen Rezidivneigung einer gerichteten und langdauernden Behandlung. Neuere Statistiken ergeben eindeutig, daß die pyelonephritische Genese der Schrumpfniere die häufigste ist. Nun kann gerade die wiederholte Untersuchung des Harnsedimentes einschließlich des Nachweises von St.-Z. häufig eine bei üblichen Untersuchungen als ausgeheilt bezeichnete Pyelonephritis noch als behandlungsbedürftig ansehen lassen. Diese große praktische Bedeutung des Nachweises der St.-Z. wird durch die vorher gemachten Feststellungen, daß die Zellen nicht organspezifisch sind, nicht eingeengt.

Zusammenfassung: Unsere Untersuchungen zeigen somit, daß das Auftreten der sogenannten Glitzerzellen im Harn sehr vom umgebenden Milieu abhängig ist. Die wichtigsten Faktoren sind spezifisches Gewicht und Wasserstoffionenkonzentration. Obwohl die Glitzerzellen keineswegs organspezifisch sind, kommt ihrem Nachweis bzw. ihrem Fehlen bei wiederholter Untersuchung des Harnsedimentes gerade bei den Pyelonephritiden große diagnostische und prognostische Bedeutung zu.

Aus dem Pathologisch-Anatomischen Institut
der Universität Wien
(Vorstand: Prof. Dr. H. Chiari)

Die Colitiden mit besonderer Berücksichtigung der Colitis ulcerosa

Pathologisch-anatomisches Referat

Von J. Zeitlhofer

Das pathologisch-anatomische Bild der entzündlichen Darmerkrankungen ist ein äußerst buntes, bei den einzelnen Formen der Darmaffektionen stark wechselndes, wie für ihr Zustandekommen zahlreiche und sehr verschiedene Ursachen bekannt sind.

Formalgenetisch kommen für die Auslösung einer Darmentzündung praktisch zwei Wege in Betracht, und zwar erreicht beim ersten, häufigeren, die entzündliche Noxe die Darmwand vom Lumen her, beim seltenen zweiten auf dem Blutweg (Eliminationsenteritis, bzw. -kolitis). Das Gemeinsame aller Noxen, die zu entzündlichen Darmveränderungen führen, ist der Umstand, daß durch die Entzündung die Durchlässigkeit des Darmepithels geändert wird, was sich einerseits in einer Resorptionsstörung, anderseits in einer starken Flüssigkeitsausscheidung aus der Blutbahn kundtut (vgl. Siegmund). So sind es vor allem die Durchfälle, die das Kardinalsymptom der Darmentzündungen darstellen, und als deren Folge es zum Wasserverlust des Blutes und der Gewebe kommt.

Kausalgenetisch kommen als entzündungsauslösende Reize die verschiedensten Noxen und Faktoren in Betracht. So toxisch wirksame exogene Stoffe, wie z. B. Metallverbindungen (Quecksilber, Arsen, Wismut), endogene Gifte, wie bei Urämie, Verbrennung, selten auch

Ikterus. Auch endokrine Störungen, wie etwa beim Morbus Cushing (Falta, Curshmann, u. a.), Hyperthyreose, Morbus Addison, u. a. können von heftigen Durchfällen begleitet sein. Die manchmal sehr heftigen Diarrhoen bei Karzinoidträgern haben ihre Ursache in dem von diesen Tumoren produzierten 5-Oxytryptamin (Serotonin, Enteramin). Störungen der nervösen Korrelation werden z. B. für die Colica mucosa verantwortlich gemacht, wie auch allergisch ausgelöste Darmentzündungen bekannt sind, bei denen mit dem Stuhl oft reichlich eosinophile Leukozyten und Charcot-Leydensche Kristalle ausgeschieden werden können (Neubauer und Stäubli). Breiten Raum in der Genese der entzündlichen Darmaffektionen nehmen die Nahrungsmittel im weitesten Sinn ein, sei es, daß sie in einem bereits verdorbenen Zustand genossen werden, sei es, daß sie eine bakterielle Infektion, besonders mit den Keimen der Salmonellagruppe vermitteln. Neben den klassischen Erregern infektiöser Darmerkrankungen, wie Typhuskeime, Ruhrbakterien, Choleravibrionen u. a. m., sind auch eine ganze Reihe anderer Mikroben bedeutsam, wie etwa bestimmte Kolitypen bei der Säuglingsenteritis oder einzelne Staphylokokkenarten, auch Pyocyaneus, Strepto- und Enterokokken oder bestimmte Pilze. Bei manchen Darmerkrankungen (z. B. Darmgrippe) wird auch eine Virusinfektion angenommen. Weiters sind die verschiedenen Enteroparasiten, insbesondere die Würmer, zu erwähnen, wie auch Amöbeninfektionen in der gemäßigten Zone nicht so selten sind, jedoch meist ein anderes Verhalten, einen chronischen oder larvierten Verlauf zeigen, wie dies z. B. Hahn und Mimiča für das nördliche Jugoslawien nachweisen konnten. Parenterale Infekte, wie z. B. Otitis media, Sepsis, u. a., können besonders beim Säugling und Kleinkind zu einer Darmentzündung führen (Siegmund). Schließlich seien noch die Störungen der Lymph- und Blutzirkulation erwähnt, die oft zu sehr schweren Darmentzündungen Anlaß geben, wie auch Blutkrankheiten (z. B. Agranulozytose, Leukämie, u. a.) schwere, meist nekrotisierende Darmveränderungen auslösen können.

Pathologisch-anatomisch reicht das vielseitige Bild der entzündlichen Darmerkrankungen von den katarrhalischen, pseudomembranösen und nekrotisierenden bis zu den eitrigen und ulzerösen Formen, wobei manchmal mehr der Dünn-, manchmal mehr der Dickdarm Sitz der Veränderungen ist, häufig auch beide in gleicher Weise betroffen werden. Bei der Beurteilung von entzündlichen Darmerkrankungen scheinen nicht nur die Veränderungen am Darm, sondern auch solche der Inhaltsmassen von Bedeu-

tung, weil diese bei manchen Formen von Darmentzündungen
geradezu typisch verändert sein können (z. B. Typhus, Ruhr,
Cholera), auch augenfällige entzündliche Veränderungen
am Darm sogar fehlen können und lediglich die abnorme
Beschaffenheit des Darminhaltes auf das Vorliegen eines
krankhaften Prozeßes im Darm hinweist, wie dies etwa bei
den Säuglingsenteritiden der Fall sein kann.

Die leichteste Form einer Darmentzündung ist die
k a t a r r h a l i s c h e. Sie ist gekennzeichnet durch eine
meist fleckige Rötung und ödematöse Schwellung der
Mucosa, der vermehrt zäher, weißlicher Schleim oft in
reichlicher Menge aufliegt, der auch den Inhaltsmassen
beigemengt sein kann. Solche Bilder sind zu sehen bei verschiedenen bakteriellen Infekten, nach Genuß verdorbener
Nahrungsmittel, nach Anwendung drastischer Abführmittel,
auch bei Schwermetallvergiftungen oder Anwesenheit von
Parasiten (besonders Würmern) im Darm. Sie kennzeichnen
auch die nervöse Enteropathie (P o r g e s), die in neuerer
Zeit auf eine Ueberproduktion von 5-Oxytryptamin, dem
Inkret der „gelben Zellen" der Darmschleimhaut, zurückgeführt wird (vgl. F e y r t e r, H a i d e r, u. a.), finden sich
auch bei der vorwiegend in den Sommermonaten auftretenden S ä u g l i n g s e n t e r o k o l i t i s, für deren Zustandekommen neben alimentären Faktoren bestimmte
Escherichiatypen (E. coli 111 B_5, 55 B_5) (vgl. K r e p l e r und
Z i s c h k a, D e k l i t z, u. a.), selten auch bestimmte Staphylokokkenarten (Z i s c h k a) bedeutsam sind, wie auch
parenterale Infekte eine auslösende Rolle spielen können
(vgl. F r e u d e n b e r g, G l a n z m a n n, R e u s s, R o m i n -
g e r, C z e r n y und K e l l e r, K a u f f m a n n, A d a m s,
u. a.). Als besondere Form sei noch erwähnt die durch
besonders große Follikel gekennzeichnete E n t e r i t i s
s i m p l e x f o l l i c u l a r i s h y p e r p l a s t i c a (K a u f -
m a n n), die von einer Vereiterung der Follikel gefolgt
werden kann (Enteritis follicularis apostematosa) mit
Durchbruch der Abszesse und nachfolgender Geschwürsbil-
dung (Enteritis follicularis ulcerosa), wobei in einschlägigen
Fällen nicht so selten im Darm Pyocyaneuskeime nachgewiesen werden konnten (Z i s c h k a).

Eine Sonderstellung unter den katarrhalischen Kolitiden nimmt die vorwiegend bei jugendlichen weiblichen
Individuen (konstitutioneller Faktor) auftretende C o l i c a
m u c o s a (N o t h n a g e l) ein, die klinisch durch abdominelle Krämpfe und Entleerungen von geformten Stuhlmassen,
denen reichlich Klumpen und Ballen von Schleim beigemengt sind, gekennzeichnet ist. Im Schleim können eosinophile Leukozyten, wie auch Charcot-Leydensche Kristalle
nachweisbar sein. Ueberdies zeigen die Patienten meist auch

nervöse Störungen. Pathologisch-anatomisch findet sich bei dieser, auch als Colopathia mucinosa (A s c h o f f) oder Myxoneurosis intestinalis bezeichneten Erkrankung der Dickdarm meist kontrahiert, die Schleimhaut nur wenig injiziert und von reichlich zähem, weißlichen, oft eine netzige Anordnung zeigenden Schleim bedeckt, der der Mucosa fest anhaftet. Histologisch ist kennzeichnend eine Umwandlung der Epithelien in Becherzellen (M a r c h a n d), die Ausfüllung der Drüsenlichtungen mit Schleim, der in Form von Bälkchen senkrecht zur Oberfläche aufsteigt und hier ein „Gitterwerk" bildet. Anatomisch liegt keine echte Entzündung, sondern eine Sekretionsanomalie auf nervös-funktioneller Basis vor, die schon von N o o r d e n wie auch M a r c h a n d ätiologisch dem Bronchialasthma an die Seite gestellt wurde. Neben einer allergischen Genese des Leidens (vgl. K ä m m e r e r, u. a.) hat sich die alte klinische Auffassung von der neurogenen Entstehung des Leidens (N o t h n a g e l, N o o r d e n, L a u d a, H e n n i n g und B a u m a n n, u. a.) bis heute erhalten und wurde auch von pathologischer Seite als wahrscheinlich angenommen (K a u f m a n n, A s c h o f f, M a r c h a n d, u. a.). In neuerer Zeit konnte H a f e r k a m p in einschlägigen Fällen bei Anwendung bestimmter Färbungen eine auf die Schleimhaut des Darmes beschränkte Hyperplasie des vegetativ-nervösen Endnetzes feststellen. Diese nervöse Wucherung faßt der Autor als Ausdruck eines die Schleimhaut treffenden, wahrscheinlich allergischen Reizes auf.

Schwerer ist die Schädigung des Darmes bei der p s e u d o m e m b r a n ö s e n Entzündung, die als fibrinöse oder diphtherische Entzündung in Erscheinung treten kann. Wir finden bei dieser, häufig im Dickdarm auftretenden Entzündung der Schleimhaut oberflächlich aufliegend, aus Fibrin, Detritus und Leukozyten aufgebaute Membranen, die meist sekundär mit dem Stuhlfarbstoff imbibiert sind und dann eine gelbliche bis bräunliche Verfärbung zeigen. Sie verleihen in manchen Fällen der Mucosa ein wie mit Kleie bestäubtes Aussehen. Das histologische Bild ist charakterisiert durch der Mucosa oberflächlich aufliegendes fibrinöses Exsudat, dem desquamierte Epithelien und Leukozyten beigemengt sind; das Schleimhautstroma ist hyperämisch, ödematös und zellig infiltriert. Ist die Entzündung schwerer, diphtherisch, so findet sich zusätzlich eine Nekrose der oberflächlichen Schleimhautschichten.

Ausgedehntere, meist mißfärbige, schmutziggelbliche bis bräunliche, trockene Nekrosen kennzeichnen die n e k r o t i s i e r e n d e Darmentzündung, bei der die Fibrin-ausschwitzung zurück-, die Nekrose der Schleimhaut in den Vordergrund tritt.

Pseudomembranöse und nekrotisierende Darmentzündungen kommen besonders bei bakteriellen Infekten vor, wie Dysenterie, Paratyphus, u. a., bei gewissen exogenen Intoxikationen, wie Urämie, gelegentlich auch Cholämie (W e g e l i n). Sie können auch von Blutungen begleitet sein, die dann den Darmveränderungen noch eine besondere Note verleihen (hämorrhagisch-nekrotisierende Entzündungen). Neben der auslösenden Noxe sind dann auch noch Zirkulationsstörungen bedeutsam.

Solche, vornehmlich auf Z i r k u l a t i o n s s t ö r u n - g e n zurückgehende pseudomembranös-nekrotisierende Entzündungen kommen im Dickdarm relativ häufig vor, finden sich in Darmdivertikel, bei Inkarzeration von Darmteilen, beim Druck harter Kotballen auf die Darmschleimhaut (sterkorale Diphtherie), in deren Gefolge auch sterkorale Ulcera mit Perforationsgefahr auftreten können. Hauptfundort solcher Veränderungen ist das Rektum, die Colonflexuren oder das Coecum, wobei vor allem der lokalen Ischämie für das Zustandekommen dieser Veränderungen wichtige Bedeutung zuzumessen ist. Das gleiche gilt für die sogenannten Dehnungsnekrosen bzw. -geschwüre, die vorzugsweise im Dickdarm bei Stenosen vorkommen und oft weit oral der Stenosen gefunden werden, besonders im Coecum. Neben der lokalen Zirkulationsstörung werden auch Blutungen (M e i d n e r), wie auch eine Schädigung der Darmwand durch Zersetzungsprodukte des stagnierten Inhaltes und bakterielle Noxen verantwortlich gemacht.

Pseudomembranöse Darmentzündungen werden in den letzten Jahren vermehrt auch i m G e f o l g e a n t i b i o - t i s c h e r T h e r a p i e gesehen und besitzen somit aktuelles Interesse. Vor allem von amerikanischen Autoren (J a c k s o n und F i n l a n d, D e a r i n g und H e i l m a n, T e r p l a n und Mitarbeiter, u. a.) wurden in den ersten Nachkriegsjahren schwere pseudomembranöse Darmveränderungen beobachtet, die offensichtlich einen Zusammenhang mit einer stattgehabten Antibiotikabehandlung zeigten und als deren auslösende Ursache aus dem Darm wiederholt resistente Staphylokokken gezüchtet werden konnten. Es wurde daher dieses Krankheitsbild auch als Staphylokokkendysenterie oder Staphylokokkendiarrhoen bezeichnet. Schon bald darauf erschienen einschlägige Arbeiten aus fast allen europäischen Ländern (B e r n h a r t, M e i e r, H e l m i g, J a n b o n und Mitarbeiter, L i e b e g o t t und D o l f f, W r a g e, Z e i t l h o f e r, M e e s e n, R i e c k e r t, M ö b i u s, vgl. auch K ö h n und J a n s e n, Literatur, S p ö r l e i n, Literatur, u. a.) und heute läßt sich die Zahl der einschlägigen Publikationen kaum noch überblicken.

Das p a t h o l o g i s c h - a n a t o m i s c h e Bild ist sehr kennzeichnend. In offensichtlich frischeren Fällen und besonders bei Kleinkindern ist mehr der Dünndarm betroffen, in dem der Mucosa locker anhaftende Membranen gefunden werden, die oft auch reichlich Staphylokokken enthalten, in extremen Fällen geradezu Ausgüsse des Darmes darstellen können. Bei längerdauernden Fällen und mehr beim Erwachsenen ist der Dickdarm Sitz der Veränderungen. Vorzugsweise betroffen sind das Coecum und aufsteigende Kolon, aber auch die Kolonflexuren, Sigmoid und Rektum. Es finden sich dissemenierte, bis etwa groschenstückgroße, umschriebene, trockene, fester haftende, schmutziggelbliche bis bräunliche Auflagerungen auf der Mucosa, die, mäßig injiziert, stärker ödematös erscheint. Seltener zeigen die Auflagerungen eine mehr diffuse Ausbreitung, können auch in Form einer diffusen pseudomembranösen Proktitis auftreten. Bei noch älteren Fällen kann es nach Abstoßung der Schleimhautschorfe zu kleinen flachen Ulcera kommen. Die Darmschlingen sind in der Regel erweitert, die Serosa weißlich getrübt, die Inhaltsmassen suppig-fäkulent. Durchwanderungsperitonitis kann als Komplikation auftreten.

Histologisch liegt den Veränderungen eine schwere, meist pseudomembranös-nekrotisierende Entzündung zugrunde, die in erster Linie die Mucosa betrifft. Die Submucosa ist stark ödematös, wechselnd zellig infiltriert, die Ganglienzellen der nervösen Darmgeflechte zeigen oft schwere degenerative Veränderungen. Beziehungen zu den Solitärfollikel, wofür das eigenartige disseminierte Verhalten der Veränderungen sprechen würde, fehlen.

Kulturell gelingt es in der Mehrzahl der Fälle, aus dem Darm Staphylokokken zu züchten, die auch in Form oft dichter Rasen den Schleimhautauflagerungen beigemengt sein können. Darüber hinaus wurde in einschlägigen Fällen auch eine ganze Reihe anderer Mikroben kultiviert, so Pyocyaneus, Proteus, Monilien, u. a. Die Coliflora fehlt in der Regel oder ist stark dezimiert.

Das Gemeinsame aller Beobachtungen ist die Tatsache, daß den Darmveränderungen eine Behandlung mit Antibiotika vorangegangen ist, wobei vor allem im Anschluß an eine Medikation mit den sogenannten Breitspektrumantibiotika, wie Achromycin, Terramycin, u. a., die Veränderungen gesehen werden, doch auch nach Penicillin, Streptomycin, bzw. Kombinationspräparaten auftreten können.

Das in einschlägigen Fällen vorliegende Grundleiden, das eine Behandlung mit Antibiotika erfordert, ist verschieden. In der Mehrzahl der Fälle findet sich in der Vorgeschichte unmittelbar vor Auftreten der Veränderungen ein operativer Eingriff, liegt somit eine postope-

r a t i v e Enterokolitis vor. Diese besonders nach operativen
Eingriffen im Bereiche der Bauchhöhle, aber auch urologischen und gynäkologischen Operationen auftretende postoperative Kolitis ist lange bekannt, wurde schon 1902 von
R i e d e l beschrieben. Früher wurden für das Auftreten
dieser postoperativen Kolitis die verschiedensten Ursachen
angenommen, so Zirkulationsstörungen auf vasoparalytischer
Grundlage, kollapsbedingte Störungen, vegetativ-nervöse
Faktoren, alimentäre Störungen u. a. m., heute wird sie
mit den prä-, bzw. postoperativ verabreichten Antibiotika
in Zusammenhang gebracht.
K l i n i s c h kommt es schon bald nach der Operation,
meist am 1. bis 4. Tag, zum Auftreten schwerer Diarrhoen,
die vergesellschaftet sind mit schweren Kreislaufstörungen,
Tachykardie, mit oder ohne Temperaturerhöhung einhergehen können („Syndrome choleriforme" nach J a n b o n
und Mitarbeiter). Weiters gibt es einen selteneren zweiten
Typhus (vgl. D e a r i n g und H e i l m a n), den auch wir
an unserem Material beobachten konnten, und der dadurch
ausgezeichnet ist, daß schwere Kollapserscheinungen im
Vordergrund des klinischen Bildes stehen, auch Tachykardie,
Durchfälle jedoch fehlen (hypertoxischer Typ). Die Veränderungen am Darm können so schwer sein, daß meist
zwischen dem 4. und 15. postoperativen Tag unter den Erscheinungen des Kreislaufversagens der Exitus eintritt und
die Darmveränderungen als unmittelbare Todesursache zu
gelten haben. Eine epidemische Ausbreitung wurde nie beobachtet, abakterielle Gifte exogener wie auch endogener
Herkunft, z. B. Urämie, konnten ausgeschlossen werden.
Neben dieser postoperativen Kolitis wurden jedoch
auch eine Reihe von Fällen bei i n t e r n e n Grundleiden
beobachtet, die mit Antibiotika behandelt wurden. Sie
können auch im Säuglings- und Kindesalter (S p ö r l e i n,
T e r p l a n und Mitarbeiter) auftreten. Das zugrundelie-
gende Leiden ist ganz verschieden, meist Pneumonien, auch
entzündliche Herzklappenaffektionen, Bluterkrankungen
u. a. m. Die Symptome, wie auch das pathologisch-anatomische Bild sind identisch, vielleicht mit dem Unterschied,
daß im jugendlichen Alter mehr der Dünndarm Sitz der
Veränderungen ist (vgl. auch T e r p l a n und Mitarbeiter,
S p ö r l e i n).
Nach S p ö r l e i n — wir können dies bestätigen —
zeigt die postantibiotische Enterokolitis in den letzten
Jahren glücklicherweise eine eher abnehmende Frequenz,
wohl eine Folge der zahlreichen Publikationen, die zu einer
strengeren Indikationsstellung der so wertvollen Antibiotika und so zu einer Einschränkung eines unsachgemäßen
Gebrauches oder Abusus führten.

Die R o l l e der Antibiotika für das Zustandekommen der Darmveränderungen wird nicht in einer direkten Reizung derselben auf die Darmmucosa gesehen, als vielmehr in einer tiefgreifenden Störung der physiologischen Darmflora als Folge der Antibiotikawirkung. Durch die Wirkung der Antibiotika kommt es 1. zu einer Unterdrückung bzw. Elimination der empfindlichen Keime, besonders der Koliflora und somit zu einem weitgehenden Schwund der physiologischen Darmflora, 2. zu einer Verminderung der im Darm synthetisierten Vitamine (besonders B-Komplex). Lediglich gegen Antibiotika und Vitaminmangel resistente Keime überleben, vor allem Staphylokokken, aber auch Proteus, Pyocyaneus, gewisse Pilze (z. B. Monilia albicans). Diese vermehren sich schrankenlos, führen zu einer enormen Ueberwucherung der restierenden Darmflora und können auf Grund ihrer pathogenen Eigenschaften zu entzündlichen Darmveränderungen Anlaß geben. So ist bekannt, daß gewisse hämolysierende Staphylokokkenstämme toxisch wirksam sein können (D o l m a n - Test, vgl. D a c k, R i c h o u, Z i s c h k a, u. a.), aber auch Proteus (vgl. J a f f é, C r o n e - M ü n z e b r o c k, u. a.), Pyocyaneus (Z i s c h k a, u. a.), Monilien (B r o w n e, u. a.) entzündliche Darmerkrankungen hervorrufen können.

Wenn auch der kausale Zusammenhang zwischen Antibiotikatherapie und diesen Darmveränderungen heute als gesichert gelten kann, so geht doch aus allen Arbeiten eindeutig hervor, daß daneben noch z u s ä t z l i c h e Faktoren für die Auslösung der schweren Darmveränderungen mitverantwortlich sind, ein komplexes Geschehen vorliegt (H e l m e r). Hier sind anzuführen dispositionelle Faktoren, wie Alter, herabgesetzte Resistenz, organische Faktoren, wie das besonders häufige Auftreten einer solchen Kolitis nach abdominellen Operationen oder bei Darmprozessen (z. B. stenosierende Karzinome, lokale Ischämie). Schwere des operativen Eingriffes und dadurch ausgelöste Zirkulationsstörungen, wie sie durch den postoperativen Schock gegeben sind, sind wohl gleichfalls sehr bedeutsam, denn auch bei Fällen mit internen Grundleiden steht meist eine allgemeine Zirkulationsstörung im Vordergrund, die auch im histologischen Bild deutlich zutage tritt. Ferner werden allergische Faktoren ins Treffen geführt, die in einer Herabsetzung der lokalen Gewebsresistenz, vermutlich durch medikamentöse Sensibilisierung bestehen, wobei an die Antibiotika selbst, aber auch an wiederholte Bluttransfusionen, gewisse Muskelrelaxantien (vgl. H e l m e r) gedacht wird. Auch tierexperimentelle Befunde (vgl. M c K a y und Mitarbeiter) und gute Therapieerfolge mit Antihistaminen (H e l m e r) sprechen in diesem Sinne.

So möchten wir die Meinung vertreten, daß neben der durch die Antibiotika bedingten Störung der physiologischen Darmflora und dem Ueberwuchern resistenter pathogener Keime für die Auslösung dieser postantibiotischen Enterokolitis noch zusätzlich allgemeine und lokale Faktoren von Bedeutung sind.

R ö s s l e hat auch eine verschorfende Darmentzündung nach 140 g U r e t h a n beobachtet und die Entstehung derselben auf eine durch das als Zytostatikum wirkende Urethan bedingte Hemmung der Epithelregeneration zurückgeführt.

E i t r i g e Entzündungen im Darmtrakt sind selten, kommen häufiger im Dünn- als im Dickdarm vor, können umschrieben-abszedierend oder diffus-phlegmonös sein. Erstere entstehen in der Regel hämatogen-metastastisch im Rahmen einer Pyämie, bei Endokarditis u. a. Sie stellen kleine, in der Schleimhaut gelegene Abszesse dar, nach deren Durchbruch kleine Geschwüre entstehen. Phlegmonöse Formen kommen meist bei Individuen unter 50 Jahren vor, zeigen einen perakuten Verlauf, sind im Dünn- und Dickdarm, besonders im Coecum, lokalisiert. Der Darm erscheint verdickt, die Serosa gerötet, matt, die Mucosa und Submucosa vor allem diffus von grünlichem Eiter durchsetzt. Die Veränderungen können mit einer eitrigen Lymphadenitis der regionären Lymphknoten einhergehen und führen meist infolge Peritonitis zum Exitus.

Als Erreger kommen hämolysierende Streptokokken, aber auch Staphylokokken in Frage. Eintrittspforte der Erreger sind meist kleine Schleimhautdefekte, auch Fremdkörperverletzungen. Manchesmal ist eine Eintrittspforte nicht nachzuweisen, so daß in solchen Fällen kleinste Epithelläsionen bzw. Wandschäden anzunehmen sind, wie sie auf Basis von Zirkulationsstörungen entstehen können und so auch das relativ häufige Auftreten von Darmphlegmonen bei Leberzirrhosen erklären (vgl. L e u c h t e n b e r g e r).

Geschwürsbildungen im Darmtrakt, also eine E n t e r - i t i s, bzw. C o l i t i s u l c e r o s a, können durch die verschiedensten Ursachen ausgelöst werden. Wir finden sie im Rahmen spezifischer Entzündungen, wie Tuberkulose, Syphilis, Typhus, besonders Ruhr, u. a., im Anschluß an nekrotisierende Entzündungen nach Abstoßung der Schleimhautschorfe, nach Strahlenschädigungen, auch in Form der schon oben erwähnten sterkoralen Ulcera oder Dehnungsgeschwüre, wie auch bei Zirkulationsstörungen auf Basis von Gefäßerkrankungen.

Vor allem von klinischer Seite wird eine in ihrem klinischen Bild relativ einheitliche, besonders schwere Form einer geschwürigen Dickdarmentzündung als C o l i t i s

u l c e r o s a oder g r a v i s abgegrenzt. Von pathologisch-
anatomischer Seite wurde besonders im deutschen Sprach-
gebiet (S i e g m u n d, W. F i s c h e r, u. a.) diese Sonderstellung vielfach negiert, die Colitis ulcerosa mit einer
chronischen Dysenterie identifiziert, obwohl in vielen, sorgfältig untersuchten Fällen sich keinerlei Anhaltspunkte für
eine solche Aetiologie nachweisen ließen.

B o a s hat schon um die Jahrhundertwende das Leiden
als eine akut oder schleichend einsetzende, meist über viele
Jahre sich erstreckende, mit Remissionen und Rückfällen
einhergehende Darmerkrankung bezeichnet, die durch ihre
Therapieresistenz ausgezeichnet ist. Betroffen werden
jugendliche Menschen, zwischen dem 20. und 40. Lebensjahr,
mit einer deutlichen Akme im dritten Lebensjahrzehnt
(N e u m a n, B a r g e n und J u d d, u. a.), wobei das weibliche Geschlecht etwas häufiger betroffen ist (vgl. W a r r e n
und S o m m e r s, u. a.). Selten wird die Colitis ulcerosa
auch im Kindes- (C a b o t, H a r t, J a c k m a n und Mitarbeiter, L i t v a k und L e v y) oder Greisenalter (B r u s t
und B a r g e n) beobachtet.

Von der Erkrankung ist in der Mehrzahl der Fälle der
Dickdarm in seiner ganzen Ausdehnung betroffen
(K i r s n e r und P a l m e r). Anfänglich sind, wie rekto-
skopische Untersuchungen zeigen (D a g n i e l e, B u i e und
B a r g e n, u. a.), vor allem Rektum und Sigmoid befallen,
wie allgemein eine vom Rektosigmoid gegen das Coecum
zu aszendierende Ausbreitungsart der Erkrankung angenommen wird (B o c k u s). Eine Beteiligung des Wurmfort-
satzes (vgl. W a r r e n und S o m m e r s) wie auch des
unteren Ileums (nach C r o h n 24%, nach W a r r e n und
S o m m e r s 34%) ist nicht so selten. Der Prozeß kann
auch selten (3 bis 4%, vgl. C r o h n, P a l m e r) auf das
proximale oder distale Colon beschränkt sein, segmentarti-
gen Charakter zeigen (Colitis regionalis), wobei solche lokalisierte regionale ulzeröse Kolitiden (vgl. C r o h n und Mit-
areiter, S l o a n, B a r g e n und G a g e, W a r r e n und
S o m m e r s) nach B a r g e n und W e b e r als Spielart der
Colitis ulcerosa aufzufassen sind. Sie stellen auch gelegentlich eine echte Kombination mit der im unteren Dünndarm
lokalisierten Ileitis regionalis dar (nach C r o h n unter
306 Ileitisfällen 22 regionäre Kolitiden, vgl. auch B o c k u s,
H u e b e r und Mitarbeiter).

P a t h o l o g i s c h - a n a t o m i s c h bestehen die Frühveränderungen, wie aus rektoskopischen Befunden bekannt
ist (vgl. D a g n i l i e, B u i e und B a r g e n, u. a.), in einer
Rötung und Schwellung der Schleimhaut, die kleine Blutungen aufweist und durch ihre sehr leichte Verletzbarkeit
ausgezeichnet ist. Daneben treten kleinste Ulcera auf, aus

denen sich manchmal Eiter entleert und die kleine Abszesse darstellen (W a r r e n und S o m m e r s, G a l l a r t und S a n j u a n). In späteren Stadien werden die Ulcera größer, zeigen verschiedene Größe und Anordnung, konfluieren zu größeren Geschwürsflächen, zwischen denen unterminierte, stark gerötete Schleimhautbrücken bestehen bleiben. Die einzelnen Ulcera sind meist seicht, reichen bis in die Submucosa, sind manchmal auch länglich, entsprechend den Tänien angeordnet (L i u m und P o r t e r), häufiger aber zwischen diesen gelegen, zeigen eine zackige Begrenzung und unterminierte Ränder. Die Darmwand ist ödematös verdickt, die Serosa getrübt. In fortgeschrittenen Fällen können die Ulcera noch tiefer greifen, überschreiten jedoch selten die Muskelhaut des Darmes. Schließlich bleibt eine fast einheitliche Geschwürsfläche zurück, welche kleinere und größere, stark gerötete, polsterartig prominierende, wie polypöse Schleimhautreste zeigt. Heilt der Prozeß ab, so können diese Schleimhautpölster wieder verschwinden, an Stelle der Ulcera tritt ein glattes Narbengewebe, welches als Reste alter Blutung Pigmentflecke enthalten kann; die Darmwand ist verdickt, derb, die Lichtung eng.

Die makroskopischen Veränderungen können sehr bunt sein, um so mehr, als vielfach akute, chronische und rezidivierende Prozesse miteinander abwechseln, bzw. zur gleichen Zeit bestehen.

Durch die operative Behandlung der Colitis ulcerosa (vgl. D e u c h e r), wie auch durch intravitale Biopsien, ist auch das pathologisch-anatomische Bild der Colitis ulcerosa in den letzten Jahren besser bekannt geworden (vgl. D a g n i l i e, L u m b und P r o t h e r o e, R a c h e t, W a r - r e n und S o m m e r s, H e s s und W e r t h e m a n n, u. a.). Wenn auch die morphologischen Befunde keine Klärung der Pathogenese der Colitis ulcerosa erwarten lassen, so ergeben sich doch gewisse nosologische Hinweise. Die einzelnen Befunde sind auch meist nicht sehr charakteristisch, jedoch kann die Summe der Befunde als für die Colitis ulcerosa kennzeichnend angesehen werden.

So wissen wir, daß die Frühveränderungen der Colitis ulcerosa in einer vermehrten Schleimproduktion bestehen (vgl. D a g n i l i e), mit reichlich Becherzellen, in einer enormen Hyperämie der Mucosagefäße, Oedem des Stromas, kleinen Blutungen und entzündlichen Infiltraten, die aufgebaut werden von Lymphozyten, eosino- und neutrophilen Leukozyten, auch Plasmazellen und Monozyten. Nach amerikanischen Autoren (L e v i n und Mitarbeiter, J a c o b s o n und K i r s n e r) treten auch Störungen an der Basalmembran des Schleimhautepithels auf, die bis zu einem weitgehenden Schwund der Basalmembran reichen können. Hiezu kommen

schon bald kleinste Epithelläsionen, besonders an der Basis
der Krypten, so daß die Krypten von Fibrin und Leukozyten
erfüllt werden, die aus dem benachbarten Stroma einwandern und so zu einem K r y p t e n a b s z e ß führen.
Nach Läsion des oberflächlichen Epithels kommt es zum
Durchbruch des Abszesses. So resultieren Epitheldefekte mit
starker entzündlicher Infiltration, die wieder von neuen
Epitheldefekten und Geschwürsbildungen gefolgt werden.
Die Ulzerationen reichen zumeist bis in die Submucosa und
geben Anlaß zur Ausbildung eines unspezifischen Granula-
tionsgewebes, welches dicht von Granulozyten, Lymphozyten,
Plasmazellen, auch Russelschen Körperchen neben Mono-
zyten durchsetzt ist. In späteren Stadien kommt es zu
Narbenbildungen mit starker Regenerationstendenz des
Epithels. Aus den stehengebliebenen Mucosainseln bilden
sich entzündlich-hyperplastische Bildungen, die sogenannten
P s e u d o p o l y p e n, anderseits wird auch eine atrophische
Schleimhaut angelegt, selten nur finden sich echte adenomatöse Polypenbildungen. Die Submucosa ist narbig verändert, zeigt auch eine deutliche Vermehrung des lymphati-
schen Gewebes als Ausdruck der fortschwellenden
chronischen Entzündung. Dieses „Ruhestadium" (vgl. H e s s
und W e r t h e m a n n) wird jedoch immer wieder durch
neue entzündliche Schübe unterbrochen, die das Bild der
initialen Veränderungen zeigen und von submucösen Rest-
entzündungsherden ihren Ausgang nehmen.

Der geschilderte Ablauf der Colitis ulcerosa wurde
von W a r r e n und S o m m e r s als Typ B der Colitis
ulcerosa bezeichnet und ist wesentlich häufiger als der von
diesen Autoren unterschiedene Typ A, bei dem es vorwiegend
an den mittelgroßen, submucösen Gefäßen, selten auch an
den Mesenterialgefäßen, zu schweren entzündlichen Veränderungen kommt, welche den Charakter einer zum Teil
nekrotisierenden Arteriitis, bzw. Periarteriitis, auch Pan-
phlebitis zeigen, als deren Folge dann infarktähnliche
Schleimhautnekrosen mit sekundärer Ulzeration auftreten.
Dieser Typ der Kolitis findet sich besonders bei den seltenen,
fulminant verlaufenden, schwer toxischen Fällen. In einem
Teil der Fälle von Colitis ulcerosa gelingt es jedoch nicht,
die morphologischen Veränderungen einem der beiden
Typen zuzuordnen (vgl. W a r r e n und S o m m e r s).

Gelegentlich werden in der Nachbarschaft der Ulcera
bei der Colitis ulcerosa histologisch auch G r a n u l o m -
b i l d u n g e n gesehen (vgl. W a r r e n und S o m m e r s,
H e s s und W e r t h e m a n n, u. a.), die aus epitheloiden
Zellen, Lymphozyten, auch vielkernigen Riesenzellen aufgebaut sind, bis a n die Subserosa heranreichen können.
W a r r e n und S o m m e r s vergleichen diese Granulom-

bildungen mit den Granulomen beim Morbus B o e c k, H e s s und W e r t h e m a n n hingegen, die unter 21 Kolitisfällen 5mal solche granulomatöse Veränderungen bei meist regional, ohne Beteiligung des unteren Ileums auftretenden Kolitiden gefunden haben, setzen sie den Veränderungen bei der Ileitis regionalis (C r o h n) gleich, wie auch anderseits eine granulomatöse Kolitis als Spielart der Ileitis regionalis vorkommen kann (vgl. R a p p a p o r t, B u r g o y n e und S m e t a n a) und auch Fälle bekannt sind (vgl. C o t t i e r, N e u m a n und D o c k e r t y), bei denen sich im Dickdarm regional vorwiegend ulzeröse und granulomatöse Veränderungen fanden, die morphologisch sich als eine der Ileitis regionalis gleichwertige Erkrankung erwiesen. H e s s und W e r t h e m a n n sehen im Auftreten solcher Granulome kein primäres Geschehen, sondern den Ausdruck eines resorptiven Prozesses.

G o l d g r a b e r und Mitarbeiter fanden bei mit ACTH und Corticosteroiden behandelten Fällen von Colitis ulcerosa keine wesentlichen Unterschiede gegenüber Fällen aus früherer Zeit, sowohl hinsichtlich des histologischen Bildes, als auch der Komplikationen, z. B. der Häufigkeit der Perforation. Eigene Erfahrungen hierüber fehlen uns.

Die Schwere und die Art des Prozesses machen es verständlich, daß die Colitis ulcerosa mit mannigfachen K o m p l i k a t i o n e n vergesellschaftet sein kann (B a r - g e n, D e u c h e r, R i c k e t t s und P a l m e r, W a r r e n und S o m m e r s, u. a.), die in etwa 35% der Fälle auftreten (vgl. S l o a n und Mitarbeiter). So fanden z. B. S l o a n und Mitarbeiter unter 2000 Fällen von Colitis ulcerosa „Poly- pose" in 19˙4%, Darmstenose in 11˙1%, Infektionen des perirektalen Gewebes mit Ausbildung von Kotfisteln, Darm- phlegmonen, u. a. in 6%, Perforation, auch multiple, in 4˙3%, massive Blutung in 1˙1%. Als Fernkomplikation sei erwähnt Arthritis (7˙7%), wie auch Haut- und Schleim- hauterkrankungen beobachtet wurden (vgl. D e u c h e r). Neben einer konstant bestehenden chronischen Anämie wurde gelegentlich bei dem über Jahre sich erstreckenden Leiden auch Amyloidose der inneren Organe gefunden (J e n s e n, B a r g e n und B a g g e n s t o s s), wie auch B a l l und Mitarbeiter auf eine häufig vorkommende chronische Pankreatitis verweisen. Auf das Vorkommen einer Leber- zirrhose bei chronischer Colitis ulcerosa machen T u m e n, M o n a h a n und J o b b aufmerksam.

Besonderes Interesse, auch im Hinblick auf die Therapie der Colitis ulcerosa, gewinnt die Frage nach der Entwicklung eines Karzinoms auf dem Boden einer chroni- schen ulzerösen Kolitis. Schon die erwähnten polypösen Wucherungen, die wohl keine echten Gewächse, doch der

Ausdruck entzündlich-hyperplastischer Vorgänge sind, läßt an eine solche Möglichkeit denken, wie auch selten echte adenomatöse Polypenbildungen auftreten können (C o u n - s e l l und D u k e s), die dann als Präkanzerose zu werten sind (vgl. C o u n s e l l und D u k e s). Tatsächlich liegen auch im Schrifttum zahlreiche Mitteilungen über p o s t - k o l i t i s c h e K a r z i n o m e vor. Hauptsitz ist das Rektum (S a u e r und B a r g e n), dann folgen Coecum und Sigmoid. Nicht so selten wurden auch multiple Karzinome gesehen (S a u e r und B a r g e n, S h a n d s und Mitarbeiter, u. a.). Die Krebse sind klinisch nur schwer zu diagnostizieren, auch schwierig von der häufigen Pseudopolypose abzugrenzen (vgl. D e u c h e r), können sehr klein sein, und als bloße Darmstenose imponieren (C o u n s e l l und D u k e s), zeigen ein rasches Wachstum und frühzeitige Metastasierung, sind somit durch eine große Bösartigkeit ausgezeichnet. Histologisch handelt es sich meist um Gallertkarzinome. Geschlechtsunterschiede bestehen beim postkolitischen Karzinom nicht (S a u e r und B a r g e n), doch scheint die Krankheitsdauer, wie auch die Schwere der Kolitis für die Karzinomentstehung von Bedeutung (C o u n s e l l und D u k e s), woraus sich vielleicht auch die divergierenden Angaben über die Häufigkeit der postkolitischen Karzinome im Schrifttum erklären. So sahen z. B. F e l s e n und W o l a r s k y unter 855 Fällen 134mal Pseudopolypose, aber kein Karzinom, C a t e l l und B o e h m e hingegen fanden Krebse in 2% unter 800 Fällen, L y n n in 1'9% unter 1467 Beobachtungen, S v a r z t und E r n b e r g in 3% unter 124 Fällen, S l o a n und Mitarbeiter unter 2000 Fällen in 5%, C o u s e l l und D u k e s in 11'1%. Zogen letztere Autoren nur jene Fälle in Betracht, die bereits mehr als 10 Jahre an ihrer Kolitis litten, so fanden sie unter 11 Kolitisfällen sogar 5 Karzinome. Auch W a c h e s s e n und C h i n n bemerken, daß mit der Dauer der Kolitis die Häufigkeit der Karzinomentstehung steigt und heben das relativ junge Alter der Krebsträger (22 bis 35 Jahre) hervor, wie auch bei ulzeröser Kolitis im Kindesalter Karzinome gesehen werden (W i l c o x und B e a t t i e).

Manche Autoren (D a g n i l i e, B a r g e n, u. a.) lehnen einen ursächlichen Zusammenhang zwischen Colitis ulcerosa und Karzinom ab. Fraglich erscheinen Beobachtungen von einem Lymphosarkom des Dickdarms bei ulzeröser Kolitis (B a r g e n) und eines Fibrosarkoms (B a s s l e r und P e t e r s).

Die A e t i o l o g i e der Colitis ulcerosa ist keineswegs geklärt, und ihre Pathogenese sehr different (vgl. H e n - n i n g), wobei bei den einzelnen Fällen ganz verschiedene ätiologische Faktoren im Vordergrund stehen können. Es stellt die Colitis ulcerosa eine bestimmte Reaktion des Darmes auf verschiedene Noxen dar, wobei, wie dies besonders L a u d a hervorhebt, eine konstitutionelle und auch organische Disposition von Bedeutung ist.

L i t e r a t u r : A d a m s, A.: Säuglingsenteritis. Stuttgart: G. Thieme. 1956. — A s c h o f f, L.: Lehrb. d. patholog. Anatomie. Jena: G. Fischer. 1936. — B a l l, B a g g e n s t o s s, A. H. und B a r g e n, J. A.: Proc. Staff Meet. Mayo Clin. Rochester, 25 (1950), S. 256; Arch. Path., 50 (1950), S. 347. — B a r g e n, J. A.: J. amer. med. Assoc., 83 (1924), S. 332; 91 (1928), S. 1276; The modern management of colitis. Baltimore: Ch. C. Thomas. 1934. — B a r g e n, J. A., S a u e r, W. G., S l o a n, P. und G a g e, R. P.: Gastroenterology, 26 (1954), S. 32. — B a r g e n, J. A. und W e b e r, H. M.: Surg. etc., 50 (1930), S. 964. — B a s s l e r, A. und P e t e r s: Arch. Surg., 59 (1949), S. 227. — B e r n h a r t, G.: Schweiz. med. Wschr. (1952), S. 1335. — B o a s: Diagnostik und Therapie der Darmkrankheiten. Berlin 1898/99. — B o c k u s, H. L.: Gastroenterology. Philadelphia: W. B. Saunders. 1946. — B r o w n e, S. G.: Lancet I (1955), S. 1313. — B r u s t, J. und B a r g e n, J. A.: Minnesota Med., 18 (1935), S. 583. — B u i e, L. A.: J. amer. med. Assoc., 87 (1926), S. 1271. — C a b o t: Zit. nach Warren und Sommers, l. c. — C a t t e l, R. B. und B o e h m e, E. J.: Gastroenterology, 8 (1947), S. 695. — C o t t i e r, H.: Helvet. med. Acta, 20 (1953), S. 490. — C o u n s e l l, P. B. und D u k e s, C. E.: Brit. J. Surg., 39 (1952), S. 485. — C r o h n, B. B.: Regional enteritis. London: Staples Press. 1949. — C r o h n, B. B., G a r l o c k, J. H. und Y a r n i s, H.: J. amer. med. Assoc., 134 (1947), S. 334. — C r o h n, B. B. und R o s e n a k, B. D.: J. amer. med. Assoc., 106 (1937), S. 1. — C r o n e - M ü n z e b r o c k, A.: Die Medizinische (1957), S. 1441. — C u r s h m a n n : Arch. Verdgskrkh., 20 (1914), S. 1. — C z e r n y und K e l l e r: Hdb. d. Kinderernährung usw. Leipzig: F. Deuticke. 1920. — D a c k, G. M.: Food Poisoning. Chicago: Univ. of Chicago Press. — D a g n i l i e, J.: Acta gastroenterol. belg., Suppl. II (1950), S. 597. — D e a r i n g, W. H. und H e i l m a n, F. R.: Proc. Staff Meet. Mayo Clin. Rochester, 25 (1950), S. 87; 28 (1953), S. 121. — D e c k l i t z : Die Bedeutung pathogener Kolistämme (Dyspepsiekoli) für die akuten Durchfallerkrankungen des Säuglings. Stuttgart: F. Enke. 1954. — D e u c h e r, F.: Erg. Chir. u. Orthop., 39 (1955), S. 69, Lit.; Gastroenterologica, 86 (1956), S. 741; Klin. Wschr. (1955), S. 378; Wien. med. Wschr. (1957), S. 1050. — D o e r r, W.: Verh. dtsch. path. Ges., 39. Tagg., Zürich 1955. — F a l t a : Basedowdiarrhoen, Verh. dtsch. Kongr. inn. Med. (1910), S. 346. — F e l s e n, J.: Ann. int. Med., 10 (1936), S. 645; Bacillary dysenterie, colitis and enteritis. Philadelphia: W. B. Saunders. 1945. — F e y r t e r, F.: Wien. med. Wschr. (1956), S. 515. — F i s c h e r, W.: In Henke-Lubarsch: Hdb. path. Anat., Bd. IV. Berlin: J. Springer-Verlag. 1936. — F r e u d e n b e r g : In Fanconi und Wallgren: Lehrb. der Pädiatrie. Basel: B. Schwabe. 1950. — G l a n z m a n n : Einführung in die Kinderheilkunde. Wien: J. Springer-Verlag. 1948. — G o l d g r a b e r, M. B., K i r s n e r, J. B. und P a l m e r, W. L.: Gastroenterology, 33 (1957),

16

S. 434. — H a f e r k a m p, O.: Virchows Arch., 331 (1958),
S. 111. — H a h n, A. und M i m i c a, M.: Wien. klin. Wschr.
(1956), S. 709. — H a i d e r, L.: Wien. klin. Wschr. (1956),
S. 536. — H a r t, J. A.: Texas J. Med., 42 (1946/47), S. 286. —
H e l m e r, F.: Wien. klin. Wschr. (1954), S. 120; (1955), S. 949;
9. Oesterr. Aerztetagg. Salzburg 1956, S. 114. — H e l m i g, H.:
Schweiz. med. Wschr. (1954), S. 1382. — H e n n i n g, N.:
Aetiologie und Therapie der Colitis ulcerosa, Ref. 17. Tagg.
dtsch. Ges. f. Verdauungs- u. Stoffwechselkrkh., Stuttgart 1953. —
H e n n i n g, N. und B a u m a n n, W.: In Hdb. inn. Med.,
Bd. III/2. Berlin: Springer-Verlag. 1953. — H e s s, R. und
W e r t h e m a n n, A.: Schweiz. Z. Path. Bakt., 20 (1957), S. 69. —
H u e b e r, E. F., L a g l e r, P. und W o h l r a b, K.: Wien. klin.
Wschr. (1956), S. 1002. — J a c k m a n, R. A., B a r g e n, J. A.
und H e l m h o l z, H. F.: Amer. J. Dis. Childr., 59 (1940),
S. 459. — J a c k s o n, H. und F i n l a n d, M.: Arch. int. Med.,
88 (1951), S. 446. — J a f f é: Med. Klin. (1918), S. 37. — J a n -
b o n, M., B e r t r a u d, L., R o u x, J. und S o l v a i n g, J.:
Montpellier méd., 41/42 (1952), S. 300, S. 312; Bull. Acad. méd.,
136 (1952), S. 59. — J e n s e n, K. A., B a r g e n, J. A. und
B a g g e n s t o s s, A. H.: Gastroenterology, 15 (1950), S. 75. —
K ä m m e r e r, H.: In Hdb. inn. Med., Bd. VI, S. 517, 4. Aufl.
Berlin: Springer-Verlag. 1954. — K a u f f m a n n, F.: Wien.
med. Wschr. (1951), S. 286; Enterobactericeae, 2. Aufl. Kopen-
hagen: Einar Munksgaard. 1956. — K a u f m a n n, E.: Lehrb.
d. spez. path. Anat. Berlin: W. de Gruyter. 1924. — K i r s n e r,
J. B. und P a l m e r, W. L.: J. amer. med. Assoc., 155 (1955),
S. 341. — K ö h n, K. und J a n s e n, H. J.: Gestaltwandel
klassischer Krankheitsbilder. Berlin: Springer-Verlag. 1957. —
K r e p l e r, P. und Z i s c h k a, W.: Oesterr. Z. Kinderhk. 7
(1952). — L a u d a, E.: Lehrb. inn. Med., Bd. 2. Wien: Springer-
Verlag. 1949. — L e u c h t e n b e r g e r, R.: Virchows Arch., 246
(1923), S. 418. — L e v i n e, M. D., K i r s n e r, J. B. und K l o t z,
A. P.: Science, 114 (1951), S. 552. — L i e b e g o t t, G. und
D o l f f, C.: Die Medizinische (1955), S. 498. — L i t v a k, A. M.
und L e v y, H.: Arch. Pediatr., 61 (1944), S. 293. — L i u m, R.
und P o r t e r. J. E.: Ann. int. Med., 13 (1939), S. 202; Arch. int.
Med., 63 (1939), S. 210; Amer. J. Path., 15 (1939), S. 73. —
L u m b, G. und P r o t h e r o e, R. H. B.: Lancet, II (1955),
S. 1208. — L y n n, D. H.: Surg. etc., 81 (1945), S. 269. —
M c K a y, H a r d a w a y, W a h l e und M a l l: Arch. int. Med.,
95 (1955), S. 779. — M a r c h a n d, F.: Beitr. path. Anat., 61
(1916), S. 251. — M e e s e n, H.: Dtsch. med. Wschr. (1955),
S. 169. — M c i d n e r, S.: Virchows Arch., 193 (1908), S. 456. —
M e i e r, F.: Schweiz. med. Wschr. (1952), S. 1337. —
M ö b i u s, G.: Zbl. Path. 94 (1956), S. 489. — N e u b a u e r
und S t ä u b l i: Münch. med. Wschr. II (1906). — N e u m a n,
W. D., B a r g e n, J. A. und J u d d: Surg. etc., 99 (1954),
S. 563. — N e u m a n, W. D. und D o c k e r t y, M. B.: Surg. etc.,
99 (1954), S. 572. — N o o r d e n und D a p p e r: Sammlung klin.
Abh., Heft 3. Berlin: Hirschwald. 1903. — N o t h n a g e l:
Erkrankungen des Darmes, in Hdb. Path. und Ther., Bd. 37,
Wien 1895. — P a l m e r, W. L.: Gastroenterology, 16
(1950), S. 52. — P o r g e s, O.: Darmkrankheiten. Berlin-Wien:

17

Urban & Schwarzenberg. 1938. — R a c h e t, J., D e l a r o e, J. und B u s s o n, A.: Presse méd., 50 (1942), S. 663. — R a p p a - p o r t, H., B u r g o y n e, F. H. und S m e t a n a, H. F.: Mil. Surgeon, 109 (1951), S. 463. — R e u s s : Säuglingskrankheiten. Wien: J. Springer-Verlag. 1936. — R i c h o u : Rev. path. comp. et Hyg. gén., 646 (1953), S. 368. — R i c k e t t s, W. E. und P a l m e r, W. L.: Gastroenterology, 16 (1950), S. 39; 7 (1946), S. 55. — R i e c k e r t, P.: Dtsch. med. Wschr. (1955), S. 855 und 863. — R i e d e l : Zbl. Chir., 67 (1902), S. 402. — R o e s s l e, R.: Zbl. Path., 85 (1949), S. 321. — R o m i n g e r : Lehrb. d. Kinderheilkunde. Berlin: J. Springer-Verlag. 1950. — S a u e r, G. und B a r g e n, J. A.: J. amer. med. Assoc., 141 (1949), S. 982; Proc. Staff Meet. Mayo Clin. Rochester, 19 (1944), S. 311. — S h a n d s, W. C., D o c k e r t y, M. B. und B a r g e n, J. A.: Surg. etc., 94 (1953), S. 302. — S i e g m u n d, H.: In Henke-Lubarsch: Hdb. path. Anat., Bd. IV/1. Berlin: J. Springer-Verlag. 1929. — S l o a n, P., B a r g e n, J. A. und G a g e, R. P.: Gastroenterology, 16 (1950), S. 25. — S p ö r l e i n, S.: Die Medizinische (1958), S. 10. — S v a r z t und E r n b e r g : Acta med. scand., 135 (1949), S. 444. — T e r p l a n, P a i n e, S h e f f e r, E g a n und L a n s k y : Gastroenterology, 24 (1953), S. 476. — T u m e n, H. J., M o n a g h a n, J. F. und J o b b, E.: Ann. int. Med., 26 (1947), S. 542. — W a r r e n und S o m m e r s : Amer. J. Path., 25 (1949), S. 657. — W e c k e s s e r und C h i n n : J. amer. med. Assoc., 152 (1953), S. 905. — W i l c o x, H. R. jr. und B e a t t i e, J. L.: Amer. J. Clin. Path., 26 (1956), S. 778. — W r a g e : Zbl. Path., 92 (1954), S. 373. — Z e i t l h o f e r, J.: Med. Klin. (Wien), 10 (1955), S. 419. — Z i s c h k a, W.: Wien. klin. Wschr. (1947), S. 38; (1950), S. 409.

Aus der I. Medizinischen Universitätsklinik in Wien
(Vorstand: Prof. Dr. E. Lauda)

Die Kolitiden mit besonderer Berücksichtigung der Colitis ulcerosa

Von E. Lauda

Meine Aufgabe, das Problem der Kolitiden mit besonderer Berücksichtigung der Colitis ulcerosa in einem internen Referat darzulegen, kann nicht dahin verstanden werden, daß ich alle verschiedenartigen Kolitiden klinisch ausführlich bespreche. Dieses enorme Gebiet könnte in einem Vortrag auch nicht bruchstückweise bewältigt werden. Es gilt für mich vielmehr, aus dem Gesamtgebiete des Fragenkomplexes die wesentlichen Problemstellungen herauszuheben. Das Problem der Colitis ulcerosa scheint mir vor allem bei ihrer Stellung im Rahmen der übrigen Kolitiden zu liegen. Ist sie eine selbständige Krankheit oder wo steht sie im Rahmen der übrigen Kolitiden? Ein ungeklärtes, wenigstens nicht völlig klargestelltes Problem scheinen mir ferner die Aetiologie und Pathogenese der unspezifischen Kolitiden. Schließlich ist es die Therapie, über die ich einen Ueberblick geben werde; er wird sich kurz halten.

Auf der Homburger Tagung der Gesellschaft für Verdauungs- und Stoffwechselkrankheiten des Jahres 1914 hat der Altmeister der Gastroenterologie, Adolf S c h m i d t, die erste Einteilung der Kolitiden getroffen. Er unterschied damals neben den suppurativen die spezifischen und die unspezifischen Kolitiden. Auf eine Diskussionsbemerkung E w a l d s hin änderte er in seinem Schlußwort die Nomenklatur „unspezifisch" in „kryptogenetisch". Wir werden uns heute ausschließlich mit diesen unspezifischen, und zwar den chronischen unspezifischen Kolitiden beschäftigen, die meist schlechthin auch als „die Kolitiden" bezeichnet werden; die akuten Formen werden nur gelegentlich gestreift werden müssen.

Mit der Beschränkung meines Referates auf die chronischen unspezifischen Kolitiden bleiben vor allem die suppurativen Formen, also die Darmwandeiterungen wie die interstitielle oder infiltrative Sigmoiditis, die Appendizitis, der seltene Darmbrand und auch die spezifischen Entzündungen, wie die Zökaltuberkulose, die Balantidienkolitis, die paratyphösen Enterokolitiden, ebenso wie die differenten Dysenterien, die Amöben- und Bazillenruhr aus der Diskussion ausgeschlossen. Die Colitis ulcerosa wird im Rahmen der chronischen unspezifischen Kolitiden, dem Titel unseres Vortrages entsprechend, einen größeren Raum einnehmen.

Wie die synonyme Bezeichnung Adolf S c h m i d t s „unspezifische und kryptogenetische" Kolitiden schon zeigt, war die Aetiologie der uns heute interessierenden Kolitiden lange nicht geklärt, auch heute herrscht diesbezüglich weder klare Sicht noch Einhelligkeit der Meinungen. Wir glauben, mit der Annahme einer richtigen Vorstellung zu huldigen, daß e r s t e n s in der Aetiologie der gewöhnlichen chronischen Kolitiden die harmlose normale Darmflora eine bedeutsame Rolle spielt, daß sie zumindest die Chronizität dieser Kolitiden unterhält. Voraussetzung, daß diese normale Flora oder gelegentlich vielleicht auch bestimmte Darmschmarotzer dieser Flora, die sich übermäßig vermehrt hatten, in der Aetiologie der Kolitiden Bedeutung erlangen, ist z w e i t e n s aber ein primärer Schaden der Dickdarmschleimhaut.

Wir hätten uns zu vergegenwärtigen, daß der Dickdarm zahllose Mikroorganismen beherbergt, unter ihnen auch viele pathogene Keime, und daß diese Keime nur im gesunden Darm harmlose Saprophyten, in oder auf jedem anderen Gewebe aber doch sehr pathogene Mikroorganismen sind. Erlitt die Dickdarmschleimhaut aber eine Schädigung irgendwelcher Art, so wird auch sie, die normalerweise gegen diese Flora gefeit ist, von ihr angegriffen, bzw. die einmal gesetzte entzündliche Reizung der Schleimhaut wird durch die normale Darmflora zum chronischen Schaden, zur chronischen unspezifischen Kolitis. Wenn von manchen Untersuchern das eine Mal Paracoli- oder Colibazillen, das andere Mal Streptokokken, Staphylokokken, Pneumokokken, Viridans-Streptokokken oder andere Keime, die in den Kolitisstühlen jeweils prävalierten, als die Erreger der chronischen Kolitis oder des jeweiligen Nachschubes angesprochen wurden, so waren es unseres Erachtens harmlose Symbionten der Darmflora, die sich im gegebenen Fall

meist übermäßig vermehrt hatten, ohne daß sie aber als
die Kolitiserreger angesprochen werden dürften. Beweise
für ihre Erregernatur wurden auch nie beigebracht.
Die primären Schäden der Schleimhaut, die unter der
Einwirkung der Darmflora zur chronischen Kolitis führen,
sind mannigfachster Art; sie laufen wahrscheinlich alle
auf eine Veränderung der Epitheldurchlässigkeit hinaus.
Einen derartigen Primärschaden können schon die sogenannten „reizenden Kostformen" verursachen, wobei sich
offenbar normale Abbaustoffe der Verdauung, wie Milch-
säure, Fettsäuren, Essigsäure und andere aromatische Stoffe
als toxisch erweisen; erst recht werden sich eine abnorme
Gärung und Fäulnis mit dem stark sauren oder stark
alkalischen Darminhalt bei einer Enteritis mit sekundärer
Dyspepsie im Colon in diesem Sinne auswirken können. Wir
wissen übrigens auch, daß Nahrungsreize zu entzündlichen
leukozytären Reaktionen im Zottenstroma führen können.
Auch die chronischen Stauungen kardialer und portaler
Art bedingen im bekannten Stauungskatarrh durch die seröse
Durchtränkung der Schleimhaut eine erhöhte Epitheldurchlässigkeit. Sicher werden auch ein lang dauernder Gebrauch
von Laxantien, ferner eine nervös beschleunigte Darm-
peristaltik mit sekundärer mangelhafter Nahrungsausnutzung und folgenden Dyspepsien, auch rein nervöse Diarrhoen mit stärkerer Transsudation in den Darm, stark
wäßrige allergische Diarrhoen ebenso wie die allergische
Myxoneurose die Schleimhaut für eine Kolitis bzw. für die
Aktivität der Darmflora entsprechend vorbereiten können.
Vom therapeutischen Standpunkt ist es wichtig, darauf
hinzuweisen, daß auch gastrogene Diarrhoen bei Anazidität
oder Achylie des Magens durch verschiedenartigste Weise
die Dickdarmschleimhaut schädigen können, wie dies vermutlich jeder Durchfall bedingen kann, womit wieder die
Voraussetzung für das Zustandekommen einer Kolitis gegeben ist. Erkennt man die gastrogene Genese, so kann sich
die entsprechende frühzeitig einsetzende Kausalbehandlung
entscheidend auswirken. Es sind sogar Ulcerosafälle bekanntgeworden, die unter Salzsäuremedikation heilten. Zu
den Primärschäden der Dickdarmschleimhaut, die die
Grundlage für eine chronische unspezifische Kolitis geben
können, müssen schließlich noch leichte entzündliche Rest-
zustände nach einer überstandenen Amöben- oder Bazillen-
dysenterie, nach einer ausgeheilten Balantidienkolitis, kurz
nach spezifischen Kolitiden genannt werden, bei welchen die
spezifische Therapie durch erfolgreiche Bekämpfung der
spezifischen Erreger die Voraussetzung zur Heilung gegeben hätte, die normale Darmflora die unspezifische chronische Kolitis aber doch noch unterhält. Ich erinnere mich

an einen Fall einer Balantidienkolitis, der spezifisch behandelt klinisch offenbar geheilt wurde, bei dem sich aber aus der abklingenden Balantidienkolitis allmählich eine chronische unspezifische Kolitis mit negativem Protozoenbefund entwickelte, die schließlich in eine Colitis ulcerosa mit letalem Ausgang endete. Auch autoptisch waren histologisch Balatidien nicht mehr zu finden! Auf die in der letzten Zeit speziell bei der Colitis ulcerosa diskutierten ätiologischen Faktoren kommen wir später zurück.

Ueberblicken wir die chronischen Kolitiden, wie wir ihnen in der Klinik begegnen, und vergleichen wir etwa eine katarrhalische Proctitis bei einer Mastdarm-Obstipation mit einer diffusen, das gesamte Colon betreffenden ulzerösen Form, so ergeben sich, wie dieses Beispiel zeigt, gewaltige Unterschiede. Es ergibt sich nun die Frage, nach welchen Gesichtspunkten der Kliniker am Krankenbett die chronischen Kolitiden unterscheidet oder klassifiziert, es wird nach der Uebersicht über die verschiedenartigen Kolitiden vor allem aber auch die Frage beantwortet werden müssen, warum das eine Mal diese, das andere Mal jene und wieder ein anderes Mal auch keine Kolitis auftritt, daß sogar in der großen Mehrzahl der differenten Dickdarmschäden die Kolitis sich nicht entwickelt.

Wir unterteilen die Kolitiden klinisch nach den folgenden Gesichtspunkten:

1. Nach der vermuteten Anatomie der Schleimhautveränderungen,

2. nach der Lokalisation der Entzündung (im ganzen Colon oder nur regionär in bestimmten Anteilen, etwa als Proctitis, Proctosigmoiditis, Deszendenskolitis usw.),

3. nach Akuität und Chronizität, und

4. schließlich nach ihrem mutmaßlichen oder schon erkennbaren oder wenigstens wahrscheinlichen Verlauf bzw. nach der Prognose.

Zu diesen Punkten wäre im einzelnen folgendes zu sagen:

Aus dem anatomischen Referat haben Sie bereits eine eingehende Schilderung der verschiedenen Schleimhaut- bzw. Colonveränderungen der chronischen unspezifischen Kolitiden erhalten, ich wiederhole die anatomischen Veränderungen nur, soweit der Kliniker sie am Krankenbett berücksichtigen muß und auch berücksichtigen kann. Wir versuchen, uns am Krankenbett ein Bild des kranken Darmes zu machen, das anatomische Bild spielt aber im allgemeinen nicht die große Rolle, wie vielfach geglaubt wird. Wir unterscheiden bei den chronischen unspezifischen Kolitiden anatomisch in der Hauptsache katarrhalische, ferner nekroti-

sierend-membranös-diphtherische Formen und schließlich
die sogenannte ulzeröse oder Gravis-Form.

Vom klinischen Standpunkt müssen wir uns aber bei
dieser Einteilung bewußt bleiben, daß eine chronische Kolitis unter Umständen einen schwersten Verlauf zeigen kann,
der die Diagnose Colitis gravis verlangt, daß wir bei dieser
Kolitis auch die Blutungsbereitschaft der Darmschleimhaut,
die Anämie, die Abmagerung und schließlich die Kachexie
und den letalen Ausgang erleben, und daß wir rektoskopisch aber doch nur eine schwer katarrhalisch veränderte
Schleimhaut hatten feststellen können; auch der Anatom
kann in diesem Falle das klassische Bild der ulzerösen Kolitis nicht finden. Derartige Befunde waren auch einer der
Gründe, warum B o a s es in den deletär verlaufenden schweren Kolitisfällen vorzog, von einer Colitis gravis denn von
einer Colitis ulcerosa zu sprechen. Wir akzeptieren diesen
Nomenklaturvorschlag um so lieber und wählen die Nomenklatur „Colitis gravis (ulcerosa)", als die verschiedenen anatomischen Formen (katarrhalisch bis ulzerös) gleichzeitig am
gleichen Fall beobachtet werden können, wie wir schon
seit jeher aus der klinischen Beobachtung und neuerdings
auch von den Kolektomien her wissen. Daher kann es ja
auch vorkommen, daß wir auf Grund des klinischen Bildes
und der längeren Beobachtung des Krankheitsverlaufes an
der Diagnose Colitis gravis (ulcerosa) festhalten, auch wenn
wir rektoskopisch nur eine katarrhalisch veränderte Schleimhaut hatten feststellen können und auch der Röntgenologe
Ulzera nicht sicher erkennen kann.

Was die zweite kleine anatomische Gruppe der nekroti-
sierend-membranös-diphtherischen Form anlangt, so können wir diese anatomisch schweren Kolitiden am Krankenbett nur dadurch diagnostizieren, daß wir sie bei bestimmten,
im Einzelfall meist bekannten Vergiftungen bzw. toxämischen Zuständen und bei einem entsprechend schweren koliti-
schen Krankheitsbild erfahrungsgemäß anzunehmen berechtigt sind. Wenn wir eine Urämie oder eine Quecksilber-
vergiftung vor uns haben und diese Fälle nun an einer
schweren hämorrhagischen Durchfallskrankheit erkranken,
wird man diese schwere Kolitisform diagnostizieren. Seinerzeit haben wir die akute schwere hämorrhagische Quecksilberkolitis relativ oft gesehen, als das Novasurol noch
unser bestes Quecksilberdiuretikum war. Bemerkenswert ist,
daß diese schwere akute nekrotisierende hämorrhagische
Quecksilberkolitis trotz ihrer anatomisch schweren Veränderungen der Schleimhaut beste Prognose hatte. Die akute
schwere diphtherische Quecksilberkolitis ging nach Aussetzen der Quecksilbermedikation in der Regel bald rasch
und völlig zurück. Gleichartige diphtherisch-membranöse

Kolitiden sieht man auch bei der Arsenvergiftung. Es mag
an dem Beispiel der schweren diphtherisch nekrotisierenden
Quecksilberkolitis mit der glänzenden Prognose festgehal-
ten sein, daß die Schwere einer anatomischen Schleimhautveränderung bei den Kolitiden die Prognose oder den
Ablauf der Kolitis noch keineswegs bestimmt.

Das Einteilungsprinzip der Kolitiden nach ihrer Lokalisation, diffus oder nur segmentär im Colon, hat
wohl eine gewisse, nie aber eine entscheidende Bedeutung.
Die nur im Enddarm lokalisierte Proctitis ist bekanntlich die
lokalisatorisch am besten charakterisierte und in ihrer Lokalisation auch am leichtesten diagnostizierbare Kolitisform. Das Zustandekommen normaler Skyballa oder sogar
einer normalen Kotsäure, die nur an ihrer Oberfläche von
Exsudatmaterial aus dem Enddarm bedeckt ist, der heftige
Tenesmus, die häufigen spritzerartigen Entleerungen, die
keinerlei Kotmassen enthalten, sondern nur aus dem Rektal-
Schleimhaut-Exsudat bestehen, sind so charakteristisch, daß
die Proctitis sowohl als selbständige Krankheit als auch
als eine bei einer diffusen Kolitis später hinzukommende
Proctitis leicht erkannt wird. Es versteht sich, daß auch
die Proctitis in ihrer lokalisatorischen Beschränkung alle
Schattierungen der Schleimhautveränderung von katarrhalisch bis ulzerös zeigen kann, und daß daher auch die Proctitis als Proctitis gravis eine schwerste Kolitis sein kann.
Die seltene gonorrhoische Proctitis muß dem Diagnostiker
ebenso bekannt sein wie die häufigere Proctitis bei schwerer Mastdarmobstipation, die Dyschezie mit der Ueber-
dehnung und zirkulatorischen Schädigung der Schleimhaut,
wobei klinisch das Bild des „obstipierten Durchfallkranken"
oder „des Durchfalles durch Obstipation" bzw. das Bild
der schwersten Mastdarmobstipation mit starken Tenesmen
und proktitischen Durchfällen resultiert.

Es versteht sich im übrigen, daß hinsichtlich der
Lokalisation der Kolitis im Colon oft scharfe Grenzen nicht
gezogen werden können. Es hat die genauere Lokalisation
der segmentären Kolitiden meist weder therapeutisch noch
prognostisch größere Bedeutung. Bei partieller Ausschaltung
des Colon aber, bei Anlegen einer Ileotransverso- oder Ileosigmoidostomie usw., kann die genaue Lokalisation aber
nicht mehr nur Befriedigung eines diagnostischen Ehrgeizes
bedeuten, hier können die Indikation zum chirurgischen
Eingriff, der einer jungen Frau unter Umständen einen
Anus praeter-naturalis erspart, oder deren Ablehnung von
der genauen Lokalisationsdiagnose abhängen. Ist die schwere
ulzeröse Kolitis nur in den proximalen Dickdarmabschnit-
ten lokalisiert, nimmt ihre Schwere im Descendens zunehmend ab und blieb das Sigma verschont, so kann die

Ileosigmoidostomie und damit die Ausschaltung der ulzerösen Kolitis im proximalen Dickdarm ohne Anus praeternaturalis gelingen! Professor S t a r l i n g e r hat mir seinerzeit auf meine Bitte einen derartigen Fall mit vollem Anfangserfolg operiert. Es dürfte diese Operation S t a r l i n g e r s die erste derartige Operation gewesen sein, die heute vielfach gemacht wird. Leider ist mir über das Endschicksal der Patientin nichts bekannt; sie wurde Anfang 1938 operiert und verschwand als Flüchtling ein halbes Jahr später in relativ gutem Zustand für immer aus meiner Beobachtung; die Durchfälle, das Fieber und die zunehmende Abmagerung hatten sistiert, die Anämie und der Allgemeinzustand hatten sich wesentlich gebessert, die Patientin schien nach dem halben Jahr klinisch geheilt.

Die Lokalisationsdiagnose derartiger Kolitiden kann recht große Schwierigkeiten machen, diese können aber durch entsprechende Erfahrung, oft erst durch längere Beobachtung bei fortlaufender Stuhlkontrolle, die oftmalige Feststellung der Schmerzlokalisation, den häufig erhobenen Palpationseindruck und schließlich auch durch die Rektoskopie und durch den allerdings auch recht unzuverlässigen Röntgenbefund überwunden werden. Die gelungene Lokalisationsdiagnose darf in ihrer Bedeutung nicht überschätzt werden. Ob nur eine Proctosigmoiditis oder doch eine diffuse katarrhalische Kolitis zu diagnostizieren ist, kann sehr schwer zu entscheiden sein, diese Entscheidung ist aber unvergleichlich weniger wichtig als die Unterscheidung, ob die vorliegende Kolitis als catarrhalis-simplex oder als catarrhalis-gravis (s. o.) zu werten ist.

Das letzte Einteilungsprinzip schließlich, die Unterscheidung bzw. Klassifizierung der Kolitiden nach der Prognose, ist meines Erachtens das wichtigste. Nur der Erfahrene wird die diesbezügliche Klassifizierung mit größerer Sicherheit treffen. Wenn die bessere oder schlechtere Prognose auch bei allen Kolitiden wie schließlich bei jeder Krankheit Bedeutung hat, so entscheidet aber die als schlecht erkannte Prognose bei einer chronischen Kolitis unter Umständen im Sinne der Colitis gravis, und der Diagnostiker spricht mit der Diagnose Colitis gravis (ulcerosa) die Befürchtung aus, der Fall könne auch letal enden. Die dubiöse Prognose ist es ja oft, welche, richtig erkannt, erst die Diagnose Colitis gravis (ulcerosa) sichert, auch dann, wenn im Augenblick, etwa rektoskopisch, nur eine katarrhalische Kolitis festgestellt wird. Die Schilderung eines vor vielen Jahren erlebten Falles mag diese Verhältnisse illustrieren.

Vor vielen Jahren sah ich konsiliariter ein 14jähriges Mädchen mit einer heftigen, mehrtägigen, akuten katarrhalischen Proctitis, bei der das schleimige Exsudat der Rektalschleimhaut bzw. die spritzerartigen, schleimig-wässerigen Stühle mäßig stark hämorrhagisch waren und bei der mir überdies berichtet wurde, daß die Schleimhaut bei der Rektoskopie stark geblutet habe, die Rektoskopie auch von einer Verschlechterung des Zustandes gefolgt war. Als ich überdies erfuhr, daß das Kind vor 3 Jahren eine „Darmblutung" gehabt habe, der durch eine kurze Zeit schleimige Durchfälle gefolgt waren, bestätigte ich für den Augenblick wohl die Diagnose einer derzeit bestehenden akuten katarrhalischen Proctitis, ich gab aber gleichzeitig meiner Befürchtung Ausdruck, daß es sich um eine der initialen Krankheitsperioden einer Colitis gravis (ulcerosa) mit der starken Blutungsbereitschaft handle; die seinerzeitige „Darmblutung" wäre meiner Meinung die erste kolitische Attacke gewesen, die nur auch schon den hämorrhagischen Charakter getragen habe. Nach $2\frac{1}{2}$ Jahren erhielt ich zu meinem Bedauern die Bestätigung meiner Verdachtsdiagnose; zufällig sah ich auch vor wenigen Tagen die Mutter des Mädchens wieder, die mir ebenfalls die traurige Bestätigung brachte. Das Kind war in der dritten oder vierten foudroyant verlaufenden Rezidive der hämorrhagischen Colitis gravis trotz aller Therapie zugrunde gegangen.

Soweit über die Möglichkeit der Klassifizierung der Kolitiden am Krankenbett.

Haben wir früher die Pathogenese und die Aetiologie der unspezifischen Kolitiden dahin festgelegt, daß die Prämissen für das Zustandekommen einer unspezifischen Kolitis ein primärer Darmschaden einerseits und die normale Darmflora anderseits sind, so erhebt sich weiter die Frage, wovon es nun abhängt, daß das eine Mal eine leichte katarrhalische, das andere Mal eine schwere oder schließlich eine Colitis gravis (ulcerosa) mit der schlechten Prognose zustande kommt und warum schließlich bei Vorhandensein der genannten Prämissen eine Kolitis sogar zumeist nicht auftritt! Ob bei einem gegebenen Schleimhautschaden durch die Darmflora eine chronische Kolitis überhaupt zustande kommt und welche Form der Kolitis sich entwickelt (leicht, schwer oder schwerst, katarrhalisch oder ulzerös), hängt schließlich — und hier treffen wir auch auf den vielleicht wichtigsten Faktor in der Pathogenese der Colitis gravis (ulcerosa) — von der Konstitution des Individuums ab. Als Argument für die große und wahrscheinlich ausschlaggebende Bedeutung der Konstitution für das Zustandekommen der Colitis gravis wurde seinerzeit behauptet, daß die Ulcerosa fast ausschließlich bei Frauen auftrete; nach eigener Erfahrung und auch der Literatur nach dürfte die

Frau den Mann aber in der Häufigkeit des Erkrankens an einer Ulcerosa, wenn überhaupt, nur um sehr weniges übertreffen. Ich möchte aber B o l l e r beipflichten, daß ich die meisten letal endenden schweren Kolitisfälle bei Frauen erlebt habe. Wie dem auch sei, jedenfalls kann uns nur ein konstitutioneller Faktor erklären, daß unter gleichen Bedingungen einmal eine leichte katarrhalische Kolitis, das andere Mal eine schwere tödlich endende Ulcerosa entsteht. Jedenfalls verschafft die klinische Erfahrung am Krankenbett immer wieder den überzeugenden Eindruck, daß es an dem besonders gearteten Menschen, vielleicht an dem besonders gearteten Darm liegen muß, daß sich das eine Mal ein einfacher Dickdarmkatarrh, das andere Mal eine Ulcerosa entwickelt. Besondere konstitutionelle Stigmata sind bei den Gravisfällen nicht bekannt, es sei denn, man ließe die häufige vegetative Dystonie als ein derartiges Stigma gelten. Auf die besondere Konstitution der Ulcerosakranken, die im vegetativen System verankert zu sein scheint, komme ich zurück.

Ueberblicken wir die wesentliche Symptomatik der Colitis gravis (ulcerosa), so können wir kein Symptom nennen, das nicht auch bei den anderen chronischen unspezifischen Kolitiden vorkommt, es sei denn, die schlechte Prognose. Die Krankheit beginnt meist schleichend, wie dies ihrer Pathogenese entspricht, es gibt aber ebenso wie bei den übrigen Kolitiden auch eine akute Colitis gravis (ulcerosa) mit plötzlichem exabruptem schwerem Beginn, meist von Anbeginn mit septischen Temperaturen und schwerstem Verlauf, der in kurzer Zeit unaufhaltsam zum Tode führt. Hier ist meist jede interne Therapie machtlos. Die chronische Colitis gravis ist ferner regelmäßig durch die starke Blutungsbereitschaft gekennzeichnet, die sich auch in stärkeren Darmblutungen, meist nur in hämorrhagischen Stühlen manifestiert. Die Stühle zeigen meist, wenigstens periodenweise blutig-eitrigen Charakter. Eitriger Stuhl bedeutet aber nicht immer, wenn auch oft Colitis ulcerosa. Abgesehen von den Eiterdurchbrüchen in den Dickdarm (Douglas-Abszeß usw.) gibt es auch eitrig-katarrhalische Kolitiden bzw. Proctitiden (einem eitrigen Schnupfen vergleichbar). Früher oder später treten bei der Colitis gravis Nachschübe auf, die mit hohem septischem Fieber einhergehen, in dieser Zeit ist die Blutsenkung meist maximal erhöht. Mein Mitarbeiter B e n d a hat die letzten 40 Fälle meiner Klinik hinsichtlich des Verhaltens der Blutsenkung durchgesehen und er kam zu folgendem Ergebnis: Bei einer Colitis gravis (ulcerosa) kann eine erhöhte Senkung erwartet werden. Bei sehr hoher Senkung bestehen immer subfebrile oder febrile Temperaturen. Die ursächliche Beziehung zwischen

Krankheitsprozeß und Senkungsbeschleunigung beweisen die Minderung oder Normalisierung der Senkungsbeschleunigung bei Besserung oder Heilung der Kolitis. Eine normale Senkung schließt aber eine Colitis gravis sicher nicht aus. Ebenso wie das Allgemeinbefinden bei einer Colitis gravis noch lange relativ sehr gut bleiben kann, kann offenbar auch die Senkung normal bleiben. In diesen Fällen stellen sich auch Appetitmangel, Abmagerung und Anämie erst später ein. Meist ist es der erste septische Schub, der die Wendung im Allgemeinbefinden einleitet. Diese kurze Schilderung zeigt, daß es also kein klinisches Zeichen gibt, das für die Ulcerosa pathognomonisch wäre, es bleibt immer nur der sichere Eindruck der schlechten Prognose, der schon frühzeitig die Diagnose stellen läßt. Vor allem das Nichtansprechen auf die Therapie, die immer wieder einsetzenden Rezidiven der chronischen Kolitis, die eine starke Blutungsneigung und auch eitrige Stühle hat, ist der wichtigste Anhaltspunkt. Damit ist freilich gesagt, daß die Diagnose anfänglich oft Sache des Eindruckes ist. Die Colitis ulcerosa zeigt auch keine anderen Komplikationen als andere Kolitiden; vielleicht ist das Karzinom, das sich meist aus hyperplastischen polypösen Schleimhautinseln entwickelt, häufiger.

Gerade durch den bösen Verlauf hat die Colitis ulcerosa zu allen Zeiten auf die behandelnden Aerzte den Eindruck der nosologischen Einheit gemacht und immer wieder hat man nach einer spezifischen Aetiologie gesucht. Vorerst dachte man an die spezifische Infektionskrankheit. Der bekannteste Vertreter dieser Annahme war bekanntlich B a r g e n, der glaubte, aus den Stühlen Ulcerosakranker regelmäßig einen bestimmten Diplostreptococcus zu züchten, und vorgab, mit Vakzinen aus diesen Keimen gute Heilerfolge erzielt zu haben. Der Bargensche Streptococcus ist heute aber als Erreger der Ulcerosa ebenso vergessen wie die von anderen Forschern später gefundenen angeblichen Erreger. Auch alle anderen bis in die letzte Zeit gemachten Versuche, für die Colitis gravis eine besondere, ihr allein zukommende Aetiologie zu entdecken, die die Selbständigkeit dieser speziellen Kolitis glaubhaft machen würde, haben fehlgeschlagen. Dies gilt ebenso für die neue Theorie M e y e r s, einer starken Vermehrung der Produktion des schleimlösenden Fermentes Lysozym, eine Theorie, die P u d d e n bereits widerlegt hat, wie für die gerade bei der Ulcerosa zu sehr in den Vordergrund geschobenen psychosomatischen Beziehungen. Sicher ist jede Kolitis, wie übrigens fast alle Magen-Darmkrankheiten, von psychischen Emotionen stark beeinflußbar. Und so sicher psychische Emotionen die Chronizität einer Ulcerosa unterstützen und immer wieder Rezidive auslösen können, so wenig könnte eine Psychotherapie allein zu einer Heilung der Kolitis führen, wie es behauptet wurde. Als Beispiel der Bedeutung dieser psychosomatischen Beziehungen und der Schwierigkeiten, ihrer Herr zu werden, diene ein Ulcerosafall meiner Klinik, der, nach mehrmonatiger Behandlung klinisch seit zirka 6 Wochen geheilt, für die Aufregungen der Entlassung insofern systematisch vorbereitet oder vorbehandelt wurde, daß er nach der klinischen Heilung mit Ausgängen in den Garten, später Ausgängen in die Stadt mit Kaffeehaus- und Kinobesuch für ein Normalleben zu trainieren versucht worden war. Unsere Hoffnung, die Gefahr der uns bei ihm bekannten emotionell ausgelösten Rückfälle zu reduzieren, erfüllte sich nicht. Die Reise ging noch glatt vonstatten, knapp vor der Ankunft in seiner Heimat, wo ihn vielleicht Unannehmlichkeiten erwarteten, stellten sich die ersten Durchfälle des neuen Rezidivs ein, das ihn wenige Tage später wieder in schlechtem Zustand an die Klinik zurückbrachte.

Unter den neuen Theorien, die eine spezielle Aetiologie für die Colitis ulcerosa als selbständige Krankheit behaupten, muß erwähnt werden, daß 1948 G. de Biscop die Frage aufgeworfen hat, ob die Colitis ulcerosa „nur ein Symptom darstelle, das in der Erkrankung des vegetativen Systems einen bedeutsamen kausalen Faktor zu ihrer Genese besitze". Coronini, Kovac und Lassmann glaubten, diese Annahme mit einem Obduktionsbefund stützen zu können, als sie bei einer diffusen Colitis ulcerosa eine teilweise verödete neurogene Appendicopathie feststellten, die diesen Fachleuten als verläßlicher Test der Erkrankung des vegetativen Nervensystems gilt. Wir können zu dieser Einzelbeobachtung nicht Stellung nehmen, wir müssen aber bei jeder Ulcerosa-Aetiologieforschung daran festhalten, daß die Colitis ulcerosa unseres Erachtens eine unspezifische chronische Kolitis ist, wie jede andere auch, sie verläuft bei dem konstitutionell besonders gearteten Menschen nur ganz besonders schwer und damit mit einem besonderen Krankheitsbild, in dem allerdings kein nur ihr zukommendes Symptom beobachtet werden könnte und das nur durch seinen eindrucksvollen bösartigen Verlauf mit seinen dauernden Nachschüben und dem refraktären Verhalten gegen die Therapie auffällt. Sie unterscheidet sich von anderen Kolitiden also nur durch die konstitutionell geringe Heilungstendenz. Das bis zu einem gewissen Grad besondere Krankheitsbild, das einer nosologischen Einheit entsprechen könnte, und auch die besonderen anatomischen Bilder, die mit den granulomatösen Bildungen auch an allergisch-hyperergische Reaktionsbilder, also an eine Kollagenkrankheit erinnern, sind unseres Erachtens nur Folge des besonders langwierigen schweren Verlaufes.

Für das Verständnis dieser besonderen Konstitution ist es nun sehr bedeutsam, daß in der letzten Zeit eine weitere Reihe von Tatsachen bekanntgeworden bzw. gefunden worden ist, welche die besondere Konstitution der Ulcerosakranken durch konstitutionell besondere vegetative Innervationsverhältnisse des Dickdarmes erklären. So haben Robertson und Kernoban, später Storsteen und Mitarbeiter bei Ulcerosafällen eine auffällige Vermehrung der Ganglienzellen des Plexus myentericus des Dickdarms, besonders des Sigmoidanteiles festgestellt, die von der Dauer der Erkrankung ebenso unabhängig war wie vom Alter und vom Geschlecht des Kranken. Offenbar handelt es sich hiebei um eine konstitutionell abwegige Anlage des vegetativen Systems. Als Krönung dieser Forschungsrichtung können schließlich die Heilerfolge unseres Chirurgen Oppolzer bei Ulcerosakranken durch die pelvine Neurektomie genannt werden, die bereits von mehreren Chirurgen bestätigt wurden. Die Ausschaltung des konstitutionell abwegigen vegetativen Nervensystems führt hier zur Heilung.

Wenn ich mit Rücksicht auf den angekündigten Ausfall des Therapievortrages auf Wunsch des Vorsitzenden noch kurz eine Uebersicht über die Therapie der unspezifischen Kolitiden gebe, möchte ich den Leitsatz voranstellen, daß alle unspezifischen Kolitiden, einerlei ob einfach katarrhalisch oder schwerst ulzerös, gleichartig zu behandeln sind. Ich möchte ferner betonen, daß es weder für die leichten noch für die Gravisformen eine optimale Therapie gibt. Keine Methode hat sicheren Erfolg, immer bleibt die Therapie ein Behandlungsversuch. Es gibt eine Reihe von Verfahren, die eine gewisse Aussicht haben, eine Besserung oder Heilung herbeizuführen.

Bei jeder Therapie ist eine genaue fortlaufende Beobachtung des Falles und des mit einer Methode erzielten Erfolges naturgemäß bei Kontrolle sämtlicher Stühle nötig, es verlangt die Therapie der chronischen Kolitiden, zumal der Colitis gravis, viel Geduld von seiten des Patienten, ebenso viel Geduld und volle Hingabe an die Sache von seiten des Arztes.

Ich werde nur schlagwortmäßig der Reihe nach die Behandlungsmethoden aufzählen, wie ich sie an meiner Klinik, fast unabhängig vom jeweiligen Zustand des Patienten, im allgemeinen der Reihe nach versuche; jede Therapie kann immer nur als Versuch bezeichnet und gewertet werden. Die Therapie und ihre Mißerfolge entscheiden oft erst, ob eine einfache chronische Kolitis oder eine Colitis gravis (ulcerosa) vorliegt.

Im Beginn der Behandlung steht immer:

Absolute strenge Bettruhe, Vermeiden aller psychischen Emotionen (am besten Anstaltsbehandlung, Besuchsverbot, falls nötig). Aufgeschlossene Kost, die eine etwaige dyspeptische Komponente zu berücksichtigen hat. Bei guter Nahrungsausnutzung aber Erweiterung der Kost, zumal bei Inappetenz, um den Patienten leichter zum Essen zu bringen. Dauernde Kontrolle der Stühle auf Nahrungsausnutzung und Berücksichtigung derselben in der Diät.

Fermentpräparate sind meist zwecklos. Die Diät sei zumal bei schon bestehender Hypoproteinämie eiweißreich; sie sei im allgemeinen auch so kalorienreich als möglich. Die vielfach verwendeten Hungerdiäten sind unseres Erachtens kontraindiziert! 1—2wöchige strenge Bettruhe bei psychischer Ruhe bei derartiger Dickdarmschonkost kann selbst bei schwerer Ulcerosa wesentliche Besserung und sogar Heilung bringen.

Wenn sich unter dieser Diät-Ruhe-Therapie nach etwa 5—8 Tagen ein stationärer, sei es gleichgebliebener, sei es gebesserter Zustand eingestellt hat, können oral Sulfonamide versucht werden.

Besondere Erfolge kann man meist nicht sehen; wir verwenden meist Sulfoguanidin, Sulfosuccidin oder Enterovioform und auch Salazopyrin, über das mir allerdings größere eigene Erfahrung mangelt, andere Sulfonamide dürften aber kaum schlechtere Erfolge bringen. Bei starkem Schleimgehalt der Stühle und dem Verdacht, daß eine Myxoneurosis simplex das Bild vielleicht kompliziert, ist vorerst nur Kalziumglukonat intravenös zu geben, bei Anazidität des Magensaftes die Substitutionstherapie (Acidolpepsin) zu versuchen.

Nur bei hohen septischen Temperaturen können Breitband-Antibiotika versucht werden; gleichzeitig oder nachher sollten Kolisuspensionen verabreicht werden.

Hatte diese 2- bis 3wöchige Bettruhekur, eventuell kombiniert mit Sulfonamiden und Kalzium, nur sehr geringen Erfolg, so versuche ich in der nächsten Zeit als eine der ersten einschneidenden Maßnahmen eine Fiebertherapie, der Bluttransfusionen vorangehen, falls der Patient als Ulcerosa schon anämisch ist.

Auf die von mir empfohlene Fiebertherapie, die meist mit intravenösen Typhusvakzinen- oder Pyriferinjektionen durchgeführt wird, erlebt man nicht selten ganz ausgezeichnete Erfolge, ich sah Fälle, die nach dem ersten Fieberstoß bereits zum erstenmal einen geformten, allerdings noch von Exsudat bedeckten Stuhl entleerten und bei welchen von da an eine fortschreitende deutliche Besserung einsetzte.

Hatte der erste Fieberstoß keinen Erfolg, Wiederholung der Fieberstöße in etwa 2- bis 4tägigen Intervallen, vorerst insgesamt 4- bis 6mal. Nach einer Pause folgt wieder eine Fieberstoßserie. Und diese Therapie kann noch mehrmals wiederholt werden. Die Fiebertherapie hat mir so häufig gute Erfolge gebracht, freilich oft auch erst nach mehreren Fieberperioden, daß ich es fast als Kunstfehler bezeichnen möchte, auf dieses ungefährliche Verfahren zu verzichten.

Hatte sich bei der bisherigen Behandlung kein Erfolg gezeigt, oder war ein etwas gebesserter Zustand stationär geworden, so stehen uns noch die folgenden Therapiemöglichkeiten zur Verfügung, die der Reihe nach versucht werden sollen und über die ich ausführlich nicht sprechen kann.

Cortison- (Prednison-) ACTH-Therapie. Wegen der Gefahr der stummen Perforation, auch der Lungenembolien, die unter Cortison gerade bei der Ulcerosa öfters beobachtet wurden, ist für die Cortisontherapie die Anstaltsbehandlung sehr zu empfehlen.

Yatrentherapie (oral und gleichzeitig [vorsichtige] rektale Applikation). Alle rektalen Applikationen seien mit größter Vorsicht durchgeführt. Wegen der starken Empfindlichkeit der Schleimhaut bin ich von rektalen Lokaltherapien fast ganz abgekommen. Die 1%ige Acid. tannic.-Lösung wird lokal vom Ulcerosakranken fast nie vertragen, ich empfehle vorerst wenigstens immer die 1⁰/₀₀ige!

Banthine-Sympatectoman-Therapie sollte der Literatur nach versucht werden, mir fehlen ausreichende Erfahrungen.

Bei Hypoproteinämie werden neben Bluttransfusionen auch Eiweiß-Plasma-Infusionen angezeigt sein.

Erst wenn die konservative Therapie in allen Modifikationen oft durch lange Zeit vergeblich versucht worden war, kommt die chirurgische Therapie in Frage. Die Chirurgie ist in der letzten Zeit sehr aktiv geworden. Ausgehend von den früher besprochenen psychosomatischen Beziehungen bei der Ulcerosa wurden bei Ulcerosakranken sogar auch präfrontale Lobotomien empfohlen und durchgeführt, angeblich mit gutem Erfolg. Hier heißt es für uns wohl vorläufig nur: abwarten!

Aus der Chirurgischen Abteilung
der Wiener städtischen Allgemeinen Poliklinik
(Vorstand: Prof. Dr. R. Oppolzer)

Colitis ulcerosa

Von R. Oppolzer

Mit 1 Abbildung

Es ist eine auffallende Tatsache, daß das medizinische Interesse an der Colitis ulcerosa in den letzten 15 Jahren stetig zunimmt, wie aus der Fülle der jährlichen Publikationen hervorgeht. Dies hat meines Erachtens einen zweifachen Grund: Erstens scheint diese, doch bei uns noch relativ seltenere Erkrankung in Amerika in den letzten Jahrzehnten eine beträchtliche Zunahme aufzuweisen, was unter anderem daraus hervorgeht, daß es drüben bereits Kolitiszentren gibt, in denen Chirurgen und Internisten schon über gemeinsame Erfahrungen von tausend Fällen verfügen. Zweitens hat die Einführung der Sulfonamide (insbesondere der schwer löslichen), der Antibiotika und der Corticosteroide in die interne Behandlung der Colitis ulcerosa (C. u.) erhöhtes Interesse und neue Hoffnungen erweckt, daß allein mit konservativer Therapie das Auslangen gefunden werden könne. Es ist ja nicht mehr selten, daß durch eine solche interne Therapie neben der Wiederherstellung des Eiweißdefizites, des Mineralhaushaltes, des Flüssigkeitsersatzes, durch massive Blut- und Plasmatransfusionen weitgehende Besserung des Allgemeinzustandes, auch in akuten, schwer toxämischen Fällen erzielt werden kann. Aber noch immer bleibt, trotz intensiver modernster interner Therapieversuche, ein nicht geringer Teil der Fälle ungeheilt und führt mehr oder weniger rasch zum tödlichen Ausgang.

In den letzten Jahren schiebt sich daher mehr und mehr eine radikalere chirurgische Therapie in den Vordergrund bisheriger Behandlungsmethoden. Die schlechten Resultate chirurgischer Behandlung früherer Jahrzehnte, in denen mehr konservative chirurgische Methoden, wie Ileostomien, Kolostomien, Spülfisteln zur Anwendung kamen, führten sowohl bei Patienten und Internisten zur berechtigten Zurückhaltung gegenüber diesen Methoden, die doch nur in wenigen Fällen zu wirklicher Heilung führten. Die lästigen Stuhlfisteln mit insuffizienten Verschlußpelotten taten das übrige zur direkten Ablehnung chirurgischer Behandlung. Auch der Versuch von radikalen Methoden — wie Kolektomien — scheiterte in früheren Jahren an der hohen Operationsmortalität.

Diese schlechten Resultate früherer Jahre haben nun in letzter Zeit besonders bei den radikalen Methoden der totalen und subtotalen Kolektomie so staunenswerten Erfolgen Platz gemacht, daß sich heute schon viele erfahrene Internisten in den Kolitiszentren leichter zu einer Operation entschließen, um wenigstens das Leben ihrer Patienten zu erhalten, wenn auch in einem Großteil der Fälle die Stuhlkontinenz mit der totalen Kolektomie durch eine definitive Ileostomiefistel verlorengeht.

Es steht mir nicht zu, Erfolge und Mißerfolge interner und chirurgischer Therapie bei C. u. gegenüberzustellen, hier können nur Statistiken, die sich auf große Zahlen stützen, kurz angeführt werden, wobei gerade auf die außerordentliche Notwendigkeit von Nachuntersuchungen, und zwar auf mehrere Jahre nach der internen Behandlung Gewicht gelegt werden muß, da oft längerdauernde Remissionen eine definitive Heilung vortäuschen.

Wie eine Zusammenstellung von K i e f e r (1936), einem Internisten der Laheyklinik, zeigt, waren damals die Resultate interner Behandlung in der Hälfte der Fälle gut, in 54% aber schlecht. Durch die Einführung der Antibiotika und ACTH glaubt derselbe Autor (1955), daß unter konservativer Behandlung der chronischen C. u. immerhin zwei Drittel der Fälle in Kontrolle gehalten werden könne. W a n g e n s t e e n weist auch darauf hin, daß die konservative Therapie, wie auch K a r l s o n und D e n n i s feststellten, mit 50% Mortalität belastet ist. M c K i t t r i c k (1936) gibt Todesfälle mit 55% an. Diese hohe Mortalität mag vielleicht früher der Fall gewesen sein. L o h m e y e r und S c h u l l e r aus der internen Abteilung in Köln haben 1954 64 Fälle konservativ behandelter C. u. nachuntersucht und nur eine Sterblichkeit von 15% festgestellt. Zweifellos ungünstiger liegen die Ergebnisse der Nachuntersuchungen, die 2—26 Jahre nach Krankheitsbeginn an 137 Fällen angestellt wurden, die schon als Kinder vor ihrem 15. Lebensjahr an C. u. erkrankt und intern behandelt wurden (L a g e r -

c r a n t z, Stockholm 1955). 32·2% sind symptomfrei geblieben,
45·2% wiesen nur leichte Symptome auf, während 8,8% weiter
einen schweren Krankheitsverlauf haben. Besonders eindrucksvoll
hat diese Nachuntersuchung erwiesen, daß 13·8% dieser Fälle
bereits an Karzinom in jungen Jahren gestorben waren. M e e k e r
und G o f f berichten von einem 21jährigen Patienten mit Colon-
karzinom der im Alter von 10 Jahren wegen einer C. u. eine
Ileostomie bekam.

Auch in großen amerikanischen Statistiken (u. a. Mayo-
klink) wird auf die Gefahr der malignen Degeneration hingewiesen, die 15% beträgt (R o g e r und Mitarbeiter, 1954).
Tab. 1 zeigt in einer Zusammenstellung der Ergebnisse nur

Tab. 1. Maligne Degeneration bei Colitis ulcerosa

Bacon und Trimpi	1953	35%	nach 12 J.
Bockus und Mitarb.	1956	4·8%	
Colcock	1956	3·57%	
Goligher	1956	8·2%	
Garlock	1954	36%	nach 12 J.
Kasich	1949	4·9%	
Kleckner	1952	4%	
Lagercrantz	1955	13·8%	bei Kindern vor 15 J., nach 1 bis 26 J.
Lyons und Garlock	1951	4%	
Lynn	1945	1·9%	
Sloan und Bargen	1950	5%	
Svarts und Mitarb.	1949	3·1%	
Thorlakson	1949	6·5%	

der letzten Jahre, wie groß der Prozentsatz maligner Degeneration bei C. u. ist. Wir sehen daraus eindrucksvoll, daß bei längerdauernder chronisch-rezidivierender
C. u. die Gefahr des Karzinoms so groß wird, daß man
schon allein aus diesem Grunde in solchen Fällen einer
Indikation zur chirurgischen Behandlung nicht mehr ab-
lehnend gegenüberstehen kann.

Ich habe eingangs kurz auf die heute nicht geringe
Mortalität konservativ behandelter Fälle und auf die Gefahr der malignen Degeneration hingewiesen, weil ich mit
diesen Zahlen nur einmal einen allgemeinen Eindruck geben
will, Zahlen, die nicht allein von Chirurgen, sondern auch
von Internisten erhoben wurden. Daraus geht hervor, daß
man mit konservativen Maßnahmen allein bei der C. u.
nicht das Auslangen findet. Die C. u. gehört ohne Zweifel
zuerst in die Hand des Internisten. Aber gerade bei den
akut toxämischen, febrilen Fällen hat sich in den Kolitis-

4

zentren die enge Zusammenarbeit mit dem Chirurgen schon
in den ersten 2 Wochen segensreich ausgewirkt, wie auch
D e u c h e r in Zürich besonders hervorgehoben hat. Dadurch wird verhindert, daß schwere intern refraktäre Fälle
dann bereits in einem desolaten Zustand dem Chirurgen
überantwortet werden. Die Patienten sind dann selbst dem
technisch bestens ausgeführten chirurgischen Eingriff, der
notwendigerweise in einer subtotalen Kolektomie besteht,
nicht mehr gewachsen. Ebenso kann bei der chronisch-rezidivierenden C. u. mit akuten Schüben von febrilem fou-
droyantem Verlauf nur die frühzeitige Zusammenarbeit mit
dem Chirurgen zu einem erfolgreichen Resultat führen.

In welchem Prozentsatz heutzutage eine C. u. operiert
wird, soll Ihnen Tab. 2 zeigen. Sie können daraus ersehen,

Tab. 2. Operationsquote der letzten Jahre bei Colitis ulcerosa

Klinik Mayo	1940—49	5·5%	Ileost., 1952, 46%, †
Kiefer...................	1936	36%	
Bargen..................	1943	3·5%	
Lahey...................	1936	36%	
	1951	40%	
Warren und Kittrick.....	1951	50%	
Ripstein................	1953	48%	
Grimes.................	1955	21%	
Crohn..................	1956	20%	
Schröder...............	1956	46%	
Colcock und Mathiesen...	1956	40%	

D e u c h e r, 1955, Durchschnitt durch das Weltschrifttum,
25% mit steigender Tendenz.

daß trotz der Einführungen der Corticosteroide in die
interne Therapie die Operationsquote in den letzten Jahren
eine bedeutsame Zunahme erfahren hat, und dies nicht nur
in Amerika, sondern bereits in Europa. In Lille (D e l a n n o y
und M a r t i n o t 1957), in Zürich (D e u c h e r 1955), in
Schweden (S t r o m b e c k 1951, 31%), in England
(B r o o k e 1953, bei 53 Patienten 91 Operationen und
A y l e t t 1957) liegen die Verhältnisse ähnlich.

Wie liegen die Verhältnisse nun bei uns? Nach meiner
Erfahrung dürften hier nur wenige Prozente zur Operation
kommen. Welche Formen der C. u. gehören nun auf Grund
vielfacher Erfahrung, die in Zusammenarbeit zwischen
Internisten und Chirurgen in den Kolitiszentren gewonnen
wurde, in chirurgische Behandlung:

Indikation zur chirurgischen Behandlung

Dringliche Indikation

1. Fälle von drohender oder erfolgter Perforation. Diese sind gar nicht so selten. Von 2ʹ5% (Kleckner) über 7ʹ6% (Delannoy) bis 15ʹ6% (Brown, Kasich u. a.) der Fälle. In unserem Sprachraum ist die häufigste Todesursache der C. u. eine Perforationsperitonitis. Leider werden hier die Fälle erst bei drohender oder bereits erfolgter Perforation dem Chirurgen zur Operation überwiesen.

Treten im Verlauf einer akuten febrilen C. u. oder bei einem akuten Nachschub einer chronisch-rezidivierenden C. u. lokale Schmerzen im Abdomen auf, ist sogar eine Defence und Druckempfindlichkeit vorhanden oder tritt ein vorher noch nicht bestehender zunehmender Meteorismus oder gar eine röntgenologisch nachweisbare Luftsichel auf oder ein plötzliches Ansteigen der Leukozyten, so ist eine dringliche Operation zu fordern, auch schon im Stadium leichter peritonealer Reizung. Ganz besonders dringlich ist auf sofortige Operation zu drängen, wenn solche Erscheinungen im Verlauf einer ACTH- oder Cortisonbehandlung auftreten. Die pathologischen Prozesse erscheinen dann meist viel fortgeschrittener als man nach den Symptomen annehmen würde. Wenn sofort eine Kolektomie ausgeführt wird, kann man noch mit einer zwar geringen Chance auf Heilung rechnen, wie die Resultate von Ripstein und Crohn (siehe unter Absatz 4) erwiesen haben.

Auf der Abb. 1 sehen Sie hier an einem Präparat unter einer Cortisontherapie so multiple Perforationen mit perikolitischen Abszessen, die, durch Netz abgedeckt, eine Peritonitis zur Folge hatten. Interessant ist hier die Ausbreitung der Erkrankung auf die linke Colonhälfte, ausschließlich im parasympathischen Versorgungsgebiet des sakralen Zentrum bis zum Böhm-Canonschen Punkt im distalen Transversum beschränkt.

2. Fälle schwerer Blutungen: Solche Blutungen sind relativ selten, sie treten in 1 bis 2% der Fälle auf (Helmholtz, Sloan, Dennis, Kleckner) und können trotz terminaler Ileostomie bedrohlichen Charakter annehmen (Brooke, Bargen, Warren), so daß man zur Kolektomie gezwungen wird, wenn tägliche massive Bluttransfusionen keinen Erfolg zeitigen. Selbst auch nach subtotaler Kolektomie können solche bedrohliche Blutungen aus dem noch erhaltenen, aber erkrankten Rektosigmoid stammen. Ich selbst habe bei einer solchen bedrohlichen Blutung, die allein aus der Rektumampulle — nach Neurektomie — stammte, durch sakralen Zugang die A. hae-

6

morrh. sup. ligiert und die schwere Blutung stark ver-
mindern können.
    3. Postkolitisches Karzinom. Wie früher
erwähnt und aus der Tab. 1 zu ersehen ist, tritt das Karzinom

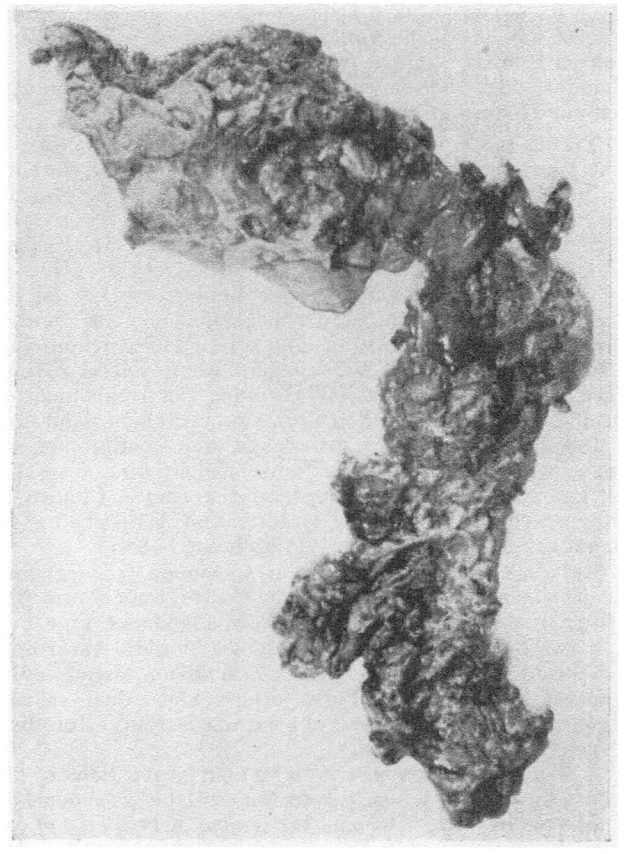

Abb. 1. Linksseitige Colonhälfte. Im distalen Transversumdrittel
deutlich sichtbare Grenze zwischen ulzeröser und normaler
Schleimhaut. Multiple Perforationen mit perikolitischen Abszessen
und weitgehendem Zerfall der Schleimhaut

nicht selten auf. Diese Karzinome sind besonders bös-
artig, invasiv, häufig multizentrisch. Nach jahrelangem Verlauf einer C. u. ergreift aber ein Karzinom das Colon

in hohem Prozentsatz (in $1/_3$ der Fälle). Es ist verständlich, daß sowohl der Patient, als auch der behandelnde Arzt auf diese Komplikation fast immer zu spät aufmerksam wird. Abgänge von Blut und eitrigem Schleim neben Tenesmen sind bei der C. u. doch die Regel und die Rektoskopie und Irrigoskopie werden ja bei schon festgelegter Diagnose einer C. u. nicht mehr routinemäßig wiederholt, weshalb das Karzinom so lange Zeit unentdeckt bleibt, bis es inoperabel ist. Bei Fällen von chronischer C. u., bei welchen durch eine Ileostomie oder Transversostomie der erkrankte Teil des Colon längere Jahre ausgeschaltet wird, strikturiert, aber nicht abgeheilt ist, kann nur die prophylaktische Entfernung dieser Colonteile eine Karzinombildung verhindern.

Tab. 3. Mortalität totaler und subtotaler Kolektomie bei Colitis ulcerosa

		Fälle	Mortalität	
Aylett	1951	47		5%
Bockus	1956	18	mit ACTH	21%
			ohne	7%
			gesamt	18%
Crile u. Mitarb. .	1951	32		6·2%
Dennis........	1949	30		30%
Brown u. Mitarb.	1950	36		8·3%
Colcock.......	1956	307	bis 1947	17%
			nach 1947	4·3%
Deucher.......	1955	12		16%
Gardenu.Miller	1951	69		4·3%
Goligher	1956	61		7%
Grimes	1955	199		21·5%
Mc Kittrick ...	1949	87		6·9%
		(33 2. op. Rektum)		3·3%
Rarden Black .	1948—55	60		5%
Ripstein	1953	43		4·6%
Mhoads	1949	46		8·6%

4. Akute fulminante Form der totalen C. u. mit schwer toxisch-febrilem Verlauf mit hoher Pulsfrequenz, wenn innerhalb 2 bis 3 Wochen eine interne Therapie erfolglos bleibt. Ungefähr die Hälfte aller solcher akut toxämischer Fälle kommen trotz intensiver interner Therapie nach Wochen und Monaten ad exitum (Deucher), wenn es nicht gelingt, die akute Phase in eine chronisch-kontinuierliche Form überzuführen. Diese Form der C. u. stellt auch heute noch für die chirurgische Therapie ein undankbares Feld dar, weil die Mortalität auch

bei kleinsten Eingriffen, z. B. bei Ausschaltung des Colon durch eine terminale Ileostomie, außerordentlich hoch ist. Zwar hat man in den letzten 10 Jahren an der Lahey-Klinik mit einer sehr frühzeitig angelegten terminalen Ileostomie bei diesen schwer toxischen Fällen durch Senkung der Mortalität von 25% auf 4% bessere Erfahrung gemacht, so daß in zirka 10% die Ileostomie wieder verschlossen werden konnte. Durch massive Bluttransfusionen (täglich 1 l Vollblut) und bei Eiweißdefizit täglich 300 bis 400 ccm Plasma und Aminosolinfusionen, neben Terramycin, Chloromycetin, Supronal oder Formocibadol und Salazopyrin, bei dem so häufigen Kaliumdefizit, Kaliumchlorid-und Vitaminmedikation wurden die schwer toxisch-anämischen Patienten für den operativen Eingriff widerstandsfähiger. Nur habe ich den Eindruck bekommen, daß bei schweren Fällen doch meist zu wenig Blut und Plasma gegeben wird. 1 l Blut ist bei den schwer anämisch-toxischen Fällen nicht zu viel. Eine terminale Ileostomie allein führt aber leider bei vielen akut toxämisch Erkrankten, die bei interner Behandlung refraktär geblieben sind, zu keinem sichtbaren Erfolg, weil die Erkrankung im ausgeschalteten Colon weiter fortschreitet.

So haben sich in letzter Zeit gerade bei diesen schwersten Fällen die radikalen Methoden der Kolektomie immer mehr durchgesetzt, so daß heute Chirurgen mit Erfahrung auf diesem Gebiet von der alleinigen präliminaren Ileostomie abgekommen sind und womöglich einzeitig subtotale oder gar totale Kolektomien mit Ileostomie durchführen. Ein Beispiel unter vielen: Von 43 einzeitigen subtotalen Kolektomien bei febril-toxischen Formen — 6 massive Blutungen, 8 bereits perforiert — hatte R i p s t e i n nur 2 Todesfälle. 41 wurden geheilt.

Z u r A C T H - T h e r a p i e : Im Gegensatz zu einzelnen günstigen Mitteilungen der letzten Jahre über die Cortison- und ACTH-Therapie wurde chirurgischerseits vor dieser gewarnt. B o c k u s und Mitarbeiter mußten von 18 mit Cortison und ACTH vorbehandelten Patienten 14 später trotzdem operieren. Wie dieser Autor feststellte, ist das Operationsrisiko nach der ACTH-Therapie viel höher. Dabei beträgt die Mortalität 21% gegenüber 7% der nicht mit Corticosteroiden behandelten Fälle. Die erhöhte Gefahr einer Hypokaliämie durch ACTH neben Verschleierung bedrohlicher Komplikationen (Perforation, Peritonitis), veranlassen Chirurgen u n d Internisten in den Kolitiszentren von der Corticosteroidtherapie überhaupt abzusehen, wie auch D e u c h e r in Zürich berichtete. Auch C o l i g h e r (London) warnt 1953 vor dieser Behandlung wegen Unterdrückung entzündlicher Reaktionen.

Dennoch besteht meines Erachtens kein Zweifel, daß bei schwer toxämisch-febrilen Fällen eine oft bedeutsame Besserung durch ACTH-Therapie erzielt werden kann, so daß es gelingt, akute Erkrankungen in ein mehr kontinuierliches, chronisches Stadium überzuführen.

Brown und Mitarbeiter (1952) konnten in mehr als der Hälfte der Fälle bedeutende Besserung erzielen, ebenso Gray und Mitarbeiter (1952), Kirsner (1954) berichtet über günstige Erfahrungen mit ACTH-Therapie an 120 Fällen.

Selbst Chirurgen wie Lahey aus einem Kolitiszentrum wollen nicht auf diese Therapie verzichten, man könne damit auch schwerst toxische Fälle operationsreif machen. Man muß aber mindestens 4 Tage und noch länger mit der ACTH-Therapie aussetzen, bevor man operiert. Meiner Meinung nach soll man diese Therapie nur dann bei schwer septisch toxämisch-febrilen Fällen in Anwendung bringen, wenn es trotz täglicher massiver Blut- und Plasmatransfusionen nicht gelingt, einen desolaten Allgemeinzustand zu bessern; wenn man also von vornherein bei solchen Fällen eine subtotale Kolektomie, sei sie ein- oder mehrzeitig, gar nicht in Erwägung ziehen kann.

Crohn (1956) sah bei 132 mit ACTH behandelten Fällen 3 Perforationen, die durch sofortige Kolektomie in 2 Fällen zur Heilung kamen.

Zusammenfassend kann sich also für einen Teil der schwersten in Punkt 4 erwähnten Fälle eine dringliche Indikation zur Operation ergeben, wenn es nicht gelingt, mit interner Behandlung eine weitgehende Besserung in 2 bis 3 Wochen zu erzielen. Dann soll aber nicht allein eine Ileostomie zur Ausschaltung vorgenommen werden, sondern, wenn möglich, ein- oder zweizeitig eine subtotale Kolektomie, die allerdings mit einer Ileostomie verbunden ist. Durch Erhaltung des Rektosigmoids oder des Rektums allein kann dann, nach weitgehender Erholung, in einer zweiten Operation durch eine Anastomose (Ileosigmoideo-Ileorektostomie) volle Kontinenz erzielt und die Ileostomie aufgelassen werden. Dies ist aber nur dann möglich, wenn im Dickdarmrest (Rektosigmoid) der entzündlich-ulzeröse Prozess vollständig abgeheilt ist — was aber nicht immer der Fall ist. Dann muß in einem neuerlichen Eingriff zusätzlich die Entfernung des Rektumrestes vorgenommen werden. Damit wird der Patient dauernd einer Kontinenzwiederherstellung beraubt und bleibt bei seiner Ileostomie. Der Versuch einer Ileoanastomose — die Herausleitung des Ileum aus der von der Schleimhaut befreiten Pars analis, bei Erhaltung des rektalen muskulären Sphinkterapparates — kann wohl noch zu

einer relativen Kontinenz führen. Sehr oft aber sind die
Patienten besser daran, wenn sie bei ihrer abdominellen
Ileostomie durch eine gute Verschlußpelotte wieder ge-
sellschaftsfähig sind.

Von mehreren Seiten wird von einer routinemäßigen
Ileoanastomie oder Ileorektostomie gewarnt (D e u c h e r
u. a.). R a v i t s c h rät auch zur Zurückhaltung. M c K i t -
t r i c k berichtet, daß bei 33 Fällen, die eine subtotale
Kolektomie überlebten, noch zusätzlich später das Rektum
wegen weiter bestehender Erkrankung entfernt werden
mußte. Nach seinen subtotalen Kolektomien mußte er in
40·7 % auch das Rektum später exstirpieren. Der Großteil
der an totaler Kolitis operierten Fälle (totale Kolektomie)
trägt eine dauernde abdominelle Ileostomie. Solche Fistel-
träger haben sich in Amerika bereits zu einigen Ileostomie-
klubs zusammengeschlossen, in denen Erfahrungen, insbesondere in der Pelottentechnik, ausgetauscht werden und
wo die Patienten auch eine oft notwendige psychotherapeutische Betreuung erfahren (Mont Sinai Inst., N. Y.).

R e l a t i v e   o d e r   e l e k t i v e   I n d i k a t i o n

B e i   T h e r a p i e r e s i s t e n z   e i n e r   c h r o n i s c h -
r e z i d i v i e r e n d e n C. u. Diese Resistenz gegenüber konservativer Behandlung wird einmal in Fällen von langsamem,
aber stetig progressivem Verlauf einer C. u. zum chirurgischen Eingriff zwingen. Viel häufiger aber wird die Indikation zu einer chirurgischen Behandlung bei der chronisch-
rezidivierenden C. u. zu stellen sein, wenn, wie so häufig,
zahlreiche Spitalsaufenthalte über Wochen und Monate notwendig sind. Die Rezidive wiederholen sich jedes Jahr und
führen langsam zu Anämie, Kachexie, Pseudopolyposis und
schließlich zum Karzinom.

Diese Gruppe chronisch-rezidivierender C. u. neben
den regionalen Kolitiden gehört zum eigentlichen Tätig-
keitsfeld chirurgischer Behandlung, wie sie auch aus der
eingangs gezeigten Tab. 2 aus in den letzten Jahren zunehmenden Operationsquoten ersehen konnten. Auch hier
haben die radikalen Methoden der Kolektomie schließlich
die besten Resultate aufzuweisen.

Wie Sie aus Tab. 3 ersehen, ist die Mortalität dieser
subtotalen und totalen Kolektomie in der Hand des erfahrenen Chirurgen und Internisten weiter im Absinken
begriffen, so daß sie heute nicht größer ist als bei anderen
üblichen Dickdarmoperationen.

So schön und bewundernswert heute solche chirurgische Erfolge sein mögen, so muß man doch darüber nicht
den Menschen vergessen, an dem solche Erfolge demonstriert

werden. Es ist auch notwendig, daß man sich als Chirurg über das rein Technische mit seinen Anfangserfolgen hinaus kritisch mit den Spätfolgen befassen muß. So einfach geht es nicht, daß alle Patienten ohne Colon mit einer Ileostomie nun als geheilt und glücklich dargestellt werden. Ohne Colon gibt es zwar keine Kolitis mehr. Gewiß, in den meisten Fällen konnte nur durch die Operation ein Leben erhalten werden, das sonst in Kürze erloschen wäre und diese ärztliche Leistung verdient gebührende Anerkennung, aber est vita, sed non est vita, wie sich ein Kollege ausgedrückt hat. Das zusätzliche Trauma der Ileostomie allein bei diesen ohnehin schon psychoneurotischen Personen verursacht besonders bei jüngeren Menschen oft schwere seelische Belastungen, wenn keine Möglichkeit zur Kontinenzwiederherstellung vorliegt. Dazu kommen noch die möglichen Folgen von Komplikationen an der Ileostomieöffnung. Bei 20% der einzeitig kolektomierten Patienten mit Ileostomie mußte dieselbe neu angelegt werden (M a r d e n, B l a c k 1957). Prolapse, Retraktionen, Hernien, Fistelbildungen treten nicht so selten an der Ileostomie auf. Postoperative Darmverschlüsse scheinen sehr häufig zu sein.

C o l c o c k und M a t h i e s e n berichten 1956 über Komplikationen chirurgischer Behandlung der C. u. bei 307 Patienten. Bei 43·6% (134 Patienten) traten postoperative Darmverschlüsse auf, die bei 62 Patienten ohne chirurgische Maßnahmen schwanden, in 46 Fällen aber eine neuerliche chirurgische Intervention notwendig machten. Fistelbildungen an der Ileostomie 22%, Hautekzem und Irritation in 15%.

Schon diese wenigen Angaben über später auftretende postoperative Komplikationen müssen den gelegentlich auftretenden Optimismus über die primären Erfolge totaler Kolektomie mit Ileostomie stark beeinträchtigen. Und jede Möglichkeit wäre zu begrüßen, wenn es bei schweren Fällen gelänge, wenigstens durch Anastomosen eine Dauerileostomie zu vermeiden. Bei subtotaler Kolektomie sind Ileo-Rektostomien und auch Dünndarmzwischenschaltungen besonders bei jugendlichen Personen oft möglich, wenn die erkrankte Schleimhaut der unteren Rektumampulle auch entfernt und der Dünndarm durchgezogen wird.

Die Eingriffe am vegetativen Nerven- system.

Wie zahlreiche Tierversuche zeigten, können durch mechanische und pharmakologische Reizung der parasympathischen Fasern zum Colon Spasmen mit Blässe der Schleimhaut, schließlich Hämorrhagien und Ulzerationen erzeugt werden (L i u m und P o r t i s). Auch eine hochgradige

Vermehrung des mukolytischen Fermentes Lysozym läßt sich durch solche parasympathische Erregungen erzeugen (M e y e r). Seit langer Zeit weiß man aus vielen Krankengeschichten von Patienten mit C. u., daß oft seelische Konflikte, Schock, Schmerz und emotionelle Reize die Erkrankung auslösen können und weiterwirkend jede Heilung verhindern. Auch zu dieser Frage wurden experimentelle Untersuchungen an Tier und Mensch angestellt (A l m y, T u l i n, G r a c e, K e r n, F r i e d m a n n). Es konnten allein mittels Rektoskopie und bei Kolostomieträgern die Schleimhaut des Colon beobachtet werden und durch emotionelle Erregung, Schreckerlebnisse, Spasmen und selbst Ulzerationen der Schleimhaut beobachtet werden. Es war daher gar nicht so abwegig, als 1948 D e n n i s und E d d y nach dem Vorschlag des Internisten W a t s o n die Vagotomie in die Behandlung der C. u. einführten.

1951 konnte E d d y über 41 Fälle von C. u. berichten, die vagotomiert wurden. Bei der Hälfte der Fälle war auch das Ileum betroffen (Ileokolitis). 12 Fälle wurden symptomfrei, 18 gebessert, 4 ungeheilt, 3 starben und 3 mußten kolektomiert werden.

D e n n i s beschrieb 1948 einen bemerkenswerten Fall von schwerer Ileokolitis bei einem 20jährigen Mädchen, bei dem wegen schwerster Ileocolitis ulcerosa bereits das gesamte Colon und vier Fünftel des Ileum operativ entfernt werden mußten. Trotzdem schritt von der Ileostomie aufwärts die Erkrankung fort. Erst durch eine Vagotomie kam es aber zu einem erstaunlichen Heilungserfolg.

In den letzten Jahren ist es aber mit weiteren Berichten über die Erfolge durch Vagotomie bei C. u. still geworden. Es ist ja aus der vegetativen Versorgung des Colon bekannt, daß der N. vagus den Dünndarm und das proximale Colon bis zum lateralen Drittel des Transversums parasympathisch versorgt, während das am Beginn der Erkrankung am häufigsten betroffene linke Colon vom sakralen parasympathischen Zentrum über die Nn. pelvici versorgt wird. Eine Vagotomie kann sich daher nur auf den Dünndarm und das proximale Colon auswirken. Bei Ileokolitis und bei Erkrankungen des gesamten Colon sind deshalb auch Besserungen wie erwartet eingetreten; aber die Erkrankung der linken Colonhälfte blieb unbeeinflußt. Im selben Jahre (1948) habe ich unter der Annahme, daß der C. u. ein neurodystrophischer Prozeß im vegetativen Nervensystem zugrunde liegen dürfte, systematisch nicht nur die pelvinen parasympathischen, sondern auch alle sympathischen Zuflüsse zur linken Colonhälfte, in der ja meist die C. u. beginnt, durch Neurektomie dieser vegetativen Nerven unterbrochen und kann heute schon über Erfahrungen an

28 eigenen Fällen berichten. Von 15 weiteren mit dieser Methode erfolgreich operierten Fällen anderer Chirurgen habe ich bereits in der Wiener Medizinischen Wochenschrift (1. Oktober 1958) berichtet.

Ueber den anatomischen Verlauf dieser Fasern orientiert Sie eine Abbildung in meiner Arbeit im Archiv für klinische Chirurgie 284, 359 (1956).

Diese Operationsmethode soll nach meinen bisherigen Erfahrungen nicht bei akuten, toxisch-febrilen Fällen primär in Anwendung kommen, sondern erst nach Abklingen der akuten Erscheinungen, aber dann bald versucht werden. Bei den primär, gleich das ganze Colon ergreifenden akuten Erkrankungen (nach Grimes in 36% und Bockus in 48'2%) ist ebenso vorzugehen. Bei therapieresistenten, akuten Fällen mit raschem Fortschreiten der Erkrankung kann nur eine subtotale Kolektomie (siehe oben) das Leben erhalten.

Die pelvine Neurektomie eignet sich am besten für die chronisch-rezidivierenden Fälle mit jährlichen Exazerbationen, bei denen noch keine irreparablen Schäden am Dickdarm aufgetreten sind. Bei einem Colon mit solchen Schleimhautveränderungen bei C. u., wie ich sie in einer Abbildung der Arbeit im Archiv zeigen konnte, wird sowohl jede interne Therapie als auch eine Neurektomie erfolglos bleiben. Nur die Kolektomie kann hier den tödlichen Ausgang verhindern.

Ein heuer im März von mir operierter Fall, die 15jährige Tochter eines Kollegen, war im Anschluß an eine starke Emotion an einer schweren C. u. erkrankt. Alle Behandlungsmethoden, einschließlich Psychotherapie, Cortison, ACTH, Largactil-Dauerschlaf und zahlreiche Bluttransfusionen hatten keinen Erfolg. Die Erkrankung schritt progressiv fort und das Mädchen war seit 4 Monaten nur bettlägerig. Schon 2 bis 3 Wochen nach der Neurektomie konnte sie das Bett verlassen, hatte tagsüber nur 1 Stuhl, der blut- und eiterfrei war, und die Ulzerationen im Rektosigmoid waren abgeheilt. Seit 6 Monaten geht es ihr gut.

Die Auffassung von Schellak, daß neurosenpsychologische Faktoren für die Aetiologie der afebrilen C. u. verantwortlich sind, hat viel für sich. Zu konflikthafter Erlebnisverarbeitung treten funktionelle Betriebsstörungen am Dickdarm auf, der eine neuromuskuläre dyskinetische Funktionsstörung bei den oft schwer neurotischen Patienten zugrunde liegt.

Zu diesem Kapitel ein interessanter Beitrag: Tyndel und Forster berichten in der kanadischen Med. Ass. 1956 über eine Heilung einer chronischen C. u. bei einer 35jährigen Frau durch eine präfrontale Leukotomie. Die Frau litt unter einer schweren Psychose unter dem Bild einer katatonen Schizophrenie. Daneben bestand seit Jahren eine chronische C. u. mit ständigem Blut- und Eiterabgang. Da alle Therapie, wie Insulin, Elektroschock ohne Erfolg auf die Psychose blieb, wird eine präfrontale Leukotomie ausgeführt. Danach vollständige Heilung — auch der Kolitis — die auch nach 1jähriger Beobachtung anhielt.

Nun sind bei der C. u. akute Psychosen bekannt; auch schwere Hypokaliämien und toxische Leberverfettung bei C. u. können solche psychische Störungen hervorrufen.

Ich komme hiemit zum Schluß meiner Ausführungen. Es ist meiner Meinung nach zu erwarten, daß auch bei uns die C. u. im Laufe der Jahre, wie bereits in den westlichen Ländern, eine weitere Zunahme erfahren wird. Das gehetzte Leben, das Fehlen von ruhigen, beschaulichen Erholungspausen, die Ueberforderung im Streben nach materieller Besserstellung u. a. Ursachen führen zwangsläufig zu Konfliktsituationen und zur vermehrten Neurotisation. Damit verbindet sich folgerichtig ein übererregbares vegetatives System, das sich vornehmlich in Spasmen der glatten Muskulatur und in vasomotorischen Störungen verschiedener Organsysteme manifestieren kann. Hier im Colon. Zweifellos kann man bei vielen, aber nicht allen Fällen von C. u. einen solchen ätiologischen Zusammenhang nicht von der Hand weisen, und die bisherigen Anfangserfolge bei Eingriffen in ein so gestörtes vegetatives System lassen die Hoffnung aufkommen, daß in weiterer Zukunft die ganz großen chirurgischen Eingriffe in verständnisvoller Zusammenarbeit mit den Internisten nur mehr wenigen schwersten Fällen vorbehalten bleiben.

Literatur beim Verfasser.

Aus der Universitäts-Kinderklinik Wien
(Vorstand: Prof. Dr. K. Kundratitz)

Klinik und Therapie der Colitiden im Kindesalter unter besonderer Berücksichtigung der Colitis ulcerosa

Von H. G. Wolf

Während akute Darmkrankheiten entzündlicher Genese im Säuglings- und Kindesalter häufig sind, stellen chronische Entzündungen des Darmtraktes nur ein geringes Kontingent stationärer Patienten einer Kinderklinik. Besonders gilt dies für jene vorwiegend auf den Dickdarm beschränkten Prozesse und hier wieder vor allem für die schwersten Formen, worauf gleich einzugehen sein wird. Dadurch aber, daß die Differentialdiagnose und insbesondere die Therapie chronischer Colitiden beim Kinde auch heute noch Probleme darstellen, ist es gerechtfertigt, über die Fortschritte und offenen Fragen dieses Gebietes an Hand eigener Erfahrungen und unter Heranziehung der Literatur zu berichten.

Dabei möchte ich mich entsprechend dem gestellten Thema beschränken auf die Besprechung der Colitis ulcerosa, der regionalen Colitis und der symptomatischen Colitiden auf der Grundlage anderer Störungen des Dickdarmes. Anhangsweise sollen die pseudomembranösen Colitiden infolge antibiotischer Therapie erwähnt werden. Das große Gebiet der Säuglingsenteritis, bei der auch das Colon mehr minder mitbeteiligt ist, fällt aus dem Rahmen meines heutigen Referates, ebenso die ätiologisch wohldefinierten Dickdarmentzündungen bei bazillärer und Amöbenruhr, sowie bei Darmtuberkulose und Aktinomykose.

Die Colitis ulcerosa ist in unserem Patientengut außerordentlich selten. Hier scheinen jedoch große regionale

Unterschiede zu bestehen, wenn man bedenkt, daß L a g e r - c r a n t z in Stockholm 1949 über 134 Kinder von 1 bis 13 Jahren berichten und 1955 weitere 16 hinzufügen konnte. Auch in der amerikanischen Literatur liegen mehrere Beobachtungsserien vor, so aus der Mayo-Klinik über 95 Kinder der Jahre 1925 bis 1931 (J a c k m a n, B a r g e n und H e l m - h o l z) bzw. über 122 Fälle der Jahre 1944 bis 1954 (H o d g s o n und K e n n e d y), ferner aus Chicago über 80 Kinder der Jahre 1936 bis 1954 (K i r s n e r, R a s k i n und P a l m e r). Daneben gibt es jedoch auch in Amerika Publikationen über kleinere Serien, so aus St. Louis über 18 Fälle der Jahre 1934 bis 1953 (H o l o w a c h und T h u r s t o n), wobei die Seltenheit der Erkrankung im Kindesalter betont wird. In diesem Zusammenhang ist von Interesse, daß auch die erste Arbeit über Colitis ulcerosa beim Kinde 1923 in Amerika erschien (H e l m - h o l z).

Bei Durchsicht der deutschsprachigen Literatur zeigt sich zunächst, daß im Handbuch für Kinderheilkunde 1931 und 1942 die Colitis ulcerosa überhaupt nicht aufscheint, aber auch im übrigen nur vereinzelte kasuistische Darstellungen existieren (z. B. G l a n z m a n n u n d A s c h). W a l l g r e n erwähnt dagegen die starke Zunahme der Krankheit in Schweden, wo vor 40 bis 45 Jahren kein einziger Fall bekannt gewesen sei, während jezt die Diagnose „alltäglich", jedenfalls häufiger als die der zystischen Pankreasfibrose, gestellt werde. Wahrscheinlich handelt es sich dabei doch um eine echte Zunahme der Erkrankungen.

Im Neugeborenen- und Säuglingsalter ist die Zuordnung ulzeröser Dickdarmentzündungen zum Begriff der Colitis ulcerosa eine Frage der klinischen Definition. In den meisten Kasuistiken wird der foudroyante Verlauf mit ausgedehnten Geschwürsbildungen und meist tödlichem Ausgang betont (H a r t, V e d e l - J e n s e n, B e r a n b a u m und W a l d r o n u. a.). Eine Zusammenstellung von 29 Fällen bis zum Alter von 18 Monaten findet sich bei M. und A. V a l d e s - D a p e n a.

Vor der Erörterung des Krankheitsbildes sei eine Kasuistik unserer Klinik (R u z i c z k a und W o l f) wiedergegeben, die den Verlauf eines mittelschweren Falles zeigt:

S. Leopold, (Arch. Nr. 246/1956) $11^7/_{12}$ Jahre, Familienanamnese unauffällig, normale Schwangerschaft und Geburt, bisher keine Krankheiten. Mitte August 1956 Beginn der jetzigen Erkrankung mit Durchfällen, dünnflüssigen, faulig riechenden Stühlen, subfebrilen Temperaturen und kolikartigen Bauchschmerzen. Aufnahme in ein auswärtiges Krankenhaus. BSR 60/170, Hb. 55%, Ery. 3·5 Mill. Im Stuhl zeitweise makroskopische Blutbeimengungen, Benzidin stets positiv. Bakteriologisch im Stuhl nur B. coli. Tuberkulin (nach BCG-Impfung schwach positiv, kein Anhaltspunkt für tuberkulöse Infektion. Magen-Darmröntgen einschließlich Kontrastmitteleinlauf (!) o. B. Während des Auf-

enthaltes zeitweise Besserung des Durchfalles, jedoch trotz verschiedener therapeutischer Maßnahmen stets nach wenigen Tagen
Verschlechterung. Langsame Gewichtsabnahme. Agglutinationen
auf Typhus, Paratyphus, Bang negativ. Unter der Verdachtsdiagnose Darmtuberkulose oder Sprue Einweisung an unsere
Klinik am 27. November 1956.

Stark abgemagerter, 34 kg schwerer, altersgemäß ent-
wickelter Knabe, der einen schwerkranken Eindruck macht.
Interner Befund außer einer leichten Druckempfindlichkeit des
Unterbauches unauffällig. BSR 65/70, Hb. 70%, Ery. 4·5 Mill.
Knöchelödeme bei Hypoproteinämie mit Verminderung des Al-
bumins und hohem Gammaglobulin. Bei strenger Diät weiterhin
dünnflüssige, zeitweise blutig-eitrige Stühle, Benzidin positiv.
Auffallend die in sich gekehrte, resignierende Haltung des
Knaben, der die Aussichtslosigkeit seines Zustandes erkannt zu
haben meint, im übrigen aber ein nettes, differenziertes Wesen
aufweist. In den ersten 2 Wochen weitere 4 kg (!) Gewichtsabnahme bis 30 kg. Agglutinationsreaktionen auf Typhus, Paratyphus, Bang negativ. Tuberkelbazillen im Stuhl mikroskopisch
und kulturell nicht nachweisbar. Die Irrigoskopie ergibt mit
unregelmäßig gezackten Konturen des Dickdarms und „zerrisse-
nen" Schleimhautbildern das Vorliegen einer ulzerösen Colitis,
wobei die terminale Ileumschlinge ebenfalls pathologische Veränderungen erkennen läßt. Die Rektoskopie zeigt eine tiefrote,
verdickte Schleimhaut mit zahlreichen blutenden Erosionen.

Da ein ausschließlich diätetisches Vorgehen keinen Erfolg
zeitigte, werden 3 Bluttransfusionen mit je 300 ccm durchgeführt,
die den Allgemeinzustand etwas bessern. Salazopyrin wird
schlecht vertragen, Verweilklysmen mit Succus liquiritiae führen
zu einer gewissen Besserung. Schließlich Prednison 30 mg/die,
worauf erstmals die Stühle konsistenter werden, der Allgemeinzustand wesentlich gebessert wird. Sehr guter Appetit, rasche
Gewichtszunahme unter Reduzierung der Prednisondosis. Eine
Wiederholung des Kontrastmitteleinlaufes zeigt polypoide
Schleimhautveränderungen, die Konturen jedoch regelmäßiger.
Entlassung am 7. März 1957 in gutem Allgemeinzustand, Stuhl
geformt, ein- bis zweimalig täglich, schmerzfrei, 37 kg. Zunächst
noch 5 mg Prednison täglich, dann Absetzen. Bei Kontrollen nach
3 und 6 Monaten 47 bzw. 49 kg, keine Beschwerden, ausgezeich-
netes Allgemeinbefinden. Ißt fast alles, außer Milch und Milch-
produkten.

Die Zuordnung zum klinischen Krankheitsbild der
Colitis ulcerosa hat vor allem zwei Kriterien zu berücksichtigen, einerseits den chronisch-rezidivierenden und prognostisch schwer berechenbaren Verlauf und anderseits die
Hartnäckigkeit gegenüber den verschiedensten Behandlungsmethoden (Lauda). Da die Aetiologie trotz zahlreicher
Theorien (s. bei Zetzel, sowie bei Fischer und Mantz)
noch immer im Dunklen liegt, ist eine rationelle Therapie
nicht möglich, wozu noch die Notwendigkeit tritt, im einzelnen Fall internen oder chirurgischen Maßnahmen den Vorrang zu geben.

Periodenweise oder ständig auftretende dünne und häufige Stühle mit Schleim, Blut und Eiter sollen auch beim Kinde an die Möglichkeit einer Colitis ulcerosa denken lassen. Oft steht am Beginn ein Infekt des oberen Respirationstraktes, der auch häufig Rezidive einleitet. Dazu treten kolikartige Bauchschmerzen, subfebrile Temperaturen und ein allgemeines Krankheitsgefühl, das mit der nun einsetzenden Gewichtsabnahme noch deutlicher wird. Im Kindesalter ist durch die zahlreichen wäßrigen Entleerungen die Gefahr der Exsikkose und Intoxikation wesentlich größer als beim Erwachsenen. Der ständige Blutverlust mit dem Stuhl hat eine Anämie, aber auch eine Hypoproteinämie zur Folge.

Das geschilderte klinische Bild führt zur Diagnose, die nun durch den rektoskopischen Befund einer hyperämischen und verdickten Schleimhaut, die leicht blutet oder blutige Erosionen und Ulzera erkennen läßt, gesichert wird. Der Röntgenologie kommt die Aufgabe zu, die Ausdehnung und Schwere des Prozesses festzulegen. Verlust der Haustren, Serrationen der Konturen, Ulzera, Starre und Enge des Dickdarmrohres und pseudopolypöse Irregularitäten der Schleimhaut sind die röntgenologischen Charakteristika, die bei entsprechender Technik auch im frühen Kindesalter gefunden werden können (Hodgson und Kennedy). Besondere Wichtigkeit erlangt das Röntgenbild bei der Differentialdiagnose der regionalen Enterocolitis (s. unten).

Der Verlauf ist ein chronisch-rezidivierender, wobei auch ohne wesentliche therapeutische Maßnahmen Remissionen bekannt sind. Die Krankheit zieht sich über viele Jahre, meist das ganze Leben, hin und führt beim Kinde zu Wachstumsrückstand, verzögerter sexueller Entwicklung und schweren psychischen Veränderungen. Es soll hier nicht auf die Frage der psychosomatischen Aetiologie der Colitis ulcerosa eingegangen werden, es steht jedoch fest, daß auch im Kindesalter zumindest für den Verlauf psychischen Traumen große Bedeutung zukommt (z. B. Prugh, Svejcar und Mitarbeiter, Curtius und Rohrmoser). Spannungen im häuslichen Milieu, gestörte Beziehungen zu den Eltern und ähnliche psychische Faktoren können immer wieder zu Rezidiven führen.

An Komplikationen spielen außer der Anämie Fistelbildungen und Perforationen sowie maligne Entartungen der pseudopolypös veränderten Schleimhaut lokal die größte Rolle. Daneben kommen Leberschädigungen, Arthritiden und Erythema nodosum zur Beobachtung. Die Anämie ist nicht nur durch die Blutverluste bedingt, sondern auch durch die bei chronischen Infektionen bekannte Eisenverwertungsstörung (Barr, Delava und Zetterström). Die Entwicklung eines Colonkarzinoms kommt bei längerem Verlauf der

Colitis ulcerosa gerade in den jüngeren Altersklassen häufiger vor als bei Erwachsenen (W i l c o x und B e a t t i e, H o l o w a c h und T h u r s t o n u. a.), die Diagnose ist wegen der bereits durch die Grundkrankheit bedingten Schleimhautveränderungen schwierig. Eine auffallende Verschlechterung des Allgemeinzustandes mit höhergradiger Abmagerung ist ein Hinweiszeichen.

Die Therapie sollte beim Kinde zunächst stets konservativ und individualisierend sein. Absolute Bettruhe und Diät sowie Sedativa und Spasmolytika sind am Beginn jeder Durchfallsperiode angezeigt. Die Nahrung soll eiweiß- und kohlehydratreich sowie schlackenarm sein und genügend Fett und Vitamine enthalten. Bei Anazidität Substitution mit Acidolpepsin. Milch und Milchprodukte sowie Gemüse aller Art sind zunächst wegzulassen. Eine psychotherapeutische Betreuung kann etwaige Spannungen mildern oder beseitigen. Bluttransfusionen bei stärkerer Anämie und Hypoproteinämie heben gleichzeitig den Allgemeinzustand. Gegen Sekundärinfektionen können Sulfonamide oder Penicillin-Streptomycin gegeben werden, während vor der Verwendung von Breitbandantibiotika eher gewarnt werden muß, seit die später zu besprechenden „antibiotischen" pseudomembranösen Colitiden bekannt geworden sind. Manchmal ergeben Verweilklysmen mit Hydrocortison, Adstringentien oder Succus liquiritiae (B o l l e r und S i c h r o w s k y) gute Resultate. Umstimmende Fiebertherapie mit Eigenblut- oder Pyriferinjektionen wirkt oft schlagartig (L a u d a).

In den letzten Jahren sind nun zwei medikamentöse Wege beschritten worden, die teilweise zu guten Erfolgen führten. Durch die Kombination von Salicylsäure und Sulfapyridin wurde im Salicylazosulfapyridin (Salazopyrin, Azulfidine) ein Präparat entwickelt, das neben der chemotherapeutischen Wirkung eine ausgesprochene Affinität zum Bindegewebe besitzen soll und seit über zehn Jahren bei der Therapie der Colitis ulcerosa verwendet wird (S v a r t z, L a g e r c r a n t z u. a.). Die Dosierung beträgt bei Kindern etwa $^1/_2$ bis 2 Tabletten zu 0˙5 g Salicylazosulfapyridin 3- bis 6mal täglich. Das Medikament soll über lange Zeit verabreicht werden, also auch im symptomfreien Intervall. Nebenwirkungen sind in Form von Uebelkeit und Appetitlosigkeit häufiger, selten sind Leukopenien oder toxische Exantheme. Vorübergehende Reduktion der Dosis oder Aussetzen des Medikamentes führt zum Verschwinden der Nebenwirkungen. Nach den vorliegenden Literaturberichten bei großen Vergleichsserien ist ein Versuch mit Salazopyrin angezeigt.

Die zweite neuere Behandlungsmethode betrifft die Glukokortikoide, die in vielen Fällen zu rascher Besserung des Allgemeinbefindens, zum Sistieren der Durchfälle und zur

Gewichtszunahme führen. Die Tatsache der oft nur vorüber-
gehenden Wirkung mit schweren Rezidiven nach dem Absetzen von Cortison oder Prednison und die mögliche Komplika·
tion einer symptomlosen Perforation haben dazu geführt,
diese Hormone nur in besonders resistenten Fällen einzusetzen.
Man hat jedoch damit stets noch ein wirksames Mittel in der
Hand, um nach erfolglosen Versuchen mit anderen Medikamenten eine Remission herbeizuführen.

Schließlich seien einige Worte zur chirurgischen
Therapie gesagt, obwohl dieselbe von berufenerer Seite dargestellt werden wird. Hier ist im Kindesalter schon deswegen
Zurückhaltung angezeigt, weil, abgesehen von akuten chirurgischen Indikationen, im allgemeinen eine längere Dauer des
Leidens abgewartet werden soll. Allerdings sollte bei unbeein-
flußbarer Symptomatik durch mehr als 8 bis 9 Jahre wegen
der Gefahr eines Colonkarzinoms operiert werden (Lagercrantz, Meeker und Goff). Die Mehrzahl der Chirurgen
gibt dabei der ein- oder zweizeitigen totalen Colektomie einschließlich der Exstirpation des Rektums den Vorzug vor der
alleinigen Ileostomie. Wegen der eingreifenden und ver-
stümmelnden Operation wurde von Oppolzer bei Erwachsenen die Entfernung der zum Dickdarm ziehenden vegetativen
Nerven mit Erfolg versucht. Im Kindesalter ist unseres Wissens diese Methode noch nicht durchgeführt worden.

In etwa 20 bis 25% aller Fälle von Colitis ulcerosa ist
das terminale Ileum mitbeteiligt (Yarnis, Marshak und
Crohn, Schmitz-Dräger und Thurn), wahrscheinlich
durch proximales Fortschreiten der Entzündung bei offener
Valvula Bauhini („backwash-ileitis"). Diese Tatsache führt zu
differentialdiagnostischen Problemen gegenüber einer anderen
chronischen Darmaffektion, nämlich der regionalen
Enteritis, die nach ihrer häufigsten Lokalisation zuerst als
Ileitis terminalis beschrieben wurde und im Kindesalter ebenfalls sehr selten ist (Wolf). Auch hier ist die Aetiologie
unbekannt, jedoch besteht pathologisch-anatomisch ein grund-
legender Unterschied zwischen beiden Erkrankungen. Während die ulzeröse Colitis eine exsudative Entzündung mit im
Vordergrund stehenden Geschwürbildungen darstellt, ist die
regionale Enteritis ein progressiv-sklerosierender Prozeß mit
hyperplastisch-granulomatösen Proliferationen (Warren und
Sommers, French und Vander).

Die klinische Symptomatologie regionaler Enteritiden
ähnelt mit kolikartigen Bauchschmerzen, fieberhaften Perioden
und zeitweisen Diarrhoen in einzelnen Fällen sehr den Befunden bei Colitis ulcerosa, um so mehr, als neben dem
abschnittsweisen Befall des Dünndarmes auch regionale
Colitiden vorkommen, die sich auf eine meist scharf begrenzte
Strecke des Dickdarmes beschränken. Kompliziert werden die

diagnostischen Schwierigkeiten noch dadurch, daß einerseits beide Krankheiten gleichzeitig vorkommen, anderseits aber auch einander folgen können (synchrone oder metachrone Kombination, C r o h n und Y a r n i s). Die Unterschiede zwischen beiden Krankheiten sind außer durch den makroskopischen und mikroskopischen Befund des Dickdarmes am eindeutigsten röntgenologisch zu erfassen. Die Colitis ulcerosa zeigt fast immer die schwersten Veränderungen im Bereich der distalen Dickdarmabschnitte, die regionale Colitis findet sich am häufigsten proximal im Anschluß an die meist mitbeteiligte letzte Ileumschlinge. Schon zu Beginn regionaler Colitiden findet man pseudopolypöse Granulationen der Schleimhaut, Ulzerationen sind selten und nur vereinzelt nachweisbar. Die Tendenz zur Schrumpfung und zu Narbenstenosen ist größer als bei der ulzerösen Colitis, auch sind Fistelbildungen zu benachbarten Darmschlingen oder nach außen bei längerem Verlauf die Regel. Die Stenosen der letzten Ileumschlinge sind dabei nahezu pathognomonisch, wenn man die heute sehr selten hyperplastisch-tuberkulösen Prozesse ausschließen kann (O t t e n j a n n).

Eine derartige, regionale Enterocolitis beobachteten wir bei einem 13jährigen Mädchen, das uns nach typischer, jahrelanger Anamnese mit äußerer Darmfistel im Bereich der rechten Leistengegend unter der Diagnose regionale Enteritis von Primarius Dr. R. J o n a s zugewiesen wurde. Bei der stark abgemagerten Patientin fanden sich röntgenologisch neben einer hochgradigen Stenosierung des terminalen Ileum mit Fistelbildung nach außen auch Veränderungen des Colon ascendens und transversum. Die Haustrierung war hier fast völlig aufgehoben, in dem gleichmäßig glatt konturierten Rohr zeigte die Schleimhaut eine pseudopolypöse Reliefbildung mit Einengung des Lumens. An der linken Colonflexur gingen diese Veränderungen mit ziemlich scharfer Begrenzung in ein vollkommen normales Schleimhautbild des absteigenden Dickdarmes über. Rektoskopisch dementsprechend normaler Befund. Nach monatelangen konservativen Behandlungsversuchen, die zu einer Besserung des Allgemeinzustandes und zu weitgehender Normalisierung der BSR, des Blutbildes und der Elektrophorese führten, wurde die Fistelexzision mit gleichzeitiger Resektion der befallenen Darmabschnitte durchgeführt (Prof. Dr. G. S a l z e r, II. Chirurgische Universitäts-Klinik). Histologisch das Bild der regionalen Enterocolitis (Doz. Dr. O b i d i t s c h - M a y e r, Pathologisch-anatomisches Institut). Komplikationsloser postoperativer Verlauf. Seit etwa einem Jahr gutes Gedeihen, stetige Gewichtszunahme, beschwerdefrei.

Wie bei allen schweren chronischen Krankheitsabläufen im Kindesalter kommt es auch bei der regionalen Enteritis zu Wachstumsstillstand, Retardation der sexuellen Entwicklung und zu psychischen Veränderungen. Diese letzteren bestehen vor allem in Lustlosigkeit, stillem und gedrücktem Wesen,

wie bei der Colitis ulcerosa kommen Rezidive nach psychischen Traumen zur Beobachtung. Bei dem Versuch, durch
EEG-Untersuchungen der Frage von Ursache und Wirkung
bei chronischen Darmkrankheiten näherzukommen, konnten
Unterschiede zwischen regionaler Enteritis und Colitis
ulcerosa gefunden werden (Krump und Gerardy). Die
Interpretation der gewonnenen Kurven ergab nur bei der
ulzerösen Colitis Hinweise auf eine bereits prämorbide Altera-
tion des Zentralnervensystems.

Bei ausgedehntem Befall des Dünndarms kann es beim
Kinde infolge der eintretenden Resorptionsstörungen zum
Bilde des Coeliakiesyndroms (Wolf) kommen, während beim
Erwachsenen das Auftreten von Fettstühlen bei Enterocolitis
zur Aufstellung eines eigenen Krankheitsbildes geführt hat
(Cooke und Brooke). Die Differentialdiagnose zur
Coeliakie bzw. zur idiopathischen Sprue kann dann wohl
nur durch den röntgenologischen Nachweis einer Entero-
colitis gestellt werden.

Die Therapie der regionalen Enterocolitis ist bei gleicher
Unkenntnis der Aetiologie ähnlich wie bei der ulzerösen
Colitis: Diät, besonders Milchkarenz, Bettruhe und allenfalls
Psychotherapie, ferner darmwirksame Sulfonamide sowie
Bluttransfusionen. Das Ziel der konservativen Maßnahmen bei
immer wieder rezidivierenden Fällen ist eine Beeinflussung
der Aktivität der entzündlichen Vorgänge, denn operiert
sollte erst nach erheblichem Rückgang der BSR werden, vor
allem dann, wenn Fistelbildungen oder Ileuserscheinungen
durch die Stenosen dazu zwingen. Die Glukokortikoide führen
zur raschen Besserung, Rezidive nach Absetzen der Steroid-
therapie sind jedoch häufig.

Die chirurgische Behandlung besteht in Resektion der
befallenen Darmabschnitte oder in Ausschaltungsoperationen
ohne Entfernung der erkrankten Teile. Während ein Fortschreiten des Prozesses mit Einbeziehung weiterer Darmteile
ohne resezierenden Eingriff bisher nicht bekannt wurde,
kommt es nach Resektionen häufig zu Rezidiven, die dann
stets wieder an der neugebildeten letzten Ileumschlinge beginnen. Bei einem von uns bisher drei Jahre nach der
Resektion beobachteten Knaben ist es gelungen, durch inter-
mittierende Verabreichung kleiner Prednisondosen ein klinisches Rezidiv zu verhüten, obwohl röntgenologisch bereits
wieder charakteristische Veränderungen bestehen. Es ist also
auch die Behandlung der regionalen Enteritis ein sehr schwie-
riges und noch keineswegs gelöstes Problem.

Als symptomatische Colitiden bezeichnen wir
jene Dickdarmentzündungen, die sich auf dem Boden anderer
Störungen entwickeln. Hier steht an erster Stelle die chronische Obstipation, bei der die bekannten „paradoxen Diar-

rhoen" durch sekundär-entzündliche Prozesse des Colons bedingt sind. Vor allem beim aganglionären Megacolon, bei der echten Hirschsprungschen Erkrankung, treten derartige Colitiden zeitweise ganz in den Vordergrund des klinischen Bildes. Bei Säuglingen stellen sie die gefürchtetste Komplikation des Megacolon congenitum dar, da sowohl die Exsikkose als auch Perforationen zum Tode führen können (Hiatt). Bei einzelnen Fällen im Säuglingsalter ist die unbeeinflußbare Diarrhoe sogar das führende Symptom des Morbus Hirschsprung (Stockdale und Miller). Bei antibiotischer Behandlung kann zur Stagnation des Darminhaltes noch die Superinfektion mit resistenten Keimen treten (Moriarty und Ramsey).

Auch die übrigen Obstipationsursachen beim Kinde, die von anatomischen Passagestörungen über das überwiegend psychogene idiopathische Megacolon bis zu der endokrinen Darmträgheit der Hypothyreosen reichen, können bei längerer Retention des Stuhles, insbesondere bei Kotsteinen, zu Colitiden Anlaß geben. Alle diese symptomatischen Entzündungen bilden sich nach Beseitigung der Grundkrankheit zurück.

Die als Sekretionsneurose und kaum je als Entzündung aufzufassende Colica mucosa pseudomembranacea ist im Kindesalter sehr selten; ätiologisch kommen allergische Auslösungen in Frage.

In der letzten Zeit sind nun auch beim Kinde die zuerst beim Erwachsenen beschriebenen (Rieckert) pseudomembranösen Colitiden hauptsächlich im Verlaufe antibiotischer Behandlung beobachtet worden.

Es sind dies perakut einsetzende Enterocolitiden, bei denen der Stuhl pseudomembranöse Beimengungen enthält und einen ganz charakteristischen Geruch aufweist. Meteorismus, Fieber, Erbrechen und Durchfälle führen fast ausschließlich innerhalb kürzester Zeit zum tödlichen Ausgang (Beatty und Hawes). Obwohl über solche pseudomembranöse Colitiden schon früher vereinzelt berichtet wurde (Gahlemann), sind sie im Zusammenhang mit antibiotischer Therapie, besonders bei Anwendung von Breitbandantibiotika, etwas häufiger geworden. In der Mehrzahl der Fälle sind resistente Staphylokokken als Erreger anzuschuldigen, oft sind es postoperative Komplikationen (Wallgren und Hjelt).

Die Behandlung besteht in sofortigem Ersatz des betreffenden Antibiotikums durch Erythromycin, die schwere Intoxikation und Exsikkose erfordert Flüssigkeitstherapie wie bei anderen Säuglingstoxikosen. Diese Staphylokokkeninfektionen (Souchon und Mitarbeiter) gehören in den Problemkreis des Hospitalismus, der durch das Auftreten resistenter

10

Bakterienstämme ein neues Problem der Medizin geworden ist
(s. Wien. klin. Wschr. 50, 1957, 941 bis 952).

Der kurze Ueberblick über die Colitiden des Kindes
zeigt, daß nach Ausschluß der zuletzt erwähnten akuten
Formen die chronischen Krankheitsbilder in diagnostischer
und vor allem in therapeutischer Hinsicht trotz ihrer relativen
Seltenheit interessante Fragestellungen aufwerfen, die von
einer endgültigen und befriedigenden Lösung noch weit entfernt sind. Um ein allfälliges jahrzehntelanges Leiden einigermaßen beherrschen zu können, ist eine diagnostische Klärung
rezidivierender Durchfälle auch beim Kinde unbedingt erforderlich.

Literatur: Barr, M., Delava, S. und Zetter-
ström, R.: Studies of the anemia in ulcerative colitis with special
reference to the iron metabolism. Acta paediatr., 44 (1955),
S. 62—72. — Beatty, E. C. Jr. und Hawes, Ch. R.: Pseudomembranous enterocolitis in infancy. J. Pediatr., 46 (1955),
S. 654—662. — Beranbaum, S. L. und Waldron, R. J.:
Chronic ulcerative colitis. Case report in a newborn infant. Pediatrics, 9 (1952), S. 773—778. — Boller, R. und Sichrow-
sky, H.: Zur Klinik und Therapie der Colitis ulcerosa. Ein
Erfahrungsbericht über 94 Kranke. Wien. med. Wschr., 107
(1957), S. 11—14. — Cooke, W. T. und Brooke, B. N.: Non-
specific enterocolitis. Quart. J. Med., 24 (1955), S. 1—22. —
Crohn, B. B. und Yarnis, H.: Regional ileitis. 2nd rev. ed.
New York-London: Grune and Stratton, 1958. — Cur-
tius, F. und Rohrmoser, H. G.: Zur Psychotherapie der
Colitis ulcerosa. Dtsch. med. Wschr., 80 (1955), S. 105—108. —
Fischer, H. und Mantz, O. R.: Aetiologische und klinische
Fragen zum Colitisproblem. Münch. med. Wschr., 100 (1958),
S. 1347—1352. — French, A. J. und Vander, S. A.: Idio-
pathic chronic ulcerative colitis and regional enterocolitis.
Clinicopathological correlation. Amer. J. Roentgenol., 74 (1955),
S. 977—988. — Gahlemann, Ch.: Ileus infolge von Colitis
pseudomembranacea bei einem Neugeborenen. Mschr. Kinderhk.,
74 (1938), S. 248—250. — Glanzmann, E. und Asch, H.:
Colitis ulcerosa im Kindesalter. Jb. Kinderhk., 148 (1937),
S. 233—257. — Hart, J. A.: Ulcerative colitis with perforation
in newborn. Texas J. Med., 42 (1946/47), S. 286. — Hiatt,
R. B.: A further description of the pathologic physiology of
congenital megacolon and the results of surgical treatment.
Pediatrics, 21 (1958), S. 825—831. — Helmholz, H. F.:
Chronic ulcerative colitis in childhood. Amer. J. Dis. Childr., 26
(1923), S. 418—430. — Hodgson, J. R. und Kennedy,
R. L. J.: The roentgenologic aspects of chronic ulcerative colitis
in children. Radiology, 65 (1955), S. 671—679. — Holowach, J.
und Thurston, D. L.: Chronic ulcerative colitis in childhood.
J. Pediatr., 48 (1956), S. 279—291. — Jackman, R. J., Bargen, J. A. und Helmholtz, H. F.: Life histories of ninety-five
children with chronic ulcerative colitis. A statistical study based
on comparison with a whole group of eight hundred and seventy-
one patients. Amer. J. Dis. Childr., 59 (1940), S. 459—467. —

Kirsner, J. B., Raskin, H. F. und Palmer, W. L.: Ulcerative colitis in children: Observations in selected patients. Amer. J. Dis. Childr., 90 (1955), S. 141—152. — Krump, J. E. und Gerardy, W.: EEG-Verlaufsuntersuchungen bei der Ileojejunitis (Crohn). Verh. dtsch. Ges. inn. Med., 63 (1957), S. 579—587. — Lagercrantz, R.: Ulcerative colitis in children. Acta paediatr., Suppl. 75 (1949), S. 89—151. — Derselbe: Follow-up investigation of children with ulcerative colitis. With special reference to indications for surgical therapy. Acta paediatr., 44 (1955), S. 302—317. — Lauda, E.: Lehrbuch der inneren Medizin. Wien: Springer-Verlag 1949, 2. Band. — Meeker, I. A. Jr. und Goff, P.: Surgical significance of ulcerative colitis in infants and children. West. J. Surg., 64 (1956), S. 545—551. — Moriarty, L. R. und Ramsey, B. W.: Membraneous colitis in two cases of Hirschsprungs disease treated with large doses of antibiotics. Pediatrics, 15 (1955), S. 438—443. — Oppolzer, R.: Die Neurektomie der vegetativen Nerven zum Dickdarm bei Colitis ulcerosa und ihre Ergebnisse. Zbl. Chir. (1956), S. 944. — Ottenjann, R.: Isolierte Darmtuberkulosen und chronische regionale Enteritiden (Crohn) im Kindesalter. Mschr. Kinderhk., 106 (1958), S. 22—26. — Pfaundler-Schlossmann: Handbuch der Kinderheilkunde. 4. Aufl. Berlin: F. C. W. Vogel 1931, 3. Band und Ergänzungswerk 1942. — Prugh, D. G.: Influence of emotional factors on clinical course of ulcerative colitis in children. Gastroenterology, 18 (1951), S. 339—354. — Rieckert, P.: Die Entstehung frischer nekrotisierender Colitiden während einer antibiotischen Behandlung. Dtsch. med. Wschr., 80 (1955), S. 855—864. — Ruziczka, O. und Wolf, H. G.: Colitis ulcerosa bei 11jährigem Knaben. Sitzung der Gesellschaft für Kinderheilkunde Wien vom 4. Juni 1957. N. Oesterr. Z. Kinderhk., 2 (1957), S. 359. — Schmitz-Dräger, H. G. und Thurn, P.: Zur röntgenologischen Diagnose und Differentialdiagnose der regionalen Enteritis. Fschr. Röntgenstr., 87 (1957), S. 566—574. — Souchon, F., Hüther, W. und Warnecke, B.: Zur Pathogenese und Therapie der Staphylokokken-Enteritis. Arch. Kinderhk., 151 (1955), S. 245—253. — Stockdale, E. M. und Miller, C. A.: Persistent diarrhea as the predominant symptom of Hirschsprungs disease (congenital dilatation of colon). Pediatrics, 19 (1957), S. 91—94. — Svartz, N.: Ueber die therapeutische Wirkung der Azoverbindungen der Salicylsäure mit Sulfapräparaten. Bull. schweiz. Akad. med. Wiss., 3 (1951), S. 311—319. — Derselbe: The pathogenesis and treatment of ulcerative colitis. Acta med. scand., 141 (1951), S. 172—184. — Svejcar, J., Lacková, E. und Buliř, K.: Ulcerative colitis in children. Zit. nach Zbl. Kinderhk., 60 (1957), S. 329. — Valdes-Dapena, M. und V.: Ulcerative colitis in infants. Report of a case. Gastroenterology, 18 (1951), S. 315—320. — Vedel-Jensen, N.: Ulcerative colitis in an infant. Nord. Med., 50 (1953), S. 1297—1299. — Wallgren, G. R. und Hjelt, L.: Fatal pseudomembranous enterocolitis and antibiotic therapy. Ann. paediatr. fenn., 1 (1954/55), S. 303—314. — Wallgren, A.: Colitis ulcerosa bei Kindern. Dtsch. Med. J., 6 (1955), S. 45—48. — Warren, S. und

S o m m·e r s, S. C.: Pathology of regional ileitis and ulcerative colitis. J. amer. med. Assoc., 154 (1954), S. 189—193. — W i l -c o x, H. R. Jr. und B e a t t i e, J. L.: Carcinoma complicating ulcerative colitis during childhood. Amer. J. clin. Path., 26 (1956), S. 778—786. — W o l f, H. G.: Das Krankheitsbild der Enteritis regionalis (Crohn) im Kindesalter. N. Oesterr. Z. Kinderhk., 1 (1955/56), S. 295—325. — Y a r n i s, H., M a r s h a k, R. H. und C r o h n, B. B.: Ileocolitis. J. amer. med. Assoc., 164 (1957), S. 7—13. — Z e t z e l, L.: Ulcerative colitis. New Engld. J. Med., 251 (1954), S. 610—615 und 653—658.

Amöbenbefunde bei Colitiden

Von **Felix Bodart**, St. Pölten

Wir haben in den letzten Jahren bei unseren Fällen von Kolitis aufmerksam nach Protozoen gesucht. Es erschien uns namlich nicht ausgeschlossen, daß in dem einen oder anderen Fall auch Amöben eine Rolle spielen könnten. Daß Amöben, und zwar auch pathogene Arten, also die E. histolytica, auch in Ländern der gemäßigten Zone vorkommen, ist bekannt. So haben z. B. in Deutschland vor dem Krieg Westphal und Gönner bei 7% der Bevölkerung (in Hamburg sogar bei 24%), in Jugoslawien Hahn und Mimica bei 16% der Schulkinder Amöben gefunden. In den Vereinigten Staaten soll mehr als die Hälfte der Bevölkerung verseucht sein. Hinsichtlich der Verhältnisse in Oesterreich liegen meines Wissens keine derartigen Untersuchungen vor. Publikationen über hier beobachtete Fälle von Amöbendysenterie bezogen sich immer nur auf solche, die in warmen Ländern erworben wurden. Man muß aber wohl annehmen, daß auch bei uns ein gewisser Amöbenbefall vorhanden ist, der natürlich mit den hygienischen und Ernährungsverhältnissen stark wechseln dürfte.

Amöbenbefall heißt aber noch lange nicht manifeste Erkrankung. Eine solche kommt — auch in den Tropen — nur bei einem Bruchteil der Infizierten auf Grund einer besonderen Disposition zum Ausbruch. Dabei spielen klimatische, hygienische und Ernährungsverhältnisse, andere Erkrankungen und vor allem bakterielle Darminfekte eine wesentliche Rolle.

Wir haben bei unseren Untersuchungen Schleimauflagerungen der Stühle oder Schleimflocken, die bei der Rektoskopie gewonnen wurden, frisch und körperwarm auf dem geheizten Objekttisch vor allem nativ und mit Zusatz von Lugolscher Lösung und Eosin untersucht, ferner Borax-,

Methylenblau- und teilweise auch Hämatoxylin-Präparate angefertigt. Kulturen und Tierversuche wurden nicht angestellt. Es muß auch hier wieder auf die bekannte und oft betonte Tatsache hingewiesen werden, daß ein Nachweis vegetativer Amöbenformen nur im körperwarmen Schleim möglich ist. Das erfordert eine gewisse Erziehung des Patienten, des Pflegepersonals und des Laboratoriums. Die optimalen Bedingungen sind bei der Rektoskopie gegeben.

Tatsächlich haben wir nun in insgesamt 12 Fällen Amöben im Stuhl gefunden. In 9 Fällen waren es große, gut bewegliche Magnaformen, die teilweise Erythrozyten — Phagozytose aufwiesen und 4kernige Zysten, also Kriterien, die, wenn auch nicht im einzelnen, so doch in der Gesamtheit für Entamöba histolytica sprechen. Bei den 3 übrigen Fällen waren die Zysten 2- bis 8kernig, die vegetativen Formen kleiner und nicht so gut beweglich; es handelte sich also offenbar um Entamöba coli oder andere, nicht pathogene Formen.

Klinisch handelte es sich um 4 Männer und 8 Frauen im Alter von 21 bis 68 Jahren. Mit Ausnahme eines 58jährigen, der im Jahre 1918 in Italien eine Malaria akquiriert hatte, aber von keiner Durchfallerkrankung damals zu berichten wußte, war keiner je im Ausland gewesen. Die Patienten stammten aus den verschiedensten Gegenden des westlichen Niederösterreich — St. Pölten, Böheimkirchen, Neulengbach, aus dem Traisen- und Erlauftal und der Gegend von Krems. Sie litten seit einigen Monaten bis mehreren Jahren, zum Teil rezidivierend, an Durchfällen mit häufigen blutig-schleimigen Entleerungen, hatten mehr oder weniger stark an Gewicht verloren und waren verschiedentlich diätetisch und medikamentös vorbehandelt worden.

Der klinische Befund war bis auf eine Druckempfindlichkeit im Verlaufe des Colon, insbesondere des Sigmoids sowie in der Umgebung des Nabels, unauffällig. Die Stühle waren zum Teil flüssig-breiig und mit Blut und Schleim untermengt, zum Teil aber auch geformt und von blutig-schleimigen Auflagerungen begleitet. Rektoskopisch fand uns eine mehr oder weniger stark gerötete und geschwollene, leicht blutende Schleimhaut mit Schleimauflagerungen. Kleine Geschwüre fanden wir bei 3 Fällen. Die Temperaturen waren afebril bis subfebril. Der Magensaft war einige Male achylisch, es kamen aber auch sub-, norm- und hyperacide Werte vor. Das Blutbild zeigte in einigen Fällen eine leichte normo- oder hypochrome Anämie. Eine Eosinophilie wurde nie festgestellt. Komplikationen, wie etwa Hepatitis, Leberabszesse oder Beteiligung des Respirationstraktes, wurden nicht beobachtet.

Therapeutisch verwendeten wir als spezifische Maßnahmen zu Beginn der Behandlung meist Sulfonamide — Intazin, Colentron oder Supronal — allein oder in Kom-

bination mit Antibioticis, zumeist Tetracyclin. Anschließend
gaben wir Enterovioform oder Yatren per os und als Klysma.
in einigen Fällen Emetin und auch Resotren.

Der Erfolg der spezifischen Behandlung stellte sich zum
Teil sehr prompt ein. In einigen Fällen besserte sich der
klinische Befund gleichzeitig mit dem Verschwinden der
Amöben aus dem Schleim binnen wenigen Tagen. In anderen
Fällen schwanden wohl die Amöben, die Durchfälle blieben
aber bestehen und besserten sich erst auf andere, unspezifische Behandlungsmaßnahmen. 6 Fälle, die wir zum Teil über
mehr als 2 Jahre verfolgen konnten, blieben rezidivfrei. In
3 Fällen traten Rückfälle auf, ohne daß von uns oder anderen
Untersuchern wieder Amöben festgestellt werden konnten.
Drei weitere Fälle erkrankten — einer mehrmals — an Rückfällen mit positivem Amöbennachweis im Stuhl. Sie sprachen
auf neuerliche spezifische Behandlung wieder gut an.

Unsere Fälle lassen sich in 3 Gruppen einteilen. Zunächst
solche, wo es sich um unspezifische Kolitiden handelt, bei
denen als Saprophyten Amöben gefunden wurden. Dabei erscheint es erwähnenswert, daß D o x i a d e s meint, es könnte
auch einmal die E. coli eine gewisse pathogenetische Rolle
spielen. Sie soll bei ruhrartigen Erkrankungen gelegentlich
gefunden worden sein.

Bei der zweiten Gruppe handelt es sich um Fälle, bei
denen im Stuhl eindeutig E. histolytica festgestellt wurde, die
durch spezifische Behandlung zum Schwinden zu bringen
war. Die Kolitis blieb jedoch weiter bestehen. Anscheinend
sind auch hier die Amöben nicht die auslösende Ursache. Es
ist bekannt, daß bei entsprechend disponierten Individuen die
Amöbiasis eine Colitis ulcerosa bedingen kann, die weiter
bestehen bleibt, auch wenn die Amöbiasis mit Erfolg behandelt wurde.

Schließlich haben wir insgesamt 3 Fälle beobachtet, bei
denen zweifelsfrei E. histolytica festgestellt wurde, die ebenso
wie die klinischen Erscheinungen und subjektiven Beschwerden auf eine entsprechende, spezifische Behandlung
schwanden. Nun ist ja eine Diagnose ex iuvantibus bei
Kolitiden sicher nur mit größter Zurückhaltung zu stellen.
Wir wissen nur zu gut, daß eine Kolitis auf jede Maßnahme
— von der Cortison- und antibiotischen Therapie bis zum Tee
vom „Dürrkräutler" und dem Hokuspokus des Wunder-
doktors — ansprechen kann. Das parallele Schwinden der
Protozoen und der klinischen Symptome, zum Teil wiederholt
bei Rezidiven, scheinen uns aber doch mit einiger Wahrscheinlichkeit für die ursächliche Bedeutung der Entamöba
histolytica zu sprechen.

Wir glauben also, daß man auch bei uns bei chronischen
Dickdarmerkrankungen an die Möglichkeit einer Amöben-

infektion, die im Inland erworben wurde, denken und nach Amöben suchen sollte. Die Therapie der reinen Amöbenruhr ist in unseren Breiten durchaus denkbar.

Zum Schluß möchte ich noch auf zwei Gefahren hinweisen. Die erstere besteht darin, daß die Patienten von der Amöbiasis erfahren und sich darunter etwas besonders Gefährliches vorstellen. Die Kolitiker sind ja meist psychisch sehr labil und reagieren dementsprechend schlecht. Man kann und muß sie beruhigen und über die für unsere Breiten gegebene Harmlosigkeit des Zustandes aufklären.

Eine zweite Gefahr besteht darin, daß der Arzt, sozusagen geblendet vom ungewohnten Amöbenbefund, nur mit amöbiziden Mitteln behandelt und gerade bei den Fällen von Colitis ulcerosa mit Sekundärinfektion auf andere, unspezifische Maßnahmen, die hier viel wichtiger sind, verzichtet.

Epidemiologisch scheint mir keine Gefahr zu bestehen. Wie eingangs erwähnt, ist mit einem Befall eines gewissen Prozentsatzes der Bevölkerung zu rechnen. Bei einwandfrei sichergestellter Amöbendysenterie wird man wohl die Infektionsanzeige erstatten müssen. Ich glaube aber nicht, daß sich daraus für die Gesundheitsbehörden besondere Konsequenzen ergeben.

Aus der II. Chirurgischen Abteilung des Krankenhauses
der Stadt Wien-Lainz
(Vorstand: Prof. Dr. Paul Moritsch)

Die postoperative Azotämie im Senium

Von G. Brenner und F. Magistris

Neue große Erfolge sind der Chirurgie möglich geworden durch die modernen Methoden der Anästhesie und Schockbekämpfung sowie durch die Einführung der Antibiotika. Damit sind aber auch neue Probleme im Verlauf der postoperativen Krankheit aufgetaucht bzw. Veränderungen in der Bedeutung postoperativer Komplikationen.

I. Waren es früher vor allem die akute Herz-Kreislaufinsuffizienz, die Pneumonie und die septischen Komplikationen, die die postoperative Mortalität schwer belastet haben, so ist heute die Azotämie, die Reststickstoffsteigerung im Blut, als Folge einer Insuffizienz des Tubulusapparates der Niere der häufigste Befund bei den schweren Fällen. Diese Veränderung hat unseres Erachtens drei Gründe:

1. Die Indikation zur Operation wurde in zweifacher Richtung erweitert:

a) In hohem und höchstem Alter werden heute auch große Operationen durchgeführt.

b) In viel schlechterem Allgemeinzustand gelangen Patienten heute noch zur Operation, mit so weit fortgeschrittenen Erkrankungen, wo nach früheren Verhältnissen ein Eingriff schon aussichtslos war.

Es besteht also eine absolute Vermehrung des operativen Krankengutes und damit eine absolute Zunahme der Wahrscheinlichkeit für postoperative Komplikationen.

2

2. Die Azotämie hat auch eine relative Zunahme erfahren dadurch, daß die früheren schon genannten Komplikationen seltener geworden bzw. meist erfolgreich zu behandeln sind; d. h. die Urämie, die zwischen dem 4. und
14. Tag nach der Operation erst gefährlich wird, wurde
früher eben oft gar nicht erlebt.

3. Die Diagnosestellung und Beurteilung der postoperativen Nierenstörung als eine letale Verlaufsform hat sich
durch neuere patho-physiologische und klinische Erkenntnisse erweitert. Früher galt der pathologisch-anatomische Befund einer parenchymatösen Degeneration der Nieren ohne
sonstige morphologische Zeichen der Urämie wohl selten als
Substrat einer tödlichen Komplikation. Heute wird bei
solchen Nieren die Intensität einer toxischen Nephrose und
interstitiellen Nephritis auch histologisch beschrieben, was
zusammen mit klinischen Befunden einer Azotämie der Diagnose Niereninsuffizienz konkretere Unterlagen gibt. Weil in
den meisten Fällen die morphologischen Zeichen tatsächlich
gering sind, sind die klinischen Symptome und die Verfol-
gung der Reststickstoffwerte im Blut schon allein für die
Diagnose und somit für eine aufschlußreiche Statistik so
überaus bedeutungsvoll.

II. Die Entwicklung der morphologisch so schwer faßbaren Nierenstörungen geht folgendermaßen vor sich:

1. Die „primäre Schockniere" ist eine kurzfristige De-
pression der Nierenleistung durch akute Verminderung der
Nierendurchblutung im Rahmen des primären Kreislauf-
schockes.

2. Die „sekundäre Schockniere" ist eine Folge der
Nierenkreislaufstörung, wenn dieser Zustand zu lange an-
gedauert hat, so lange, daß eine hypoxische Parenchym-
schädigung der Niere mit Tubulusinsuffizienz sich daraus entwickeln konnte. Diese Störung der Nierenleistung kann an sich
schon gefährlich sein, aber auch ohne schwere Erscheinungen
vorübergehen, wenn sich binnen 14 Tagen der Tubulusapparat durch Regeneration der Nierenepithelien erholen
kann.

3. Im Hinzutreten extrarenaler Komplikationen zu dem
Zustand der sekundären Schockniere liegt die eigentliche
Gefahr. Darunter sind folgende Störungen besonders schäd-
lich für die schon eingeschränkte Nierenfunktion:

a) Neuerliche Kreislaufdepression (besonders in der
Phase der Nebennierenrindeninsuffizienz).

b) Paralytischer Ileus, Magenatonie.

c) Die Auswirkungen einer Gallenwegsdrainage auf den
Elektrolythaushalt.

d) Die respiratorische Azidose durch Beeinträchtigung der Lungenfunktion.

e) Die toxische Schädigung bei schweren septischen Erkrankungen.

III. Im höheren Alter fallen nun gerade die letztgenannten Störungen für die Entwicklung einer Azotämie besonders ins Gewicht:

1. Eine sekundäre Kreislaufdepression tritt bei der arteriosklerotischen Myokardiopathie, bei der fortgeschrittenen Atrophie des Herzens, bei Vorhofflimmern und anderen Rhythmusstörungen im Alter eher einmal ein.

2. Magenatonie und Darmparalyse sind bei der an sich schon trägeren Darmtätigkeit häufiger zu befürchten.

3. Im Alter besteht eine erschwerte bzw. verzögerte Wundheilung, die Fälle von Bauchdeckendehiszenz, Darmfisteln oder Gallenfisteln liegen im Bereich der Alterschirurgie.

4. Die respiratorische Azidose wird begünstigt durch das Lungenemphysem, aber auch durch Zwerchfellhochstand bei Ileus oder nach Operation großer Hernien, die auch im Alter häufiger sind. Alte Patienten können meist nicht so bald aufstehen wie jüngere, Hypostase und hypostatische Pneumonien treten also eher einmal hinzu.

5. Die Infektionsabwehr des Organismus ist im Alter schwächer, die ungehemmte Vermehrung von Bakterien eher möglich, die toxische Schädigung daher eine häufigere Komponente.

Von den Störungen zumindest dieser 5 Gruppen ist jede für sich schon geeignet, eine Tubulusschädigung zu induzieren, auch wenn ein primärer Schock bei der Operation tatsächlich hat vermieden werden können; sie fallen aber um so mehr ins Gewicht, wenn der Patient vor der Operation schon schwer schockiert war (Peritonitis, Magenblutung, Unfall).

Wenn wir diese Gesichtspunkte immer wieder vor Augen haben, werden wir schon bei der Indikationsstellung entsprechende Vorsicht walten lassen und bei gegebener Indikation rechtzeitig, d. h. in der Prophylaxe, Ersprießliches leisten können.

IV. Zur Prognose:

Bei welchen Operationen ist mit einer nachfolgenden Azotämie zu rechnen und in welchem Ausmaß? Wir erwähnen nur die zahlenmäßig häufigen Operationen, wo wir ein entsprechend großes Material überblicken.

1. Magenresektion bei unkomplizierter Ulkuskrankheit führt kaum je zu einer Nierenstörung. Wir haben Fälle gesehen, bei denen die RN-Werte nach der Operation niedriger waren als vor der Operation, also nicht einmal die usuelle Erhöhung des RN um 10 bis 20 mg% gezeigt haben; es waren gerade die Fälle, wo eine Splanchnicus-Depotanästhesie während der Operation gesetzt worden war.

2. Cholecystektomie bei Cholelithiasis ohne Entzündung: Eine Azotämie von 60 bis 70 mg% um den 4. Tag ist nicht mehr so selten. Die Manipulation am Lig. hepatoduodenale mit Irritation vegetativer Nerven, die zur Leber ziehen, scheint nicht ganz gleichgültig zu sein; Leberischämien sind für die Niere sehr schädlich.

3. Darmresektionen bilden die nächste Stufe in der Prognose, wenn es eine ausgedehnte Resektion ist, wenn Paralyseerscheinungen zu erwarten sind wie bei Resektion wegen Gangrän (inkarzerierte Hernien). Es folgt die Hemicolektomie, wenn retroperitoneal weit gegen die Mitte präpariert werden muß, von wo aus eine Splanchnicusirritation auch durch die große Wundfläche gegeben sein mag.

Demgegenüber hat die abdominalsakrale Rektumamputation, die doch ein sehr großer Eingriff ist, eine erstaunlich gute Prognose in bezug auf die Azotämie, wenn nämlich die Wundheilung störungsfrei bleibt. Die Schockreaktionen sind bei Eingriffen im Becken an sich nicht so stark wie bei Operationen im Oberbauch. Wenn allerdings stärkere Wundsekretion besteht oder die Darmtätigkeit mehrere Tage gestört bleibt, dann kann es auch nach Operationen im Becken zu bedrohlichen Nierenstörungen kommen.

4. Bei der Peritonitis (etwa bei Appendicitis perforativa) zeichnen sich 3 Gruppen ab:

Die frische Peritonitis, wo wir die Bauchhöhle nach Einbringung eines Breitbandantibiotikums primär verschließen können, läßt wohl eine mäßige RN-Steigerung erwarten; keine ernste Gefahr, wenn die weitergeführte antibiotische Behandlung suffizient ist. Glücklicherweise ist dies heute meist der Fall.

Mußte aus besonderen Gründen die Bauchhöhle drainiert werden oder kommt es zur Ausbildung eines Douglasabszesses, so ist mit einer ernsteren Tubulusinsuffizienz zu rechnen. — Kommt der Patient aber mit einer fortgeschrittenen Peritonitis schwer schockiert zur Aufnahme und zur Operation, so ist von vornherein die enorme Gefahr für die Niere ins Auge zu fassen. Man wird dann mit der septischen Erkrankung unter Umständen leichter fertig als mit den Kreislauffolgen und der Urämie. Die toxische und auch die hypoxische Nierenschädigung sind da oft schwer, aber man kann gerade in diesen Fällen bei Kenntnis der Prognose und rechtzeitiger Vorsorge sehr Gutes leisten. 5. Zu der Choledochotomie mit Choledochusdrainage ist folgendes zu sagen: Es ist zwar eine Azotämie bis etwa 80 mg% RN zu erwarten, und zwar etwas später, um den 8. bis 14. Tag, nicht sehr gefährlich, wenn man das weiß und rechtzeitig die Elektrolytverschiebungen ausgleicht, aber immer noch gefährlich, wenn andere Komplikationen hinzutreten, wie Nebennierenrindeninsuffizienz, Gefäßinsuffizienz oder Störungen der Wundheilung im höheren Alter.

6. Eine sehr schlechte Prognose haben die Fälle mit Choledochotomie wegen Verschlußikterus. Abhängig von Dauer und Grad der Leberschädigung sowie der Cholämie, insbesondere noch bei Infektion der Gallenwege, wird man die Urämie nicht, und ihren tödlichen Verlauf in vielen Fällen nicht abwenden können, selbst wo alle Mittel und modernen Erkenntnisse zur Verfügung stehen. Bei der cholämisch geschädigten Niere nämlich scheint die Regenerationsfähigkeit der Tubulusepithelien so vermindert zu sein, daß die Erholung zu spät kommt.

7. Eine eigene Gruppe endlich bilden die schweren Unfälle mit und ohne Blutverlust, die Magenresektion wegen Magenblutung, die Milzrupturen, kurz die Formen der eigentlichen reinen Schockniere. Hier entscheidet die Schwere des Schockes, das Ausmaß des Blutverlustes und dann vor allem die Zeit: wie rasch nach dem akuten Ereignis der Patient der Behandlung zugeführt wird.

V. Für die Therapie der postoperativen Tubulusinsuffizienz gelten die schon vielfach erörterten Methoden der konservativen Urämiebehandlung. Wir möchten hier zwei Punkte nur kurz erwähnen. Einer Anregung von B a n s i in Hamburg folgend, haben wir bei akuten Anurien und Oligurien mit Injektionen von Parathormon ein bemerkenswert rasches Wiedereinsetzen des Harnflusses beobachten können.

In der Prophylaxe der primären Schockniere und bei der Therapie der sekundären Schockniere mit Azotämie hat uns die Anwendung von Hydergin in Kombination mit Panthesin deutliche Erfolge ermöglicht, wie wir nach dreijähriger Erfahrung in einer schon erschienenen Publikation mitteilen konnten.

Aus unseren Therapieerfolgen gerade haben wir das gelernt, was wir hier besonders ausdrücken wollten:

Bei vielen der postoperativen Todesfälle unter der erweiterten Indikation starb der Patient nicht an Faktoren des Grundleidens, der Operation und ihrer unmittelbaren

Folgen, sondern an der daraus resultierenden Tubulusinsuffizienz der Niere, oft noch zu einem Zeitpunkt, wenn die anderen Komplikationen schon behoben waren.

Haben wir in der Prophylaxe und Behandlung der postoperativen Nierenschädigung Erfolg, so behält nicht nur die erweiterte Indikation ihre Berechtigung, sondern es verbessern sich damit auch die Mortalitätsziffern bei der erweiterten Indikation.

Statistik und Kasuistik sind einer eigenen Publikation vorbehalten.

Literatur beim Verfasser.

Aus der Universitäts-Zahnklinik und Kieferstation Graz
(Vorstand: Prof. Dr. R. Trauner)

Neue Operationsmethoden in der maxillo-fazialen Chirurgie

Von R. Trauner

Die maxillo-faziale Chirurgie ist ein Spezialgebiet, das erst in der letzten Generation geschaffen wurde, woran mein Lehrer Hans Pichler einen hervorragenden Anteil gehabt hat.

Meiner Generation obliegt es, die einzelnen diagnostischen und therapeutischen Methoden voll auszubauen. Die Voraussetzung dafür sind chirurgische und zahnärztliche Kenntnisse. In den letzten 10 Jahren, seitdem ich Wien verlassen und eine eigene Klinik in Graz übernommen habe, habe ich, notgedrungen durch unvollkommene Ergebnisse früherer Behandlungsmethoden, eine Reihe von neuen Operationsmethoden oder Modifikationen alter und neuer Methoden anderer Fachleute ausgearbeitet, über die ich hier so kurz als möglich berichten möchte.

Ein Gebiet, die operative, logopädische und zahnärztliche Behandlung der Lippen-Gaumenspalten ist in den letzten Jahren so entwickelt worden, daß wir heute in der Lage sind, jedem Patienten — abgesehen von debilen Kindern — eine normale Sprache zu verschaffen und jedem auch ein befriedigendes Aussehen. Bei einer Kontrolle von mehreren Hunderten von Fällen hat sich ergeben, daß nach der Frühoperation der Gaumenspalten mit meiner Modifikation der Veauschen Operationstechnik in 88% der Fälle bei seltener Sprachbehandlung eine normale Sprache zu erzielen war, in voroperierten ungünstigen Fällen, mit meiner Methode der Velopharynxplastik (Annähen des weichen

Gaumens an die hintere Rachenwand) in 80% eine voll-
befriedigende Sprache, allerdings meist mit zusätzlicher
Sprachbehandlung. Die Primäroperation der Lippenspalte ist durch die
Operationsmethode eines kanadischen Chirurgen von L e
M e s u r i e r so verbessert worden, daß wir symmetrische
Lippen und Nasen erhalten. Durch die Kombination dieser
Methode mit der von mir angegebenen Z-Plastik am Nasen-
eingang ist auch die Nase nahezu symmetrisch zu machen.
Damit hat dieser Geburtsfehler viel von seinem Schrecken
verloren. Korrekturoperationen an Lippe und Nase sind in
vielfältiger Variation in geringerem oder größerem Ausmaße
durchzuführen, bis die Patienten ungestört ins Leben eintreten können. Es ist eine besondere Freude, bei einem jungen
Menschen, den man von Geburt an behandelt hat, schließlich,
wenn er richtig erblüht ist, das bestmögliche ästhetische Ergebnis zu erzielen und eine gewisse Verbundenheit durch die
lange Behandlung zu erreichen.

Unsere Statistik der Dauerheilungen der Kiefer-
karzinome konnten wir in den letzten 10 Jahren weiter verbessern. Von 33% auf 40% bis 50%.

Die Methoden der Gesichtsplastik sind von den verschiedenen Plastikern verbessert worden. Bei Gesichts-
defekten nach Traumen oder Tumoren verwenden wir heute
womöglich die der Gesichtshaut ähnlichsten Hautpartien. Für
die Lippe die obere Halshaut, für die Nase die der Stirn.
Haut aus der Ferne vom Bauch, die nie gleich in der Farbe
ist, wird nur für ganz große Kinn- und Wangen- oder
Gaumendefekte als sogenannte Rohlappen verwendet.

Knochen verpflanzen wir weiter vom Beckenkamm in
den Unterkiefer oder Orbitalrand. Bankknochen ist nur zum
Auffüllen von Hohlräumen entsprechend, Knorpel ist für
ästhetische Korrekturen im Gesicht vielseitiger verwendbar
und auch Bankknorpel scheint sich gut zu halten. Wir
verpflanzen ihn als Winkelspan zur Aufrichtung der Nase
bei Sattelnasen, zur Auflage ins Kinn, Jochbein und auf die
Vorderfläche des Oberkiefers.

Freie Hauttransplantationen im Gesicht bei größeren
oberflächlichen Hautdefekten nach Entfernung von Häm-
angiomen und großen Narben werden am besten mit Voll-
hautlappen, also Haut in voller Dicke ohne Fett, ersetzt, weil
sich Thiersch- und Spalthautlappen doch oft bräunlich ver-
färben. Das Entscheidende ist ein genauer Druckverband,
dann heilen sie ebenso verläßlich ein wie Thierschlappen. Die
Entnahmestelle für die Lippe ist die submandibuläre Haut,
für die Wange die Haut der Retroaurikulärgegend, für die
Stirn und Schläfe die der Clavicularregion. Es ist nicht mehr
nötig, daß Menschen, schwer entstellt durch Feuermale, die

auf Röntgenbestrahlung nicht verschwinden, durchs Leben
gehen.

Ein Gebiet, das wohl eine immer häufigere Verbreitung
gewinnen wird, ist die ästhetische Chirurgie, die Verbesserung der Gesichtsform an der Nase, den Kiefern und Ohren.
Es ist eng verknüpft mit der Kieferorthopädie der Behebung
falscher Zahn- und Kieferstellungen, weil diese nicht nur (an
und für sich dieselbe) ästhetische Bedeutung haben, sondern
auch für die Form der Lippe, die sie vorwölben oder ein-
sinken lassen, und für die Stellung des Kinns verantwortlich
sind, das ein Teil des äußeren Gesichtes ist. Es kommt immer
darauf an, die Gesamtheit des Gesichtes zu berücksichtigen
und alle Formfehler zugleich zu beheben.

So ist mit der Verkleinerung und Vergrößerung der
Nase oft eine Korrektur des Kinns notwendig, weil beide im
richtigen Verhältnis zueinander stehen sollen. Bei einer
Progenieoperation, also einer Rücksetzung des Kinns, ist
manchmal eine Vorversetzung des Mittelgesichtes, bei einer
Verkleinerung der Nase eine Vergrößerung, manchmal aber
auch Verkleinerung des Kinns, angezeigt. Ebenso ist die Behebung einer falschen Zahnstellung, vor allem stark vor-
stehender Zähne, zugleich mit der Korrektur der Nase oder
des Kinns notwendig.

Die schwierigsten und nur ganz individuell mit eigenen
Methoden zu behebenden Formfehler der Nase sind neben
den Nasen der Hasenschartenpatienten die traumatischen
Nasen. Die Sattelnasen, die eingeschlagenen Nasen mit zu
breiten niedrigen Nasenrücken, die Schiefnasen, Nasen mit
knolliger verbreiterter Nasenspitze. Diese bedürfen in jedem
Fall operativer Methoden, nicht nur der einfachen Osteotomie
der Nasenbeine und Exzisionen der Flügelknorpel, wie sie die
typischen Methoden bei der Korrektur normaler Nase sind.
Einige Fälle sind besonders schwierig, wie angeborene Spalt-
nasen, sogenannte Doggennasen. Falsche Zahn- und Kieferstellungen können wohl zum Großteil durch Regulierungen
in der Schulzeit ohne operative Eingriffe behoben werden.
Bei bestimmten Anomalien, wenn der Patient die Entwick-
lungsjahre überschritten hat, sind chirurgische Eingriffe
nötig. Dieses Gebiet haben wir in dem letzten Jahr erst voll
ausgebaut.

Der älteste Eingriff ist die Progenieoperation. Mit der
Operationstechnik von Obwegeser und Trauner erzielen
wir breite Knochenwundflächen zur Verheilung nach der
Osteotomie der aufsteigenden Aeste des Unterkiefers. Während
nach diesem Eingriff eine relativ unangenehme postoperative
Zeit, wegen Zusammenbindens beider Zahnreihen unvermeid-
lich ist, kann der Patient nach der umgekehrten Anomalie
der Distalbißoperation nach Trauner sofort den Mund nor-

mal öffnen. Bei dieser werden zwei Knorpelstücke hinter
das Kiefergelenk auf die vordere knöcherne Gehörgangswand
implantiert und am Jochbogen angenäht, die den Unterkiefer
vorne halten. Stark vorstehende Zähne bei Erwachsenen werden durch Mobilisation des gesamten Blocks der oberen
Front nach Extraktion der Vierer zurückversetzt, ebenso
werden die Zähne bei dem offenen Biß, der durch Rhachitis
oder lang dauerndes Fingerlutschen entsteht, herabgesetzt.
Ebenso kann man die Zähne des Unterkiefers vom Kinn
abtrennen und zurück oder vorversetzen. Mein Assistent
Köle hat eine interessante Methode ausgearbeitet. Durch
lineare Durchtrennung der buccalen und lingualen kom-
pakten Knochenzone neben den Zähnen ist es möglich, Regulierungen in einem Bruchteil der Zeit zu machen, die sonst
benötigt wird. Der Knochenumbau wird dadurch bedeutend
erleichtert.

Neben der Knochen- und Knorpelimplantation ist im
Gesicht und Mund auch die Einpflanzung von Fremdkörpern,
vor allem Kunststoffen, möglich, die ausgezeichnet einheilen,
wenn sie genug tief unter der Oberfläche liegen und am
Knochen gut fixiert sind. Ich habe 10jährige Erfahrungen
ohne Mißerfolg bei Kinnverstärkungen, Ergänzungen von
Orbitalrändern und Implantation von Kunststoffkappen ins
Gelenk zur Vermeidung der Verwachsung der Knochenwundflächen nach der Ankyloseoperation. Bei ganz hohen An-
sprüchen an die physikalischen Eigenschaften des Materials
muß man Edelstähle verwenden (wie bei der Schenkelhals-
nagelung).

Ein neues Gebiet sind die operativen Methoden zur Verbesserung des Prothesenhaltes im zahnlosen Kiefer. Gersh-
koff und Goldberg haben eine Methode angegeben, ein
Stahlnetz auf den Alveolarkamm einzusetzen, von dem vier
Zapfen in die Mundhöhle ragen, auf die festsitzende Brücken
oder Prothesen angefertigt werden, die wie eigene Zähne funktionieren.

Da eine Druckatrophie und eine Infektion längs der
Pfeiler möglich ist, wissen wir noch nicht genau, ob die
Dauerresultate befriedigen werden. Einem ähnlichen Zweck
dient die Alveolarkammplastik, die Verbreiterung der Auf-
lagefläche für die Prothese. Die Grundidee stammt von
Pichler und Kazanijan. Ich habe durch Abtrennung des
Ansatzes der Musc. mylohyoidei am Unterkiefer von 3 bis 8
eine Methode angegeben, die linguale Oberfläche des Unterkiefers freizulegen und zum Prothesenhalt auszunützen. Wir
haben bereits zirka 600 Fälle so operiert und eine bedeutende
Verbesserung des Haltes totaler unterer Prothesen erzielt, der
sonst soviel zu wünschen übrig läßt.

Aus dem Oesterreichischen Krebsforschungsinstitut in Wien

Zur Frage latenter Tumorzellherde

Von K. Karrer

Die Frage der Latenz von Tumorzellen und die Frage der „Abwehrkräfte" des Organismus — ob beim Menschen oder im Tierexperiment — bilden ein komplexes Problem, das besonders für die Dosierung in der chemotherapeutischen Rezidivprophylaxe bei frischoperierten Krebskranken von ausschlaggebender Bedeutung ist. Seit sich die experimentelle Krebsforschung mit steigender Intensität der Chemotherapie zuwendet, rückt auch der Problemenkomplex der „Abwehr" und der Latenz immer mehr in den Mittelpunkt des Interesses.

Ganz allgemein wird der Begriff Latenz angewendet auf das Frühstadium unter der Annahme, daß eine auslösende Ursache — karzinogene Noxe — lange Zeit einwirken muß, bis aus einer normalen Körperzelle über verschiedene Stadien eine Krebszelle entstanden ist und weiterhin aus einer oder wenigen Krebszellen eine bösartige Geschwulst entsteht.

Der Begriff der Latenz wird jedoch auch gebraucht für den Zustand, in dem Krebsmetastasen im Körper vorhanden sind, ohne Symptome zu verursachen. Dabei können latente Metastasen gleichzeitig mit der primären Geschwulst im Körper sein, ohne durch besonders starke Wachstumstendenz Krankheitssymptome zu verursachen, sie können jedoch auch nach Vernichtung bzw. Entfernung der primären Geschwulst lange Zeit unbemerkt bleiben. Es ist allerdings auch klinisch bekannt, daß die Entfernung der primären Geschwulst oft genug das Wachstum von Metastasen zu begünstigen scheint. Ob dabei ähnliche Kräfte eine Rolle spielen wie in der allgemeinen Biologie z. B. bei der Beeinflussung des Pflanzen-

wuchses durch Wuchs- und Hemmfaktoren (der wachsende
Spitzentrieb hemmt das Wachsen der Seitentriebe), ist noch
wenig untersucht. Jedenfalls findet eine gegenseitige Beeinflussung zwischen Krebszelle bzw. Geschwulst und Wirtstelle
statt, d. h. das Wachstum der Geschwulst ist auch von lokalen
Faktoren abhängig.

Es ist bekannt, daß die Zellteilungen im Tumor unter
Umständen in einem zeitlichen Abstand von etwa 8 bis
10 Stunden eintreten. Schrödinger hat darauf hingewiesen,
daß schon 50 bis 60 aufeinanderfolgende Zellteilungen ge-
nügen müßten, um aus einer einzigen Zelle die Anzahl von
Zellen zu erreichen, die einem Gesamtorganismus entspricht.
Dem Kliniker ist es aber längst bekannt, daß das Wachstums-
tempo der malignen Tumoren sehr verschieden ist und auch
sehr gering sein kann. Auch ist die Tatsache der langen
Latenz von Krebsmetastasen am Krankenbett beobachtet
worden.

Eine besonders umfassende Untersuchung über Spätrezidive und Spätmetastasen verdanken wir Bade, der die
Krankengeschichten von 4769 Geschwulstkranken, deren Behandlung 5 Jahre und länger zurückliegt, ausgewertet hat.
Bei 58 von diesen Fällen waren nach der 5-Jahres-Heilung
Tumoren aufgetreten. 55 davon waren nach seiner Meinung
mit größter Wahrscheinlichkeit echte Rezidive und nicht neue
primäre Tumoren. Die längste Latenzperiode (symptomfreies
Intervall) betrug 25 Jahre.

Auf das Problem der Latenz sind wir bei der Auswertung von Tierversuchen gestoßen. Seit 1955 beschäftigen
wir uns am Oesterreichischen Krebsforschungsinstitut unter
der Leitung von W. Denk mit dem Problem der chemotherapeutischen Rezidivprophylaxe. Nach ermutigenden Ergebnissen der Tierversuche wurden von Denk klinische
Erprobungen der chemotherapeutischen Rezidivprophylaxe
mit Mitomen beim Bronchuskarzinom angeregt. P. Wurnig
hat über die ersten vorsichtigen Abschätzungen des Wertes
einer solchen zusätzliche Behandlung berichtet. Dabei war
die von ihm angewendete Dosierung und auch die Dauer der
Behandlung rein empirisch angesetzt. Nach Abschätzung
dieses ersten vorsichtigen Versuches scheint sich die Heilungs-
aussicht von operierten Bronchuskarzinomkranken zu verbessern, wenn man anschließend an die Radikaloperation mit
einem Chemotherapeutikum nachbehandelt. Allerdings war
2 Jahre nach der Operation kein Effekt der zytostatischen
Therapie mehr festzustellen. Möglicherweise könnte die
günstige Wirkung der Behandlungskombination verbessert
werden. Auf die möglichen Ursachen des Wirkungsverlustes
der angewendeten zystostatischen Nachbehandlung hat Denk
bereits hingewiesen.

Die Frage der Dosierung ist für den Kliniker besonders aktuell: In welchen Abständen und wieviele Kuren sollen gegeben werden? Auch die Höhe der zumutbaren Tagesdosis einer eventuellen Dauertherapie ist zurzeit noch unklar. Schließlich muß auch bedacht werden, daß eine Dauertherapie unter Umständen eine Resistenz der Krebszellen gegen das Chemotherapeutikum zeitigen könnte (Hirono). Wir haben am Institut eine Reihe von Tierversuchen unternommen in der Hoffnung, bestimmte Anhaltspunkte zu gewinnen, die für den Kliniker brauchbar sein können. Für prinzipielle Fragen der Dosierung ist der Tierversuch ja zweifellos ein geeigneter Weg, exakte Zahlen für Dosis — Wirkungsbeziehungen (Druckrey) zu erarbeiten. Ueberdies lassen sich Ergebnisse in Tierversuchen in relativ kurzer Zeit erzielen, die in erster Linie davon abhängt, wieviel Tiermaterial man einzusetzen vermag. Der Kliniker hingegen muß seine Erfahrungen an Hand der Kasuistik sammeln und kann erst nach viel längeren Zeitabschnitten den Versuch unternehmen, die angewendete Dosierung in eine Beziehung zu den beobachteten Effekten zu setzen. Ganz abgesehen davon, ist es ja dem Kliniker selbstverständlich unmöglich, das Gesetz des Nihil Nocere zu durchbrechen.

Versuchsanordnung.

2—3 Monate alte männliche und weibliche Ratten der am Institut gehaltenen Inzuchtstämme (BD I und Wistar) wurden intravenös mit Yoshida-Sarkom beimpft*. (Je Tier 0·5 ml nativer Aszites, Zellzahl zwischen 100.000—150.000 Zellen pro cbml in die Schwanzvene) Behandlung intravenös bzw. intraperoral mit Mitomen (Aminoxyd des Stickstofflost). Dosis durch 4 Tage je 2·5—10 mg pro kg Körpergewicht und Tag. Die Therapie wurde zum Teil gleichzeitig mit der Impfung begonnen, zum Teil wurden die Abstände von der Impfung zum Therapiebeginn variiert. Die einzelnen Versuche waren in verschiedene Gruppen, meist zwischen 10 und 20 Tieren, eingeteilt, bei denen der viertägige Therapiestoß einmal oder zweimal oder dreimal verabreicht wurde. Das therapiefreie Intervall zwischen den Kuren wurde ebenfalls variiert. Selbstverständlich lief bei jedem Versuch eine gleich große Gruppe als Kontrollgruppe unbehandelt mit. Nach dem Spontantod der Tiere eingehende Sektion. Die makroskopischen Befunde wurden durch histologische Untersuchungen ergänzt.

Die Resultate dieser Versuche geben hinsichtlich der Dosierung noch kein abschließendes Bild. Einige Teilergebnisse erscheinen uns jedoch von besonderer Wichtigkeit im Hinblick auf die Frage der Latenz.

---

* Wir verdanken die Tierstämme und den Yoshida-Tumor dem Entgegenkommen von Herrn Prof. Druckrey, dem wir auch an dieser Stelle besonders danken.

Kröning leugnet auf Grund seiner Tierveruche mit Impftumoren und Transplantaten von Spontantumoren bei erbgleichen Tierstämmen die Möglichkeit einer Latenz. Er behauptet sogar für die Menchen: Spätmetastasen bzw. Spätrezidive sind immer neu entstandene Tumoren. Wie aus den unter angeführten Versuchsergebnissen hervorgeht, ist für das Yoshida-Karzinom der Ratte das Vorkommen von langen Latenzzeiten festzustellen. Diese Tatsache scheint uns auch deshalb besonders wichtig, weil lange Latenzzeiten im Tierversuch klinischen Verhältnissen entsprechen. Für den Kliniker wird es immer ein schweres Problem sein, abzuschätzen, wie weit Ergebnisse aus Tierversuchen für den Menschen zum Vergleich herangezogen werden können. Sicherlich wird aber das Tierexperiment bei der Chemotherapie der Tumoren die Basis für die Entscheidung abgeben, ob am Krankenbett eine Dauertherapie mit geringer Dosis oder eine stoßweise Behandlung mit möglichst hoher Dosis einzuleiten ist.

Versuchsergebnisse

Es waren etwa 800 Ratten eingesetzt. Wie bei der intravenösen Impfung mit Yoshida-Sarkom nach unseren früheren Versuchen (Denk und Karrer, Karrer) zu erwarten war, starben die zur Kontrolle unbehandelten Ratten nach etwa 10 bis 14 Tagen an der allgemeinen Tumoraussaat. Insgesamt waren in den verschiedenen verwertbaren Versuchen 124 Kontrolltiere mitgeführt. Sie starben im Durchschnitt 15 Tage nach der intravenösen Tumorimplantation. Die durchschnittliche Angehrate war 87%. Ist in einer Kontrollgruppe die Angehrate wesentlich niedriger, so kann der entsprechende Versuch natürlich nur bedingt zur Auswertung herangezogen werden. Der Großteil der absichtlich insuffizient behandelten Tiere ging zirka 30 Tage nach der Implantation am Tumor ein. Die Therapie hatte also eine Lebensverlängerung um etwa 14 Tage zur Folge. Der Tumor war offensichtlich in seinem Wachstum gehemmt worden, führte dann aber doch den Tod der Tiere herbei. Dieses Ergebnis war bei der angewendeten Dosierung zu erwarten. Die Dosis wurde mit Absicht nieder gewählt, um nur eine gewisse Tumorhemmung zu erzielen. Bei höherer Dosis wäre eine echte Heilung beim Yoshida-Sarkom der Ratte möglich gewesen. Anderseits ist bei einer Dosis, die einen zu geringen Hemmeffekt aufweist, die Wirkung der Summierung mehrerer Kurven nicht erkenntlich.

Bei 14 Versuchstieren jedoch war die Ueberlebenszeit länger als 60 Tage. 6 Tiere stammten aus Versuchen, in denen gleichzeitig mit der Impfung durch 4 Tage behandelt wurde; bei 6 weiteren Ratten war der Therapiebeginn (viertägige

Kur) am 5. bis 8. Tag nach der intravenösen Impfung; 1 Tier hatte zwei Kuren (vom 5. bis 8. bzw. vom 12. bis 15. Tag nach der Impfung) hinter sich und schließlich scheint auch ein unbehandeltes Kontrolltier auf, das erst 74 Tage nach der Impfung an massiver Tumoraussaat eingegangen war. Das am spätesten spontan verendete behandelte Tier wurde am 190. Versuchstag tot aufgefunden. Im vorderen Mediastinum bzw. paraaortal an der Brustwirbelsäule war ein etwa kirschkerngroßer, gut abgekapselter Tumor feststellbar. Die längste Latenzperiode war 235 Tage. Bei einer behandelten Ratte, die äußerlich unauffällig war und vermutlich noch weitergelebt hätte, wurde in der Lunge ein abgekapselter Herd festgestellt. Bei der histologischen Untersuchung waren reichlich Tumorzellen mit normalem färberischen Verhalten nachweisbar.

Diskussion

Die Deutung dieser Befunde ist nicht ganz einfach. Bedenkt man die kurze Zeit, in der das Chemotherapeutikum im Tier einen Spiegel erreicht, der als wirksam angesehen werden kann und anderseits das im allgemeinen foudroyante unaufhaltsame Wachstum des intravenös geimpften Yoshida-Sarkoms der Ratte, so liegt es nahe, für das lange Intervall noch andere Gründe zu suchen als nur die Zellschädigung durch das Zellgift. Es sind eine Reihe von Ursachen für die Latenz von Tumorzellen denkbar. So ist es möglich, daß die maligne Potenz der einzelnen Tumorzellen sich nicht immer gleich stark auswirken kann. Die Wachstumstendenz der Malignomzellen kann stärker oder geringer sein (Warren). Sicherlich spielen dabei nicht nur intrazellulare Stoffwechselvorgänge eine Rolle, sondern auch solche der Umgebung. Wahrscheinlich hat das Ausmaß der Vaskularisation des wachsenden Tumors ebenfalls einen entscheidenden Einfluß. Es ist bekannt, daß Tumorembolie in den Lungen nicht gleichbedeutend ist mit Lungenmetastasen. Der Großteil der eingeschwemmten Tumorembolie geht im Thrombus zugrunde (M. B. Schmidt). Nur ein kleiner Teil der verschleppten Krebszellen erzeugt metastatische Geschwülste oder bricht durch die Arterienwand in die perivaskularen Lymphbahnen ein. Dabei können auch Krebszellendepots von Bindegewebe völlig abgekaspelt, lange Zeit am Leben bleiben — latente Lungenmetastasen. Die Gründe, die entweder zum Untergang der Kolonie oder zur Weiterentwicklung der Metastase führen, sind uns nicht restlos bekannt, obwohl sich eine Reihe von Autoren damit befaßt hat. Unter Umständen tritt dieses Stadium der Evolution erst lange Zeit nach der durch Operation oder Strahlenbehandlung erfolgten scheinbaren Heilung des Primärtumors auf.

Spätmetastasen fand Walther auf Grund seiner ein-

gehenden Untersuchungen fast ausschließlich beim Typus III
(Hohlvenentypus) bei wenigen nicht differenzierten Krebs-
formen. Auf die Möglichkeit, daß Krebszellen unter anaeroben
Bedingungen vegetieren können, weisen auch die Arbeiten von
Nothdurft hin, der übereinstimmend mit Horning der
Auffassung ist, daß in schwieligem Narbengewebe mit
schlechter O_2-Versorgung sich Zellen am Leben erhalten
können, die einen von Sauerstoffzufuhr weitgehend un-
abhängigen Stoffwechsel haben. Judmaier beschäftigte
sich klinisch und auch experimentell mit dem Problem des
metastasierenden Schilddrüsenodenoms. Er konnte bei
Patienten während einer Strumaresektion im Venenblut eindeutig freie Schilddrüsenzellen bzw. -zellverbände feststellen.
Es gelang ihm jedoch nicht bei Versuchstieren (Ratten), denen
er nach Exstirpation der Schilddrüse Zellaufschwemmungen
noch während der Operation in die freigelegte Vena jugu-
laris injiziert hatte, Metastasen in der Lunge nachzuweisen.
Judmaier hält es deshalb für unwahrscheinlich, daß durch
Einbruch von gutartigem Strumagewebe in die Strombahn
Metastasen von normalem Schilddrüsenbau in Knochen und
Lunge auftreten. Das Einbrechen in die Blutbahn sei erwiesen. Zum Auftreten von Metastasen jedoch müssen ganz
bestimmte Umstände gegeben sein. Entweder muß die Zelle
mit entsprechender potentieller Wachstumstendenz aus-
gestattet sein oder der Organismus muß zur Entwicklung
einer Geschwulstbildung besonders disponiert sein.

Latenz von Krebstumoren ist auch erklärlich, wenn sich
ein Gleichgewicht zwischen Neubildung und Untergang
maligner Zellen einstellt. Das Bestehen eines Gleichgewichtes
wäre unter Umständen über Jahre denkbar (Meythaler).
Es erscheint uns auch wichtig, in diesem Zusammenhang darauf hinzuweisen, daß man in neueren Untersuchungen feststellen konnte, daß ein einzelner Tumor aus einer Reihe verschiedener Zellrassen besteht, die ein differentes biologisches
Verhalten aufweisen (Hauschka). Dies konnte man z. B. bei
der Züchtung verschiedener Klone besonders klar zeigen. Es
wäre möglich, daß das chemotherapeutische Mittel schnell-
wachsende Zellrassen besonders trifft, während langsamer
wachsende weniger stark beeinflußt werden (Seelich).

Es besteht aber auch die Möglichkeit, anzunehmen, daß
das Tier selbst zur Schädigung des Tumors beiträgt — also
eine gewisse Tumorabwehr eintritt. Fischer befaßt sich in
einer kritischen Abhandlung mit dem Begriff von Abwehr-
vorgängen im Körper bei Geschwülsten. Wenn er auch keine
morphologisch faßbaren Anzeichen einer spezifischen Tumorabwehr kennt, und Skepsis in der Deutung von Gewebe-
reaktionen in der Umgebung von Geschwülsten im Sinne
einer Abwehrreaktion anrät, zweifelt er nicht an ander-

weitigen Reaktionen im Sinne einer Abwehr. Dafür führt er
einige Tatsachen an: so gibt es erstens sicher eine spontane
Rückbildung und, wenn auch selten, eine bis zur völligen
Heilung erfolgende Rückbildung maligner Tumoren. Zweitens
müssen wir nach unserer heutigen Auffassung vom Wesen
der Tumormetastasen erwarten, daß Verschleppungen auf
dem Lymphweg oder auf dem Blutweg viel häufiger vorkommen als Metastasen feststellbar sind.

Auch wir haben in unseren histologischen Lungen-
schnitten von Ratten und Mäusen, denen wir Tumorzellen
intravenös verimpft hatten, Bilder gesehen, die für den Untergang von Tumorzellen in der Lunge sprechen. Dabei sahen
wir oft dichte histiozytäre und leukozytäre lobuläre Herde.
Da wir das Lumen der in der Nachbarschaft getroffenen
Bronchii stets frei von Exsudat fanden, halten wir die
hämatogene Entstehung dieser Herde für wahrscheinlich. Bei
der Deutung der Befunde darf nicht außer acht gelassen
werden, daß die injizierten Tumorzellen in ganz ver-
schiedenem Zustand der Vitalität in die Blutbahn eines gesunden Tieres gelangten. Es ist sehr wahrscheinlich, daß viele
Zellen im Verlaufe der Manipulationen so starken Schaden
leiden, daß sie in nekrobiotischem oder gar nekrotischem
Zustand in den fremden Organismus gelangen. Außer den
Zellen werden mit dem Serum noch andere Substanzen (Eiweiß, Lipoide) zugeführt, die körperfremd sind und eine
Reaktion bedingen. Es wäre denkbar, daß eine unspezifische
Reaktion Fermentmechanismen auslöst mit dem „Ziel" der
Resorption bzw. des Abtransportes ortsfremder Substanzen.
Eine solche Reaktion vermag auch intakte Tumorzellen zu
schädigen.

Eine spezifische Abwehr gegen I m p f t u m o r e n kann
als nachgewiesen gelten (R u b n e r, B e r d e l und W i e d e-
m a n n). In immunbiologischen Untersuchungen konnten in
Organen und im Serum von Mäusen mit Ascitiskarzinom
allergische Antikörper nachgewiesen werden, die als Ausdruck einer serologischen Abwehr gegenüber Tumorproteinen
bzw. Tumorgiften gelten können (D i t t m a r). Die Annahme,
daß Metastasen möglicherweise so lange in Latenz verharren
wie der Antikörper in wirksamer Menge vorhanden ist
und bei allmählicher Erschöpfung der Abwehrreserven durch
Alter, Infektion, Traumen usw. manifest werden, wäre nur
denkbar, wenn für spontane Tumoren des Menschen ver-
gleichbare Verhältnisse vorlägen. Neuere Ergebnisse der
Untersuchungen von Z i l b e r deuten in diese Richtung.
Weitere Resultate müssen mit größtem Interesse abgewartet
werden.

Die Transplantation von Impftumoren ist ein Sonderfall
der Gewebetransplantation.

Die antigenen Unterschiede der Zellen sind genetisch bedingt. Ein Antigen in Tumorzellen, das bei der Transplantation zu Antikörperbildung führt, ist nicht notwendig ein für die Tumorzelle spezifisches Antigen. Die dem Transplantat gegenüber eintretenden Reaktionen werden bestimmt durch die genetischen Differenzen zwischen dem inokulierten Tier und dem Tier, von dem der Tumor stammt. Ein Antikörper ist demzufolge nicht speziell gegen die maligne Zelle gerichtet. In dieser Hinsicht gilt für normales Gewebe das gleiche wie für Tumorgewebe. Werden die genetischen Unterschiede zwischen Spender- und Empfängertier durch systematische Inzucht ausgeglichen, so erreicht man bei der Homotransplantation bis zu einem gewissen Grad den Charakter der Autotransplantation. Die Gene, die für die isoantigenen Unterschiede von Tumor- und Wirtszelle und damit auch für das Schicksal des Tumortransplantates bestimmend sind, hat man als Gewebsverträglichkeitsgene („histo-compatibility") mit dem Symbol H/h bezeichnet (H. S c h m i d t). Will man den immunologischen Charakter einer Geschwulst gegen gesundes Gewebe abgrenzen, müssen genetisch bedingte Unterschiede ausgeschlossen werden können. Der Tumor und das gesunde Vergleichsmaterial sollen deshalb vom selben Tier oder doch von Tieren eines Inzuchtstammes herkommen. Die verschiedenen Gewebe der Säugetiere besitzen eine ausgeprägte serologische Organspezifität. Es besteht also die Gefahr, daß durch diese Organspezifität eine Tumorspezifität vorgetäuscht wird. Deshalb ist ein Vergleich von Tumorzellen mit normalen Zellen nur sinnvoll, wenn beide demselben Zelltyp angehören (W e i l e r).

Neben den Isoantikörpern, die im Rahmen der naturgegebenen — nicht durch die Antikörper vermittelten — Immunität eine wichtige Rolle spielen, gewinnt neuerdings ein Eiweiß an Interesse, das P i l l e m e r und Mitarbeiter 1954 im Serum entdeckten und das zunächst als Properdin bezeichnet wurde. Properdin hat ein etwa achtmal größeres Molekulargewicht als γ-Globulin, wirkt nur in Verbindung mit Komplement und vermag Bakterien zu töten, Virus zu neutralisieren, gewisse Blutzellen zu lösen, ist aber kein Antikörper, von dem es sich durch seinen Mangel an Spezifität und seine besonderen Wirkungsbedingungen unterscheidet.

Es gibt eine Reihe von Versuchen, die für die Möglichkeit einer induzierten Tumorimmunität sprechen (D o m a g k, H a c k m a n n, L u m b s d e n).

Vielfach wird auch das retikulo-endotheliale System (RES) mit der Tumorabwehr in Zusammenhang gebracht (A m r e i c h, R i g d o n u. a.). Es konnten in Tierversuchen mit Serum bzw. mit Extrakten aus Organen des RES in vielen Fällen das Tumorwachstum beeinflußt werden. Durch Aktivierung, d. h. durch die Vorbehandlung der Spendertiere, konnte eine Verstärkung dieses Effektes erreicht werden (H a c k m a n n).

D o m a g k und H a c k m a n n sahen mit Leberextrakten immunisierter Tiere therapeutische Effekte, die allerdings unregelmäßig eintraten. Sie vergleichen sie mit denm fördernden Reiz, den das Klima unter Umständen auf die Abwehrlage auszuüben vermag.

Uebrigens kennen wir eine Reihe von Beobachtungen, die dafür sprechen, daß das Wachstum von Impftumoren durchaus nicht unabhängig vom Zustand des Gesamtorganismus ist. Jedem Erfahrenen, der mit Impftumoren arbeitet, ist hinreichend bekannt, daß z. B. interkurrente infektiöse Erkrankungen das Wachstum eines Impftumors bei Ratten und Mäusen stark zu hemmen vermögen, oft sogar völlig unterdrücken. Auch Hungerzustände der Tiere vermögen die Wachstumstendenz eines Impftumors zu beeinträchtigen. Wir wissen, daß eine Hemmung des Tumorwachstums durchaus nicht sicher einen spezifischen Vorgang im Sinne einer Abwehr voraussetzt, sondern daß auch unspezifische Reaktionen das Tumorgeschehen beeinflussen können.

Dieser Umstände wegen muß beim Malignom dem Begriff Abwehr mit besonderer Kritik begegnet werden.

Zusammenfassung

Die Untersuchungen ergaben, daß auch beim Yoshida-Sarkom der Ratte eine lange Latenzzeit möglich ist.

Die Beobachtung langer Latenzzeiten (maximal 235 Tage) dieses Impftumors verdient bei der Beurteilung von Therapieerfolgen auch in der Klinik Beachtung. Setzt man das Durchschnittlebensalter von Ratten mit der allgemeinen Lebenserwartung des Menschen in Beziehung, so wären 200 Tage der Ratte ungefähr einem Zeitraum von 10 Jahren beim Menschen vergleichbar. Tritt beim Menschen 10 Jahre nach der Primärgeschwulst eine Krebsmetastase bzw. ein Rezidiv auf, das sicher in ursächlichem Zusammenhang mit der Primärgeschwulst steht, spricht man ganz allgemein von einer Spätmetastase bzw. einem Spätrezidiv, das sich aus latenten Geschwulstzellen entwickelt hat, die seit der Primärgeschwulst im Körper sind und sich immer noch ihre bösartige Potenz bewahrt haben.

Die möglichen Gründe der Latenz und der Begriff der Tumorabwehr werden kurz diskutiert.

Die Fragen der Latenz und der Abwehr sind von besonderer Bedeutung für die Dosierung in der chemotherapeutischen Rezidivprophylaxe bei frischoperierten Krebskranken.

10

Im Hinblick auf diese Fragestellung werden am Oesterreichischen Krebsforschungsinstitut weitere Untersuchungen
durchgeführt.

L i t e r a t u r : A m r e i c h, J.: Die Behandlung des Krebses
durch Stoffe des retikuloendothelialen Systems. Wien. med.
Wschr., 107 (1957), S. 390—392. — B a u e r, K. H.: Das Krebsproblem. Berlin-Göttingen-Heidelberg: Springer-Verlag. 1949. —
B e r d e l, W.: Die Bedeutung der Tumorallergie für die Tumorpathogenese. Dtsch. med. Wschr., 82 (1957), S. 880. — B e r -
d e l, W., N a s s, G. und W i e d e m a n n, G.: Der Mechanismus
der Tumorallergie und seine Bedeutung für die Tumorpathogenese.
Internat. Arch. Allergy, 9 (1956), S. 200. — D e n k, W.: Weitere
Erfahrungen mit der Rezidiv- und Metastasenprophylaxe nach
Karzinomoperationen. Klin. Med., 13 (1958), S. 426. — D e n k,
W. und K a r r e r, K.: Chemotherapie zur Rezidivprophylaxe
des Karzinoms. Wien. klin. Wschr., 68 (1956), S. 977—979. —
D i t t m a r, F.: Die immunbiologische Abwehr in der Krebs-
genese. S. und H. Lampert und O. Selawry: Körpereigene Abwehr
und bösartige Geschwülste, 41. Ulm 1957. — D o m a g k, G.:
Zschr. Krebsforsch., 56 (1949), S. 247. — D o m a g k, G. und
H a c k m a n n, C.: Die zusätzliche Behandlung bösartiger Geschwülste durch Steigerung der tumorspezifischen Abwehraktivi-
tät. Zschr. Krebsforsch., 59 (1953), S. 2—10. — D r u c k r e y, H.
und K ü p f m ü l l e r, K.: Dosis und Wirkung. Die Pharmazie.
8. Beiheft, 1. Erg.-Bd. (1949). — F i s c h e r, W.: Ueber „Abwehr"-
vorgänge im Körper bei Geschwülsten. Zbl. Path., 91 (1954),
S. 301—310. — F i s c h e r, W. und K ü h l, I.: Geschwülste der
Laboratoriumsnagetiere. Beitr. Krebsforsch., 6. Dresden und
Leipzig: Theodor Steinkopff. 1958. — H a c k m a n n, Chr.:
Experimentelle Studien über Heilungsvorgänge bei bösartigen Geschwülsten. Zschr. Krebsforsch., 57 (1950), S. 164—190; Ueber die
Bedeutung exogener und endogener Allgemeinfaktoren für das
Wachstum maligner Geschwülste. Dtsch. med. Wschr., 83 (1958),
S. 134—140. — H a u s c h k a, Th. S. und L e v a n, A.: Cytologic
and functional characterization of single cell clones isolated from
the Krebs-2 and Ehrlich ascites tumors. J. nat. Canc. Inst., 21
(1958), S. 77—136. — H i r o n o, I.: Development of resistance
to nitrogen mustard n-oxide in the yoshida sarcoma. Nagoya J.
med. Sci., 17 (1954), S. 102—110. — H o r n i n g, E. S.: Persön-
liche Mitteilung. — J u d m a i e r, F.: Experimentelle Untersuchungen zur Entstehung des metastasierenden Schilddrüsen-
adenoms. Bruns' Beitr., 190 (1955), S. 79—86. — K a r r e r. K.:
Ergebnisse der intravenösen Implantation von Impftumoren.
Wien. klin. Wschr., 69 (1957), S. 205—207. Weitere Tierversuche
zur Frage der Rezidivprophylaxe des Karzinoms. Oncologia, 11
(1958), S. 244—253. — K r ö n i n g, F.: Zschr. menschl. Vererb.-
u. Konstit.lehre, 21 (1937), S. 265; Zschr. Krebsforsch., 47, 2,
S. 100. — L u m s d e n, Th.: 10th Ann. Report of Brit. Empire
Cancer Campaign 10. VII. (1933), S. 222. — L u m s d e n, Th. und
M a c r a e, Th. F.: Biochem. J., 28 (1934), S. 1968. — L u m s d e n,
Th., M a c r a e, Th. F. und S k i p p e r, E.: J. Path. a. Bacter., 39
(1934), S. 595. — M e y t h a l e r, F. und T r u c k e n b r o d t, H.:
Körpereigene Abwehr und Krebs. Aerztl. Forsch., 12 (1958),

S. 217—245. — N o t h d u r f t, H.: Experimentelle Sarkomaus-
lösung durch eingeheilte Fremdkörper. Strahlenther., 100 (1956),
S. 192—210. — P i l l e m e r, L., B l u m, L., L e p o w, H. I.,
R o s s, O. H., T o d d, E. W. und W a r d l a w, A. C.: Science,
120, Nr. 3112 (1954), S. 279—285. — R i g d o n, R. H.: Spon-
taneous regression of neoplasms. South. med. J., 47 (1954),
S. 303—310. — R u b n e r, O.: Ueber Forschungsergebnisse auf
dem Gebiet der Tumorallergie und ihre Deutungen. Aerztl.
Forsch., 12 (1958), S. 245—263. — S c h m i d t, H.: Fortschritte
der Serologie. II. Aufl. Darmstadt: Dietrich Steinkopff. 1955. —
S c h m i d t, M. B.: Die Verbreitungswege der Karzinome und ihre
Beziehung generalisierter Sarkome zu den leukämischen Neubil-
dungen. Jena: G. Fischer. 1903. — S c h r ö d i n g e r, E.: What
is life? New York 1945. Dtsch. Uebersetzung von L. Mazurczek,
Bern 1946; Zit. nach K. H. Bauer: Das Krebsproblem. Berlin-
Göttingen-Heidelberg: Springer-Verlag. 1949. — S e e l i c h, F.:
Diskussionsbemerkung am van Swieten-Kongreß Wien 1958. —
W a l t h e r, H. E.: Krebsmetastasen. Basel: Benno Schwabe & Co.
1948. — W a r r e n, Sh. und G a t e s, O.: The fate of intra-
venously injected tumor cells. Amer. J. Canc., 27 (1936),
S. 485-492. — W e i l e r, E.: Ueber die Immunologie von
Tumoren. Strahlenther., 93 (1954), S. 213—222. Die Aenderung
der serologischen Spezifität von Leberzellen der Ratte während der
Cancerogenese durch p-Dimethylaminoazobenzol. Zschr. Natur-
forsch., 11 b (1956), S. 31—38; The loss of organspecific cell
antigen during carcinogenesis and in tissue culture. VII. Internat.
Cancer Congress 1958, London. — Z i l b e r, L. A.: Studies on
tumour antigens. J. nat. Canc. Inst., 18 (1957), S. 341—358;
Specific tumor antigens. Advances in Cancer Res., V (1958),
S. 291—329 (Academic Press, New York); Studies on tumour
antigens. VII. Internat. Cancer Congress 1958, London.

Aus der II. Chirurgischen Universitätsklinik in Wien
(Vorstand: Prof. Dr. Hubert Kunz)
und aus der I. chirurgischen Abteilung
des Krankenhauses der Stadt Wien-Lainz
(Vorstand: Prof. Dr. G. Salzer)

Vorläufige Ergebnisse der chemotherapeutischen Rezidivprophylaxe mit Mitomen beim operierten Bronchuskarzinom

Von G. Scheuba und P. Wurnig

Die Ergebnisse der Radikaloperation beim Bronchuskarzinom sind zwar nicht schlechter als die bei anderen Karzinomen, aber bezogen auf die 5-Jahres-Heilung bleibt doch in etwa 75% der Heilerfolg versagt. Wir haben daher auf Anregung von W. Denk seit Herbst 1955 versucht, mit Hilfe einer zusätzlichen Chemotherapie in der postoperativen Phase eine Besserung der Lebenserwartung der Patienten mit radikal operierten Bronchurskarzinomen zu erzielen.

Um möglichst rasch einen brauchbaren Eindruck über den Wert der Chemotherapie zur Rezidivprophylaxe zu bekommen, wählten wir ein bestimmtes Stadium des Bronchuskarzinoms (nach Salzer A 1—2, T 1—Nb nach der internat. Nomenklatur). Ueber die Art der Auswahl und die genaue Begründung hierfür haben wir bereits eingehend berichtet (Wien. klin. Wschr. 70, 1958, 63). Wir stützen uns im wesentlichen darauf, daß der Erfolg einer Tumortherapie um so eher abzulesen ist, je maligner ein Prozeß ist. Um Schwankungen in der Prognose zu vermeiden, versuchen wir nur ein einheitliches Tumorstadium A 1—2) zu erfassen. Die Möglichkeit der Radikaloperation ist bei diesem Stadium noch gegeben, Palliativresektionen wurden bewußt nicht ausgeführt.

Die postoperative Chemotherapie haben wir mit
M i t o m e n, dem Aminoxyd des Stickstoff-Lost, in folgender
Weise durchgeführt: Am 5. bis 6. postoperativen Tag wurde
abends das Medikament intravenös in einer Menge von 75 mg
verabreicht und gleichzeitig ein Schlafmittel oder Largactil
gegeben. Diese Dosis wurde durch 10 Tage hintereinander
verabreicht, bis eine Gesamtmenge von 750 mg erreicht war.
Bei Unverträglichkeit oder bei schwächeren Personen wurde
die Dosis auf 50 mg pro die reduziert, oder wenn dies auch
noch zu viel war, wurde diese Dosis nur jeden 2. Tag verabreicht, bis obige Gesamtdosis erreicht war. Selbstverständlich wurden dabei 1- bis 2mal wöchentlich die Leukozyten
kontrolliert. In dieser Weise wurden in 6- bis 8wöchigem Abstand voneinander drei Kuren verabreicht und weiter nach
Möglichkeit jedes halbe Jahr je eine weitere derartige Kur
gegeben. Nachdrücklich möchten wir betonen, daß die Gesamtdosis von 750 mg nie überschritten wurde.

Wir haben in dieser Art bisher 120 Patienten behandelt.
von denen bei 46 Patienten mit resezierten Bronchuskarzi-
nomen des Stadiums A 1—2 die Operation mehr als ein
$^1/_2$ Jahr zurückliegt. Bei 37 davon sind seit der Operation
mehr als 1 Jahr, bei 20 mehr als $1^1/_2$ Jahre und bei 14 mehr
als 2 Jahre verstrichen. Diesen steht eine Gruppe von 51 resezierten Patienten desselben Tumorstadiums gegenüber, die
nicht chemotherapeutisch nachbehandelt wurden.

Unser Erfahrungsbericht soll sich in erster Linie darauf
beschränken, wie die Lebenserwartung gebessert werden
konnte. Ueber die nicht unwichtige Frage der Nebenwirkungen nur so viel, daß wir ernstere Leukopenien bei u n s e r e r
Dosierung nie beobachtet haben und daß auch Wundheilungs-
störungen, Bronchusstumpfinsuffizienzen und sonstige postoperative Komplikationen nicht gehäuft auftraten (K a r r e r
und W u r n i g). Insbesondere erwies sich die postoperative
Mortalität mit 7˙4% gegenüber den unbehandelten Fällen
nicht erhöht und mit K a r r e r konnte experimentell nachgewiesen werden, daß die Granulationsgewebsbildung durch
therapeutische Dosen von Mitomen nicht gestört ist. Insgesamt haben wir nur in 3 Fällen eine Leukopenie beobachtet.
Einmal bekam der Patient gleichzeitig, ohne unser Wissen.
eine Röntgenbestrahlung. Es bedarf wohl keiner Erwähnung.
daß diese Kombination unzulässig ist. Der zweite Patient
hatte gleichzeitig eine Thrombocytopenie mit Purpura und
erlag bald darauf durch generalisierte Metastasierung seinem
Karzinom. Bei diesem Patienten kann die Veränderung des
Blutbildes genau so gut durch die Krebskachexie bedingt sein
und man kann die cytostatische Therapie allein dafür nicht
anschuldigen. Ein dritter bekam 6 Wochen nach der zweiten

Kur eine Leukopenie von 1900, die sich jedoch spontan besserte, worauf nach weiteren 8 Wochen noch eine dritte und vierte Mitomenkur angeschlossen werden konnte ohne neuerliche Leukopenie. Diese günstigen Ergebnisse hinsichtlich der Wirkung auf das Blutbild führen wir darauf zurück, daß wir die Gesamtdosis von 750 mg pro Kur nie überschritten haben. Auf jeden Fall sollen während einer Kur alle Maßnahmen vermieden werden, die eine zusätzliche Senkung der Leukozyten zur Folge haben könnten. Bei 2 Fällen mit Hirnmetastasen konnten wir unter Mitomen wiederholt Hirndruckerscheinungen beobachten und bei einem Fall mit Myelom der Wirbelsäule kam es unter der Mitomenwirkung zur temporären Querschnittsläsion, so daß das Medikament abgesetzt werden mußte. Dies spricht für eine Lokalreaktion am Tumor und ist in gleicher Weise auch vom E 39 bekannt (Chiari und Holzer). Man sollte daher in so gelagerten Fällen das Mitomen nicht oder nur bei gleichzeitiger Gabe von Prednisolon anwenden.

Die Beeinflussung der Lebenserwartung durch die postoperative Chemotherapie ist zahlenmäßig in Tab. 1 wiedergegeben.

Tab. 1. Die Lebenserwartung radikal operierter Bronchuscarcinome des Stadiums A 1—2 nach Salzer mit und ohne Mitomennachbehandlung

	Mit Mitomenbehandlung leben	Ohne Mitomenbehandlung leben
Von 46	6 Monate postop. 36 = 78% (+ 10%)	68%
Von 37	12 Monate postop. 22 = 59% (+ 8%)	51%
Von 20	18 Monate postop. 8 = 40% (+ 5%)	35%
Von 14	24 Monate postop. 4 = 29% (± 0%)	29%

Es zeigt sich nach einem $1/2$ Jahr eine Besserung um 10%. Nach 1 Jahr ist die Lebenserwartung um 8% und nach $1^1/_2$ Jahren um 5% gebessert. Nach 2 Jahren zeigt sich keine Besserung der Lebenserwartung mehr. Die Beurteilung einer erfolgreichen Rezidivprophylaxe in der postoperativen Phase ist zweifellos schwierig, da als einziges sicheres Kriterium nur die Größe der Ueberlebensrate gewertet werden kann. Nur in einem Falle konnten wir durch direkte Beobachtung nachweisen, daß eine postoperativ aufgetretene Metastasierung nunmehr seit mehr als 1 Jahr zum Rückgang gebracht werden konnte.

Fall 1: H. F., 60jähriger Mann, 2. Oktober 1956 Pneumonektomie rechts wegen polymorphzellulärem Bronchuskarzinom,

4

pflaumengroßer Primärtumor, 7 von 8 Hilusdrüsen k a r z i -
n o m a t ö s durchsetzt. Die erste postoperative Kur in der
üblichen Weise. Dezember 1956: einige bis kirschgroße supra-
klavikuläre Lymphknotenmetastasen rechts, Probeexzision: Pfla-
sterepithelkarzinom. Weiters Verabreichung von 4 z. T. pro-
trahierten Kuren mit Mitomen. Mai 1957 deutliche Verkleinerung
der supraklavikulären Metastasen. Oktober 1957 Patient bei
völligem Wohlbefinden. K e i n e Metastasen mehr supraklavi-
kulär tastbar.

Wir glauben, daß wir damit zeigen konnten, daß eine
Beeinflussung der postoperativen Lebenserwartung mittels
Chemotherapie im Sinne einer Rezidivprophylaxe tatsächlich
möglich ist. Die Erfolge sind zwar derzeit noch gering, aber
immerhin erfolgversprechend. Durch geeignete Modifikation
der Verabreichung, vermehrte Kuren und eventuell wechsel-
weise Kombination mit anderen Cytostatica wird vielleicht
eine weitere Besserung erzielbar sein.

L i t e r a t u r : D e n k, W. und K a r r e r, K.: Wien. klin.
Wschr., 67 (1955), S. 986. — G r i e s s m a n n, H.: Der Chirurg,
28 (1957), S. 200. — H e n n e, H.: Lgbck. Arch. u. Dtsch. Zschr.
Chir., 286 (1957), S. 291. — K a r r e r, K. und W u r n i g, P.:
Klin. Wschr., 18 (1958), S. 196. — W u r n i g, P.: Wien. klin.
Wschr., 70 (1958), S. 63 (weitere Lit. siehe dort).

Aus dem Zentral-Röntgeninstitut
(Vorstand: Prim. Dozent Dr. A. Frank)
und der II. Chirurgischen Abteilung
(Vorstand: Prim. Dr. P. Kyrle)
der Krankenanstalt Rudolfstiftung, Wien

Chirurgisch-röntgenologischer Beitrag zur Frage des Schichtverfahrens bei der Cholangiographie

Von **A. Frank** und **P. Kyrle**

Mit 7 Abbildungen

Die Röntgendiagnostik der Gallenblase und der großen Gallenwege hat seit Einführung des Kontrastmittels Biligrafin zweifellos eine wesentliche Verbesserung und Verfeinerung erfahren. Die ersten Erfahrungsberichte über dieses intravenös zu injizierende Kontrastmittel stammen von Frommhold, Gaebel und Teschendorf, Hornykiewytsch und Stender u. a. Der Hauptvorteil dieses Medikamentes ist darin zu erblicken, daß es infolge seiner hohen Dichte die Ausscheidung einer stark schattengebenden Kontrastgalle verursacht, so daß nicht nur die Gallenblase, sondern auch der Ductus cysticus, hepaticus und choledochus röntgenologisch dargestellt werden können. Trotz der hohen Konzentration der ausgeschiedenen Kontrastgalle bestehen aber bei dicken Patienten nur geringe Kontrastunterschiede der großen Gallenwege zu ihrer Umgebung, so daß ihre Beurteilung nicht selten sehr schwierig, ja in manchen Fällen auch unmöglich ist. Dieser Umstand und die häufig störende Ueberlagerung der Gallenblasenregion durch gashältigen Darm führte uns zum Versuch, die Gallenblase und die großen Gallenwege während der Füllungsphase zu schichten. Die anatomische Lage des Ductus choledochus, Ductus hepaticus und der rami principales der Leberpforte erwies sich dafür als günstig, da die Gallenwege annähernd in der

2

gleichen Schichtebene liegen. Die Gallenblase selbst ist wegen ihrer meist schrägen Lage ein ungünstiges Objekt für die Schichtmethode. Aus den im Schrifttum seltenen

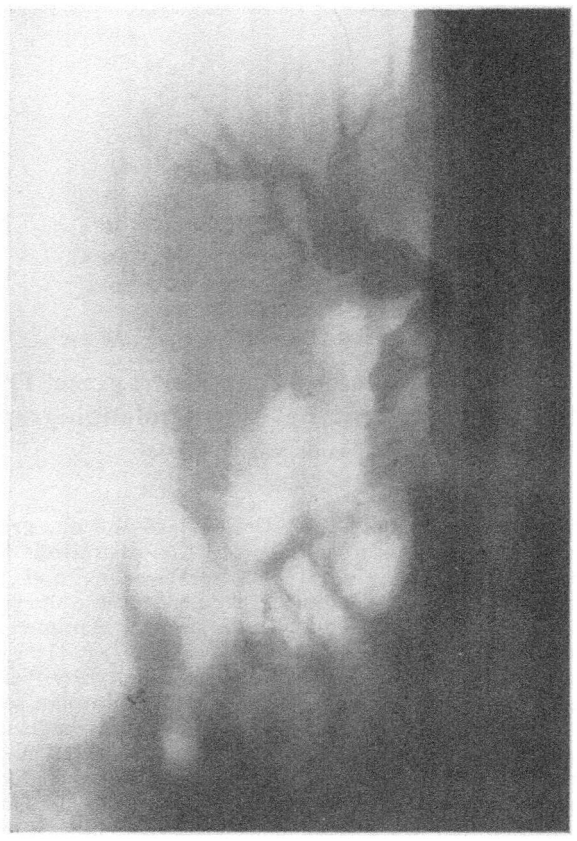

Abb. 1

Berichten über das Schichtverfahren bei Cholangiographie sind Hornykiewytsch und Stender, Orloff, Schmidt, Feine, Lörnic und Cabanis hervorzuheben, die sich für die Anwendung dieses Verfahrens in bestimmten Fällen aussprechen. Da auch wir bei 240 Schichtuntersuchungen der Gallenblase und der Gallenwege zur Ueberzeugung gekommen sind, daß dieses Verfahren in

einem gewissen, allerdings kleinen Prozentsatz der Fälle
große diagnostische Vorteile bringt, soll im Interesse der
Verbesserung und Verfeinerung der Gallenwegsdiagnostik
kurz über unsere Erfahrungen berichtet werden.

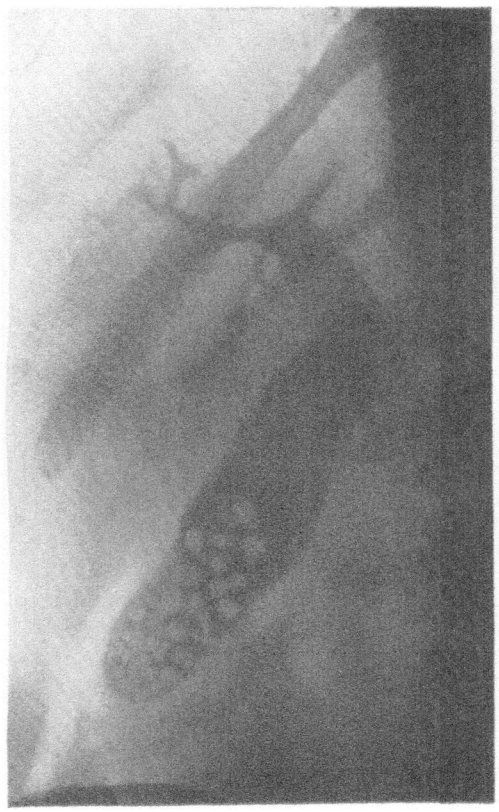

Abb. 2

F a l l 1: Bei einer 60jährigen Patientin war erst vor wenigen
Monaten andernorts eine Cholecystektomie vorgenommen worden,
bei der man keine Steine, sondern nur trübe Galle fand. Da sich
postoperativ die seit langem bestehenden Gallenkoliken wiederholten, suchte die Patientin zwecks Röntgenuntersuchung unser
Krankenhaus auf. Die usuelle Biligrafinfüllung ergab wohl eine
beträchtliche Erweiterung des Ductus choledochus, aber kein
sichtbares Konkrement. Erst die Schichtuntersuchung war im-

4

stande, das Krankheitsbild zu klären: Am duodenalen Ende des
beträchtlich erweiterten Ductus choledochus, der einen Durchmesser von 17 mm aufwies, war ein mehr als erbsgroßer, offenbar

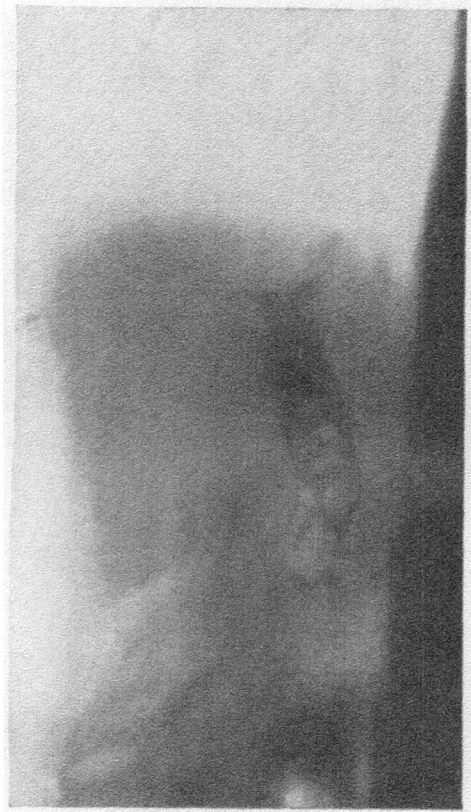

Abb. 3

durch einen Stein verursachter Füllungsdefekt zu sehen, der zu
groß war, um die Papilla Vateri zu passieren (Abb. 1). Auf
Grund des Röntgenbefundes entschloß man sich zur Operation, bei
der man zunächst wegen derber Schwielenbildung kein Konkrement palpieren konnte, erst die Spülung des Choledochus förderte
einen Stein zutage.

F a l l 2: Bei einer 29jährigen, seit mehreren Jahren gallenleidenden Patientin ergab die Uebersichtsaufnahme nach Injektion

von Biligrafin zahlreiche Konkremente in der Gallenblase; das duodenale Ende des deutlich dilatierten Ductus choledochus war nur undeutlich zu erkennen (Abb. 2).

Erst die Schichtuntersuchung ergab im Ductus choledochus zahlreiche hanfkorn- bis bohnengroße Konkremente (Abb. 3). Die Röntgendiagnose einer Cholecysto-Choledocholithiasis wurde durch die nachfolgende Operation vollinhaltlich bestätigt.

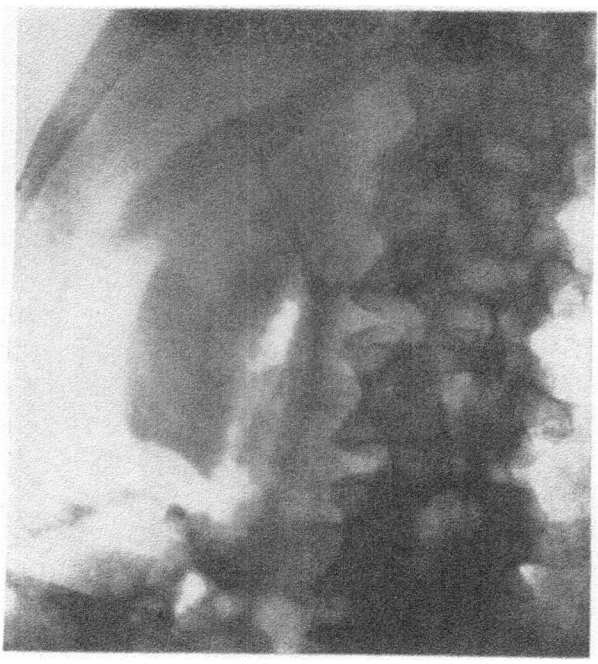

Abb. 4

Der von B a u e r, S c h r e m s und C a b a n i s sowie von A h l e m a n n und L a n g e hervorgehobene diagnostische Wert des Schichtverfahrens der Gallenblase selbst konnte auch von uns in einem Falle bestätigt werden.

Fall 3: Bei einer 60jährigen gallenleidenden Patientin ergab die Uebersichtsaufnahme nach Biligrafininjektion nur einen zarten aber homogenen Gallenblasenschatten (Abb. 4).

Bei der Schichtuntersuchung konnte man ein gut haselnuß-großes Konkrement erkennen, das operativ entfernt wurde (Abb. 5).

Untersuchungstechnik: Wir injizieren 2 Ampullen „Biligrafin normal" und glauben damit eine protrahiertere

Ausscheidung des Kontrastmittels zu erreichen als mit einer
Ampulle 50%igem „Biligrafin forte" und dadurch leichter
die Füllungsphase der großen Gallenwege zu erfassen. Die
Röntgenaufnahmen erfolgen in typischer Gallenblasenlage,
die Schichttiefe beträgt je nach Körperumfang 6 cm bis
10 cm. Es genügt im allgemeinen zentimeterweise zu schich-

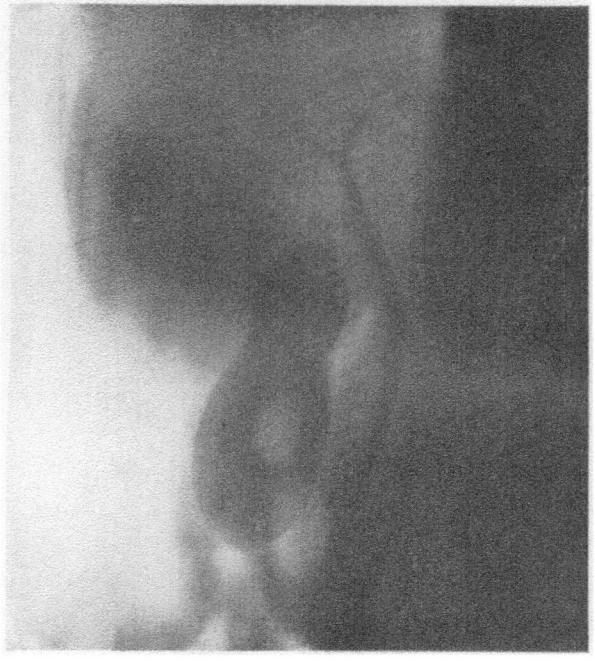

Abb. 5

ten. In der richtigen Schichttiefe kommen fast immer die
großen Gallenwege und ihre Aufzweigungen zur Darstellung.
Mit 3 Schichtaufnahmen finden wir gewöhnlich das Auslangen. Abgesehen von den Schichtaufnahmen werden in
jedem Falle auch die usuellen Uebersichtsaufnahmen der
Gallenblase 2 Stunden nach der Injektion des Kontrastmittels und auch nach Reizmahlzeit angefertigt, zusätzlich
werden prinzipiell in jedem Falle auch gezielte Aufnahmen
der Gallenblase am stehenden Patienten mit dosierter Kompression vorgenommen. Um Diskrepanzen zwischen Röntgenbefund und Operationsbefund zu vermeiden, ist es er-

Tabelle 1

Röntgenologische Diagnose	Fälle	Chirurgische Diagnose	Uebereinstimmung	Keine Uebereinstimmung
a) Positiver Gallenblasenbefund, Duct. choled. ohne Befund oder ohne Kontrastmittel	63	Cholelithiasis, Cholecystitis chron., subacuta oder ulc.-phlegm., Duct. choled. ohne Befund	57	—
		Cholelithiasis, Cholecystitis chron. oder phlegm., Choledocholithiasis	—	6
b) Positiver Gallenblasenbefund oder Stat. p. Cholecystektomie, Konkremente im Duct. choled.	10	Cholelithiasis, Cholecystektomie oder Stat. p. Choledocholithiasis	9	—
		Cholelithiasis, Cholecysto-Choledochostomia spont., entzündliche Papillenstenose	—	1
		Cholelithiasis, Cholecystitis chron. oder Stat. p. Cholecystektomie, Choledocholithiasis	6	—
c) Positiver Gallenblasenbefund oder Stat. p. Cholecystektomie, Verdacht auf Konkremente im Ductus choled.	14	Cholelithiasis, Cholecystitis chron. { oder rec. oder phlegm.	—	5
		+ Lymphknoten um Duct. choled.	—	1
		+ Pankreatitis chron. rec.	—	1
		Stat. p. Cholecystektomie, Cholangitis, Ausgußstein im Cysticusstumpf	—	1
Summe	87		72	15

8

forderlich, die radiologische Untersuchung knapp vor dem chirurgischen Eingriff durchzuführen, da im Zeitintervall Konkremente abgehen können.

Die Tabelle 1 zeigt einen Vergleich zwischen den diagnostischen Ergebnissen des Cholangiographie-Schichtverfahrens und den Operationsbefunden bei 87 Fällen während des Zeitraumes vom 1. Juni 1957 bis 15. Juli 1958.

In der Gruppe a) sind 63 Fälle zusammengefaßt, in denen ein positiver Röntgenbefund über die Gallenblase und

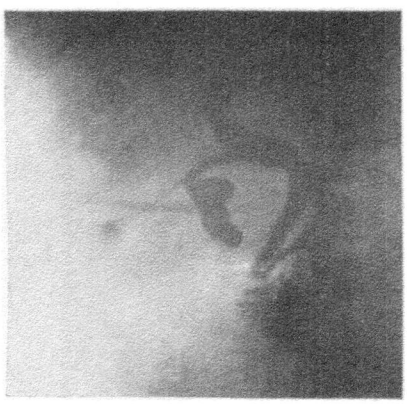

Abb. 6

ein n e g a t i v e r B e f u n d ü b e r d e n D u c t u s c h o l e -
d o c h u s abgegeben wurde. Letzterer hatte sich zweimal nicht gefüllt, dreimal mangelhaft. Wir konnten bei den Operationen die röntgenologische Diagnose in 57 Fällen bestätigen. In den übrigen 6 Fällen fanden wir auch Konkremente in den tiefen Gallenwegen. In einem dieser Fälle (KG. Nr. 10.563) war es die intraoperative Cholangiographie, die ein etwa erbsengroßes in der Nähe der Papilla Vateri steckendes Konkrement im Ductus choledochus aufgedeckt hatte (Abb. 6).

In der Gruppe b) handelt es sich um 10 Fälle, in denen bei positivem Gallenblasenbefund oder nach einer Cholecystektomie röntgenologisch K o n k r e m e n t e i m D u c -
t u s c h o l e d o c h u s d i a g n o s t i z i e r t wurden. In neun Fällen konnten wir diese bei den Operationen finden und entfernen. Im 10. Fall wurden keine Choledochuskonkremente gefunden. Es bestand in diesem Falle eine Cholecysto Choledochostomia spontanea und eine entzündliche Papillenstenose, die wir auf die Verletzung der Papille bei einem

wahrscheinlich spontanen Steinabgang vor der Operation zurückführten.

In diesen beiden Gruppen war die Uebereinstimmung der Befunde 90% und somit sehr weitgehend.

Die Gruppe c) beinhaltet 14 Fälle, in denen röntgenologisch außer der Diagnose „positiver Gallenblasenbefund" oder „Zustand nach Cholezystektomie" der V e r d a c h t auf K o n k r e m e n t e im D u c t u s c h o l e d o c h u s geäußert wurde. Wir fanden bei den Operationen in 6 Fällen die vermuteten Choledochussteine, davon zweimal durch die intraoperative Cholangiographie (KG. 10.766 und 11.483). In 8 weiteren Fällen bestätigte sich der röntgenologisch geäußerte Verdacht nicht: In 5 Fällen fanden wir keine

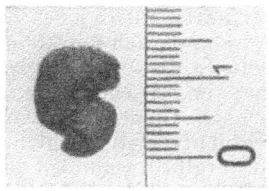

Abb. 7

Choledochussteine und auch keine pathologischen Veränderungen im Operationsgebiet, die ein Konkrement in den tiefen Gallenwegen hätten vortäuschen können. In drei weiteren Fällen verursachten wahrscheinlich bohnengroße Lymphknoten um den Choledochus eine chronisch rezidivierende Pankreatitis des Pankreaskopfes oder ein Ausgußstein im Zystikus mit regionärer Drüsenschwellung nach Cholecystektomie die Verdachtsdiagnose Choledochuskonkrement.

Die Fälle aller drei Gruppen zusammengenommen ergeben eine Uebereinstimmung der röntgenologischen Diagnose mit dem chirurgischen Befund in 83% der Fälle.

In je einem Falle der Gruppen a) und c) entgingen Zystikussteine nach 6 und 10 Jahre zurückliegender Cholecystektomie dem Cholangiographie-Schichtverfahren trotz zweimaliger Anwendung. Das Kontrastmittel gelangte hier aus dem Ductus choledochus retrograd offenbar nur bis zu den eingeklemmten Bilirubinsteinen, die den weiteren Weg verlegten und nicht dargestellt wurden (Abb. 7).

L ö r n i c konnte in 2 Fällen im Tomogramm Steine im Zystikusstumpf darstellen. Er weist darauf hin, daß es Fälle geben kann, bei denen die Darstellung des Zystikusstumpfes erst spät (180—240 Minuten) nach Biligrafininjektion stattfindet.

Zusammenfassung: Es konnte gezeigt werden, daß durch das Schichtverfahren bei der Cholangio-Cholecystographie Konkremente in den großen abführenden Gallenwegen festgestellt werden können, die bei usuellen Uebersichtsaufnahmen nach Biligrafininjektionen nicht erkennbar sind. Die Verbesserung der Steindiagnostik im untersuchten röntgenologischen Krankengut von 240 Fällen, das auch interne Fälle umfaßt, beträgt 5%. Am chirurgischen Krankengut ergab sich in 83% der Fälle Uebereinstimmung mit der röntgenologischen Diagnose. Das Verfahren kann in manchen Fällen die zeitraubende intraoperative Cholangiographie ersetzen, da häufig schon vor der Operation klare Kenntnisse über den Ductus choledochus vorliegen. Die chirurgische Kontrolle unseres Krankengutes ergibt, daß durch das Schichtverfahren nicht jedes Konkrement gefunden wird, besonders wenn es sich um kleine Steine bzw. Sand oder Schlamm handelt. In diesen Fällen kann die intraoperative Cholangiographie von entscheidendem Wert sein. Steine im Zystikusstumpf nach Cholecystektomie waren in zwei Fällen durch das Schichtverfahren nicht zu erfassen. Die geschilderte Methode ergibt zusammen mit der intraoperativen Cholangiographie eine sehr hohe diagnostische Sicherheit beim Steinleiden.

Literatur: Ahlemann, H. R. und Lange, L.: Fortschr. Röntgenstr., 78, 554 (1953). — Bauer, R.: Fortschr. Röntgenstr., 75, 159 (1951). — Cabanis, H. W.: Fortschr. Röntgenstr., 87, 465 (1957). — Feine, U.: Fortschr. Röntgenstr., 83, 445 (1955). — Frank, A.: Radiologia austriaca, Band 10/2, 41. — Fromhold, W.: Fortschr. Röntgenstr., 79, 283 (1953). — Gaebel, E. und Teschendorf, W.: Röntgen-Bl., 6, 162 (1953). — Hornykiewytsch, Th. und Stender, H. St.: Fortschr. Röntgenstr., 79, 292 (1953). — Lörnic, P.: Fortschr. Röntgenstr., 86, 774 (1957). — Orloff, Th.: Amer. J. Roentgenol., 72, 804 (1954). — Schmidt, H.: Fortschr. Röntgenstr., 81, 155 (1954). — Schrems, H.: Fortschr. Röntgenstr., 77, 322 (1952).

Aus dem Arbeitsunfallkrankenhaus Linz der AUVA
(Leiter: Dozent Dr. J. Böhler)

Duraplastik

Von R. Streli

Mit 1 Abbildung

Die verschiedensten Gewebe und Stoffe sind für den Verschluß von Duralücken verwendet worden. Ein restlos befriedigender Ersatz wurde nicht gefunden.

Von der großen Zahl der verwendeten Gewebe und Stoffe möchte ich nur einige aufzählen. Kirschner berichtete 1910 über die Verwendung von Fascia lata zur Duraplastik. Finsterer empfahl die Verwendung des Peritoneums im Jahre 1918. Gold, Platin, Silber, Aluminium, Nickel, rostfreier Stahl und Tantalum wurden zum Duraersatz verwendet. Auch Gummifolien, Pergament, Guttapercha, Zelluloid und Zellophan wurden versucht. Es fanden auch die Allantois des Rindes, Nabelschnur und Bruchsäcke Verwendung. In neuerer Zeit sind Polyvinylalkoholmembranen, Fibrinfilm, Gelfoam, Polyäthylen, Gelatine, Orlon, Vinyon N transplantiert worden. Schließlich wurde auch die Temporalfaszie, Galea und Periost zur Schließung von Duradefekten verpflanzt. Crawford hat im Tierversuch frische autoplastische Haut geprüft. Die Ergebnisse waren ebenso gut wie die mit Fascia lata und anderen gebräuchlichen autoplastischen Geweben, wenn nicht sogar besser.

Eigenschaften. Das für den Verschluß eines Duradefektes verwendete Material soll vom Empfänger-Gewebe gut vertragen werden und genügende Festigkeit besitzen, um einen wasserdichten Verschluß zu gewährleisten. soll nach Einheilung ähnliche Eigenschaften wie die harte

Hirnhaut aufweisen und möglichst keine Verwachsungen mit der intakten oder verletzten Arachnoidea bzw. dem Gehirn eingehen.

Erfahrungsgemäß heilt homoioplastisches kältekonserviertes Gewebe gut ein. Es lag nahe, die harte Hirnhaut zur Transplantation in Duradefekte zu verwenden. Wir haben deshalb seit Januar 1958 in der Tiefkühltruhe auch menschliche Dura aufbewahrt. Damals lag nur eine Arbeit von C r a w f o r d vor, der in Tierversuchen zeigen konnte, daß homoioplastische konservierte Dura bei Transplantation in Duralücken gute Resultate gab.

G e w i n n u n g. Die harte Hirnhaut haben wir frischen Unfalleichen 1 bis 3 Stunden nach dem Tode unter sterilen Bedingungen wie bei einer Operation entnommen. Die Dura von der Konvexität wurde auf großen Tupfern ausgebreitet und mit einem Holzstäbchen mit dem Tupfer eingerollt und in dichtverschlossenen Glasbehältern in der Tiefkühltruhe bei minus 21⁰ C konserviert.

Die histologische Untersuchung des konservierten Materials nach 3 Wochen bis 6 Monaten ergab, daß die Kernfärbbarkeit erhalten bleibt. Wenn aber die Konserve mehrmals aufgetaut wird, geht die Kernfärbbarkeit innerhalb von 5 bis 6 Monaten völlig verloren. Sie bleibt am längsten in den Blutgefäßen erhalten. Dann sind im wesentlichen nur die kollagenen Faserbündel und die elastischen Fasern im Schnittpräparat deutlich zu erkennen. Die Fasern der äußeren und inneren Duraschichte verlaufen in zueinander annähernd senkrechter Richtung.

K l i n i s c h e A n w e n d u n g. Kältekonservierte Dura wurde zum Verschluß von Defekten in der harten Hirnhaut bei frischen offenen Schädelhirnverletzungen verwendet. In einem Fall wurde auch homoioplastische Dura zum Verschluß einer Liquorfistel transplantiert. Ferner wurde bei Entlastungstrepanationen kältekonservierte Dura zum Bedecken der freiliegenden Gehirnoberfläche verwendet.

M a k r o s k o p i s c h heilt das verpflanzte Duragewebe gut ein. In der Umgebung entsteht keine entzündliche Reaktion. Bei der Revision zeigte sich, daß das Transplantat etwas dicker als bei der Verpflanzung ist und eine hellgrauweißliche Farbe annimmt. Es behält im wesentlichen die Festigkeit bei. Mit der Arachnoidea und dem verletzten Hirn entstehen keine festen Verwachsungen. Die Verklebungen lassen sich mit feuchten Wattetupfern in der Regel leicht ablösen. Schon nach einigen Wochen ist das verpflanzung Duragewebe gut durchblutet, wie bei Einschnitten nach einigen wiesen werden konnte.

Fälle

Ich möchte Ihnen 3 Fälle beschreiben, bei welchen das Transplantat nach 1, nach 18 und nach 54 Tagen revidiert und histologisch untersucht wurde.

Fall 1. H. J., 19jährig, Bankangestellter (AZ H 2564), stürzte 5 m von einem Baum. Er erlitt ein schweres Schädelhirntrauma mit einem subduralen Hämatom links und Hirnquetschungsherden. Die Sagittalnaht war gesprengt. Wegen zunehmenden Hirndruckerscheinungen wurde am Tage nach der Verletzung links eine 8 cm im Durchmesser haltende Entlastungstrepanation ausgeführt, um die Mittelhirneinklemmung zu beherrschen. Die Dura wurde sternförmig inzidiert und subdurale Blutkoagula entfernt.

Die von Dura nicht bedeckte Hirnoberfläche wurde mit homoioplastischer Dura gedeckt, um Verwachsungen zwischen der Arachnoidea und dem Schädelperiost zu vermeiden. Außerdem sollte der mit einigen Nähten befestigte Duralappen den Hirnprolaps kontrollieren, um eine Nekrose der Hirnsubstanz durch Abquetschen der Gefäße an den Knochenrändern zu vermeiden. Der Verletzte starb 24 Stunden nach der Operation.

Bei der Autopsie fanden sich an der Außenseite der verpflanzten Dura Blutkoagula, welche sehr fest hafteten. Die Innenseite der Dura war glatt, zeigte keine festhaftenden Blutgerinnsel und ließ sich leicht von der Hirnoberfläche abheben.

Die histologische Untersuchung (Doz. Dr. P r e t l) der konservierten Dura vor der Verpflanzung ergab: Histologisch nur noch im Bereiche der eingelagerten Blutgefäßchen eine Kernfärbung der Gefäßwände, während im Duragewebe selbst keine färbbaren Kerne aufscheinen. Die kollagenen und elastischen Fasern gut färbbar.

Nachdem diese Dura 24 Stunden im Empfänger war, ergab die histologische Untersuchung (Doz. Dr. P r e t l): Transplantierte tote Dura, deren Bindegewebselemente keinerlei Kernfärbbarkeit mehr aufweisen. Nur die glatten Muskelzellen der Blutgefäße in ihren Kernen noch färbbar. Vor allem die äußeren und inneren Schichten des Duratransplantates von ausgedehnten Blutungen und zum Teil auch von mäßig reichlich Leukozyten durchsetzt. Diese Leukozyten sind zum Teil im Zerfall begriffen und geben nur eine schwache Oxydasereaktion. Die kollagenen Faserbündel erscheinen in ihrem Zusammenhalt etwas gelockert. Die elastischen Fasern sind sehr zart, noch gut färbbar. Die präexistenten Gefäße der transplantierten toten Dura zum Teil von frischem Blut gefüllt. Einsprießende Kapillaren nicht faßbar.

Fall 2. S. K., 38jährig, Gärtner (AZ H 2484). Er erlitt durch Mopedsturz einen parieto-temporo-basalen Schädelbruch rechts. Es entwickelte sich ein epidurales Hämatom. Deshalb vom Tage nach der Verletzung Trepanation und Evakuation des Hämatoms. Wegen rasch auftretendem Hirndruck wurde die dura sternförmig inzidiert. 14 Tage nach der Operation entstand eine fluktuierende Vorwölbung im Bereiche der Trepanation rechts, welche mehrmals abpunktiert wurde. Trotzdem kam

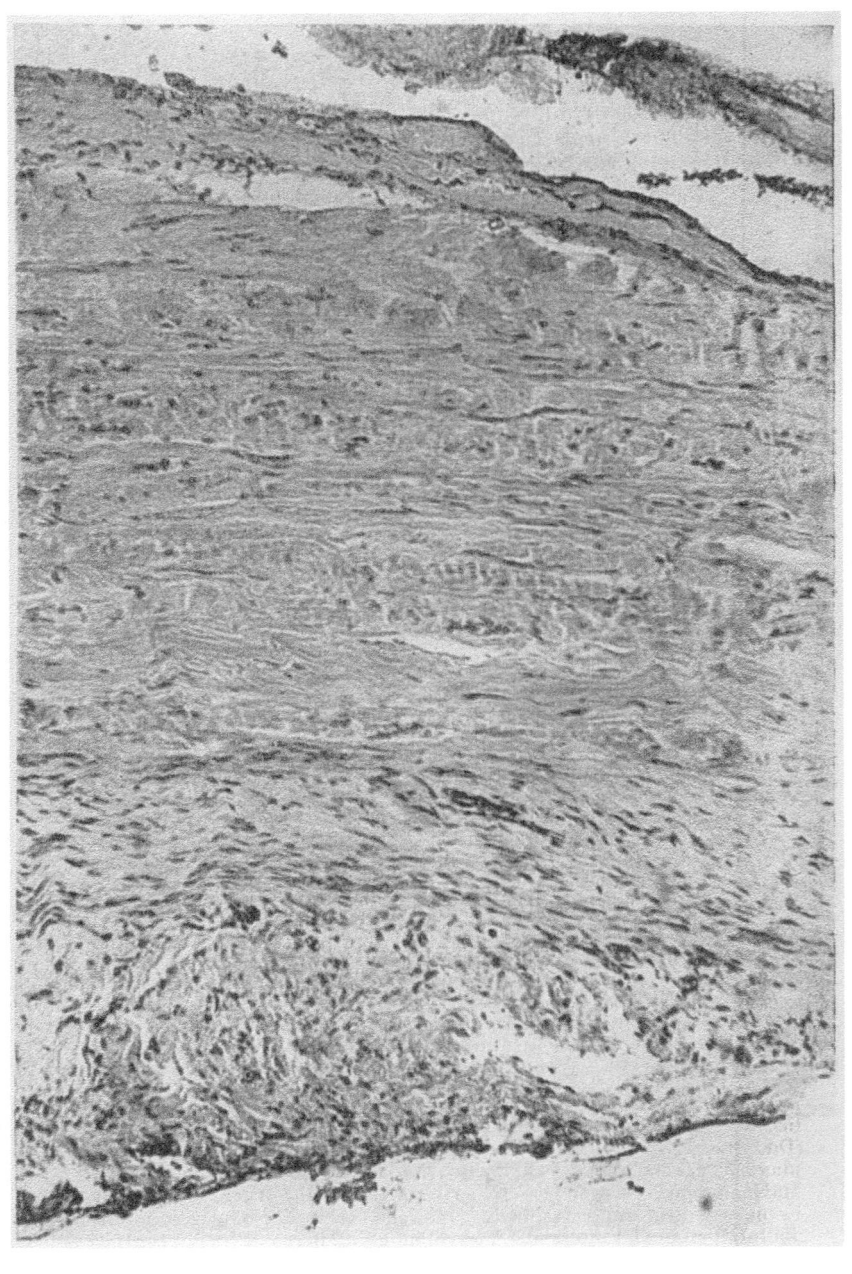

es 6 Tage später zu einer Spontanperforation und zum Auftreten einer Liquorfistel.

Die Duralücke wurde dargestellt, die Fistel exzidiert. Der entstandene Defekt im Bereiche der Dura wurde mit einem homoioplastischen Duratransplantat geschlossen. Der klinische Verlauf war komplikationslos, so daß die Knochenlücke 18 Tage später durch eine Schädelplastik verschlossen werden konnte.

Bei dieser Gelegenheit wurde die transplantierte Dura revidiert und ein Stückchen probeexzidiert. Makroskopisch war das Transplantat ideal eingeheilt.

Vor der Verpflanzung ergab die histologische Untersuchung der durch 6$^1/_2$ Monate kältekonservierten Dura (Doz. Dr. P r e t l): Es handelt sich um eine dünne Dura, die noch eine halbwegs gute Kernfärbbarkeit ihrer Bindegewebszellen aufweist. Die kollagenen Fasern zwei senkrecht aufeinanderstehende Schichten bildend. Die elastischen Fasern sehr zart, das Durastück sehr arm an Blutgefäßen. Der histologische Befund des makroskopisch gut eingeheilten Duratransplantates (18 Tage nach der Transplantation) ergab (Doz. Dr. P r e t l): Histologisch zeigt das eingesandte eingeheilte Duratransplantat eine mäßig lockere Struktur mit eingestreuten gut färbbaren Bindegewebskernen von geringem bis mittlerem Chromatingehalt, etwa nach Art von Fibroblasten. Es sind aber auch Bindegewebskerne eingelagert, die bereits auffallend schmal und chromatinreich erscheinen und somit das Aussehen der Fibrozyten aufweisen. Elastische Fasern, besonders der einen Hälfte der Wanddicke in mäßig dichter Lagerung darstellbar. In der anderen Hälfte nur außerordentlich zart. Keine entzündlichen Infiltrate nachzuweisen, an der Oberfläche Reste von hyalinisiertem Fibrin.

F a l l 3. K. F., 21jährig, Hilfsarbeiter (AZ H 2261). Durch Motorradsturz erlitt er einen offenen parieto-temporalen Im-

Abb. 1. K. F., 21jährig, Hilfsarbeiter (AZ H 2261), erlitt durch Motorradsturz einen offenen parieto-temporalen Impressionsbruch mit Zerreißung der Dura. Im Bereiche des Durarisses bestand ein Hirntrümmerherd von etwa 2 cm Durchmesser. Nach Versorgung der Hirnwunde wurde die Duralücke mit einem homoioplastischen kältekonservierten Duratransplantat geschlossen

Die zur Transplantation verwendete Dura zeigte nach Kältekonservierung durch 165 Tage keine Kernfärbbarkeit mehr. Das kollagene Fasergerüst und die elastischen Fasern waren erhalten.

In der Abbildung der histologische Schnitt des Duratransplantates, welches bei der Revision gute Einheilung erkennen ließ. Es war 54 Tage im Empfänger. Der histologische Befund (Doz. Dr. P r e t l) lautet: Histologisch erscheint das Duratransplantat völlig umgebaut, reich an färbbaren Bindegewebskernen. Mäßig zahlreiche, äußerst feine elastische Fäserchen eingelagert. Reste entzündliche Infiltration nachzuweisen. Vergrößerung durch.

pressionsbruch links mit Knochen- und Duradefekt und einen Quetschungsherd im Hirn. Nach Wundversorgung wurde der Duradefekt mit einem kältekonservierten homoioplastischen Duratransplantat geschlossen. 54 Tage später wurde die Schädellücke plastisch verschlossen und bei dieser Gelegenheit die Dura revidiert.

In das Transplantat, welches durch seine weißliche Farbe und die schwarzen Nähte gut abgegrenzt werden konnte, wurde in der Mitte ein halbkreisförmiger Einschnitt angelegt. Die Oberfläche und die Schnittfläche der Dura zeigten Blutpunkte als Ausdruck der Revaskularisation. Das Transplantat war mit der Arachnoidea nur ganz locker verklebt und ließ sich mit einem Wattebäuschchen leicht ablösen. Die Innenfläche des Transplantates war glatt, glänzend und feucht.

Die histologische Untersuchung des Transplantatmaterials zur Zeit der Verpflanzung ließ keine Kernfärbbarkeit erkennen.

54 Tage nach der Transplantation ergab die histologische Untersuchung (Doz. Dr. P r e t l): Das eingesandte Duratransplantat ist völlig umgebaut und reich an färbbaren Bindegewebskernen. Mäßig zahlreiche, äußerst feine elastische Fäserchen eingelagert. Keine entzündliche Infiltration nachzuweisen (s. Abb. 1).

Homoioplastische kältekonservierte Dura wurde noch bei weiteren 8 Fällen in Duradefekte transplantiert.

Diskussion

Aus den morphologischen, makroskopischen und mikroskopischen Befunden darf daher geschlossen werden, daß die homoioplastische, kältekonservierte Dura im Empfänger gut einheilt und umgebaut wird. Sie behält die wesentlichen Eigenschaften der Dura bei. Das Fehlen von Verwachsungen mit den intakten oder verletzten weichen Hirnhäuten bzw. dem Gehirn ist hervorzuheben.

Dieser geweblich und funktionell vollwertige Ersatz ist verständlich, weil das Duratransplantat keine Fremdkörperreaktion erzeugt. Da es zunächst nicht durchblutet ist, ist eine entzündliche Reaktion des Transplantates zu Gebilden des Schädelinnenraumes hin nicht möglich. Die anliegende Arachnoidea reagiert auf das kältekonservierte Homotransplantat nicht mit exsudativen oder proliferativen Entzündungserscheinungen.

Der histologische Umbau des Transplantates erfolgt stufenweise. Zellen vom Fibroplastentypus dringen vom Rand her entlang der präexistenten Fasern des Transplantates ein und durchsetzen die verpflanzte harte Hirnhaut. In 6 bis 8 Wochen ist der bindegewebige Ersatz abgeschlossen. Das histologische Bild ist der normalen Dura sehr ähnlich.

K i s s , A f r a und B o r n e m i s z a erhoben im Tierversuch, daß frische Autotransplantate im wesentliche

gleicher Weise wie konservierte homoioplastische Dura eingebaut wurden.

Zu den erwähnten Vorteilen der homoioplastischen Dura
gehört ferner, daß sie einen zusätzlichen Eingriff am Verletzten erspart.

Kiss, Afra und Bornemisza haben im Tierversuch die Ergebnisse der Verpflanzung von homoioplastischer Dura geprüft, ohne auf die ein Jahr vorher von Crawford publizierten Ergebnisse einzugehen. Sie haben
lyophilisierte homoioplastische Dura beim Menschen 6mal verwendet. Das Transplantat wurde aber in keinem Falle revidiert und histologisch untersucht. Sharkey, Usher, Robertson und Pollard haben lyophilisierte menschliche
Dura bei Operationen verwendet. Sie berichteten über ein
gutes Ergebnis bei 12 Patienten und heben den Vorteil der
bequemen Verfügbarkeit hervor.

Campbell, Bassett und Robertson haben ge-
friergetrocknete menschliche Dura in kraniale und spinale
Duradefekte transplantiert und Vorteile gegenüber plasti-
schem Material betont. Bei einem Patienten wurden im Ablauf von 2 Jahren die Transplantate mehrmals revidiert und
histologisch untersucht.

Die günstigen Einheilungsbedingungen kältekonservierter homoioplastischer Dura lassen diese für den Verschluß
von traumatischen Duradefekten geeignet erscheinen. Auf
Grund der guten Einheilungsbedingungen dürfte das An-
wendungsgebiet kältekonservierter homoioplastischer Dura
sich auch auf Fälle von Durareksektion wegen Geschwulst-
infiltration ausdehnen. Möglicherweise wird sie auch zum
Ersatz der veränderten Dura beim subduralen Hämatom
nützlich sein.

Zusammenfassung

Homoioplastische kältekonservierte Dura ist zur Transplantation in Duradefekte geeignet. Die von Crawford
im Tierversuch erreichten guten Ergebnisse treffen auch für
den Menschen zu. Die besonderen Vorteile dieser Transplantate sind:

1. Die Festigkeit,

2. ihr rascher Ein- und Umbau,

3. die gute Verträglichkeit vom Empfänger in gutdurch-
teter Umgebung,

4. das Ausbleiben von festen Verwachsungen mit
Arachnoidea und Gehirn,

5. die Vermeidung von zusätzlichen Eingriffen am
ten.

8

Die Verwendung von homoioplastischer kältekonservierter Dura zur Transplantation in Duradefekte beim Menschen ist bisher nicht beschrieben worden. Ueber die Revision und histologische Untersuchung homoioplastischer Duratransplantate beim Menschen liegen nur spärliche Berichte vor. Das makroskopische und mikroskopische Resultat kältekonservierter Durahomotransplantate beim Menschen wird erstmalig beschrieben.

Literatur: Campbell, J. B., Bassett, C. A. L. und Robertson, J. W.: Clinical Use of Freeze-Dried Human Dura Mater. J. Neurosurg., 15 (1958), S. 207. — Crawford, H.: Dura Replacement. An Experimental Study of Derma Autografts and Preserved Dura Homografts. Plastic and Reconstructive Surg., 19 (1957), S. 299. — Kiss, A., Afra, D. und Bornemisza, G.: Experimentelle und klinische Ergebnisse mit konservierten Durahomotransplantaten. Bruns' Beitr., 196 (1958), S. 178. — Rowbotham, G. F.: Acute Injuries of the Head. Edinburgh: E. & S. Livingstone. 1949. — Sharkey, P. C., Usher, F. C., Robertson, R. C. L. und Pollard, C.: Lyophilised Human Dura Mater as a Dural Substitute. J. Neurosurg., 15 (1958), S. 192. — Weber, E.: Diskussionsbemerkung I. Acta Neurochirurgica, Suppl. III (1955), S. 40.

Esidrex

**Ein quecksilberfreies
Diuretikum besonderer Art**

**Ein neuer Weg
in der Hochdruckbehandlung**

**10 Tabletten zu 25 mg
kassenfrei
(ferner: 100 u. 500 Tabl.)**

Esidrex

CIBA

The manufacturer's authorised representative in the EU is Springer
Nature Customer Service Centre GmbH, Europaplatz 3, 69115 Heidelberg,
Germany. If you have any concerns regarding our products, please
contact ProductSafety@springernature.com

Printed and bound by CPI Group (UK) Ltd, Croydon, CR0 4YY
24/04/2026
02096346-0006